中文翻译版

足踝外科精要
Essentials of Foot and Ankle Surgery

主　编　〔英〕马尼斯·巴迪亚 （Maneesh Bhatia）
主　审　张建中
主　译　赵嘉国　张明珠

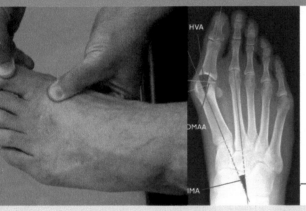
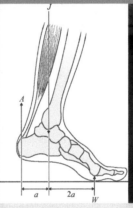
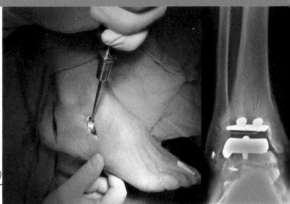

科学出版社
北　京

图字：01-2021-7243

内 容 简 介

本书涵盖了足踝部解剖与生物力学、创伤和骨病的诊治、假肢与矫形器具及影像学检查等多方面内容。本书对足踝常见疾病种类进行了系统描述，尤其强调机制和原则方面的内容，其根本目的是帮助初学者快速掌握相关基础知识并推动骨科医师更好地开展足踝外科临床工作。体格检查部分除了一般检查外，还包括步态分析、触诊、神经血管状态、肌力与部分特殊检查项目。在解剖与手术入路章节图文并茂地展示了走行分布于足踝部的关键神经血管等组织，针对不同疾病应采取相应的手术入路。临床常见的足踝部疾病和损伤包括儿童和青少年足部疾病、前足疾病、类风湿足、外翻性平足、高弓内翻足、跟痛症、踝关节炎、踝关节不稳定、跟腱疾病、跟腱断裂、踝关节骨折、Lisfranc损伤、距骨骨折、跟骨骨折、糖尿病足，本书更是详细描述了其发病机制和治疗方法等相关内容，并列出了相关图表，使内容更清晰、明了。在影像学部分，分条列举了不同病变状态下的组织结构改变影像，并附图片，有助于读者理解。

本书适合骨科医师、全科医师，尤其是足踝外科医师等参考阅读。

图书在版编目（CIP）数据

足踝外科精要 /（英）马尼斯·巴迪亚（Maneesh Bhatia）主编; 赵嘉国, 张明珠主译. -- 北京：科学出版社, 2024. 11.
ISBN 978-7-03-079696-7

Ⅰ. R658.3

中国国家版本馆CIP数据核字第2024X4S237号

责任编辑：王海燕 / 责任校对：张　娟
责任印制：赵　博 / 封面设计：牛　君

ESSENTIALS OF FOOT AND ANKLE SURGERY 1st Edition / by Maneesh Bhatia / ISBN: 9780367486495

科学出版社 出版
北京东黄城根北街 16 号
邮政编码：100717
http://www.sciencep.com
涿州市殷润文化传播有限公司印刷
科学出版社发行　各地新华书店经销

*

2024 年 11 月第 一 版　开本：889×1194　1/16
2025 年 4 月第二次印刷　印张：15 1/4
字数：430 000
定价：248.00 元
（如有印装质量问题，我社负责调换）

译者名单

主　审　张建中
主　译　赵嘉国　张明珠
副主译　徐桂军　王　佳　高　翔　牛庆飞　邓先见　王　杰
译　者　（按姓氏笔画排序）

于同军　南开大学附属北辰医院
万东东　天津市第一中心医院
王　杰　天津市天津医院
王　佳　天津市天津医院
王　楠　沈阳医学院附属中心医院
王贵忻　天津市天津医院
牛庆飞　沈阳医学院附属中心医院
尹建文　深圳市第二人民医院
邓先见　重庆医科大学附属璧山医院
朱　彤　中国医科大学附属盛京医院
刘　阳　吉林大学第一医院
刘　林　河北省沧州中西医结合医院
刘峻宏　四川省骨科医院
杜俊锋　绍兴市上虞人民医院
李浩民　天津市天津医院
李瑞君　吉林大学第一医院
李耀民　天津市天津医院
杨　杰　西安市红会医院
张中礼　天津市天津医院
张明珠　首都医科大学附属北京同仁医院
张建中　首都医科大学附属北京同仁医院
陈兆强　天津市天津医院
郑　刚　沈阳医学院附属中心医院
孟祥虹　天津市天津医院
赵嘉国　首都医科大学附属北京同仁医院
姚　强　中国医科大学附属盛京医院
徐桂军　天津市天津医院
高　翔　天津市第五中心医院
赖良鹏　首都医科大学附属北京积水潭医院

致 谢

最好的学习方式是以教为学。我想把这本书献给鼓励我的老师和实习生们。

我的家人一直在我身后支持我，我想对他们表达我衷心的感谢，感谢他们对我永无止境的支持和爱——我最亲爱的妻子 Sulaxni，我可爱的孩子 Juhi 和 Yash，以及我的父母。

Maneesh Bhatia

编者名单

Pilar Martínez de Albornoz
Consultant Orthopaedic Foot and Ankle Surgeon
Hospital Universitario Quironsalud
Madrid, SpainRaju

Ahluwalia MBBS BSc (Hons), MFSEM, FRCS (Tr & Orth)
Consultant Orthopaedic Foot and Ankle Surgeon
Department of Orthopaedics
King's College Hospital
London, UK
Executive Commitee Member Diabetic Foot Study Group of the EASD

Patricia Allen MB ChB, FRCS (Tr & Orth)
Consultant Orthopaedic Foot and Ankle Surgeon
University Hospitals of Leicester NHS Trust
Leicester, UK
Past President BOFA

SManeesh Bhatia MBBS, MS (Orth), PG Dip (Tr & Orth), FRCS (Tr & Orth)
Consultant Orthopaedic Foot and Ankle Surgeon
University Hospitals of Leicester NHS Trust
Leicester, UK
Member of EFAS Scientific Committee

Raj Bhatt MD, FRCR
Consultant Musculoskeletal Radiologist
University Hospitals of Leicester NHS Trust
Leicester, UK

Rick Brown MA, MBBS, FRCS, FRCS (Tr & Orth)
Consultant Orthopaedic Surgeon
Nuffield Orthopaedic Centre
Oxford, UK
Honorary Senior Clinical Lecturer
University of Oxford
Chair Education Committee BOFAS

Basil Budair MBBS, MSc, FRCS (Tr & Orth)
Consultant Trauma & Orthopaedic Surgeon Foot & Ankle Surgery
University Hospitals Birmingham Foundation Trust
Birmingham, UK

Oliver Chan PGCert MedEd, MD(res), FRCS (Tr & Orth)
Post CCT Fellow, Guy's and St Thomas' NHS Foundation Trust
London, UK

Donatas Chlebinskas MBBS, FEBOT
Specialty Doctor, Trauma and Orthopaedics
Milton Keynes University Hospital NHS Trust
Milton Keynes, UK

Robert Anthony Emilius Clayton BSc (Hons Virology), MB ChB (Hons), MRCSEd, FRCSEd (Tr & Orth)
Consultant Orthopaedic Foot and Ankle Surgeon
Victoria Hospital
Kirkcaldy, UK
BOFAS Media and Communications Director

Nicholas Eastley MBChB, BMedSci, PhD, FRCS (Tr & Orth)
Specialist Registrar, Trauma and Orthopaedics
University Hospitals of Leicester NHS Trust
Leicester, UK

Nick Gallogly MSc, BEng, BSc, MBAPO
Consultant Orthotist
Royal Berkshire NHS Foundation Trust
Berkshire, UK

Jasdeep Giddie MBBS, MRCS, FRCS (Tr & Orth)
Consultant Orthopaedic Foot and Ankle Surgeon
Wexham Park and Heatherwood Hospitals
Slough, UK

Mansur Halai BSc (Hons), MBChB, MRCA, MRCS, FRCS (Tr & Orth)
Assistant Professor, University of Toronto
Orthopaedic Surgeon: Trauma, Foot & Ankle
St Michael's Hospital
Toronto, Canada

Rajiv S Hanspal, MBBS, DSc, FRCP, FRCS
Retd. Consultant in Rehabilitation Medicine, RNOH Stanmore, UK
Past President, International Society for Prosthetics and Orthotics

Kartik Hariharan MB, BcH, FRCS(I), FRCS (Tr & Orth)
Consultant Orthopaedic and Foot & Ankle Surgeon
Aneurin Bevan University Health Board
Newport, South Wales, UK
Past President BOFAS

Rajesh Kakwani MS, DNB, MRCS Ed, Dip Sports Medicine, PG Cert Clin Ed, MCh, FRCS (Tr & Orth)
Consultant Orthopaedic Foot and Ankle Surgeon
Northumbria Healthcare NHS Trust
Newcastle upon Tyne, UK

Venu Kavarthapu FRCS (Tr & Orth)
Associate Professor University of Southern Denmark
Consultant Orthopaedic Surgeon
Department of Orthopaedics
King's College Hospital
London, UK
Member of Education Committee BOFAS
President of Association of Diabetic Foot Surgeons

Chinnasamy Senthil Kumar FRCS (Tr & Orth)
Consultant Orthopaedic Foot and Ankle Surgeon
Glasgow Royal Infirmary
Glasgow, UK

Sangoh Lee MBBS, BSc, MRCP, FRCR
Consultant Musculoskeletal Radiologist
Imperial College Healthcare NHS Trust
London, UK

Zoe Lin BM, BSc, PgDip, FRCS (Tr & Orth)
Specialist Registrar, Trauma and Orthopaedics
Hampshire Hospitals NHS Foundation Trust
Hampshire, UK

Devendra Mahadevan BMedSci, BMBS, FRCS (Tr & Orth)
Consultant Orthopaedic Foot and Ankle Surgeon
Royal Berkshire Hospital
Berkshire, UK

Nilesh Makwana MBBS, FRCS, FRCS (Tr & Orth), PGCert Education
Consultant Trauma and Orthopaedic Surgeon
The Robert Jones and Agnes Hunt Hospital Foundation Trust
Oswestry, Shropshire, UK

Karan Malhotra MBChB (Hons), MRCS, FRCS (Tr & Orth)
Consultant Orthopaedic Foot & Ankle Surgeon at Royal National
    Orthopaedic Hospital
Stanmore, UK
Honorary Clinical Lecturer at University College
London, UK

Shahbaz S Malik BSc (Hons), MB BCh, MSc (Orth Engin),
    LLM, FRCS (Tr & Orth)
Consultant Orthopaedic Surgeon
Worcestershire Acute Hospital NHS Turst
Worcester, UK

Sheraz S Malik MBBS, MSc (Orth Engin), LLM, FRCS (Tr & Orth)
Senior Clinical Fellow, Trauma and Orthopaedics
Manchester University NHS Foundation Trust
England, UK

Daniel Marsland MSc (SEM), FRCS (Tr & Orth)
Consultant Orthopaedic Surgeon
Hampshire Hospitals NHS Foundation Trust
Hampshire, UK

Lyndon Mason MB BCh, MRCS (Eng), FRCS (Tr & Orth)
Hunterian Professor 2020, Royal College of Surgeons England
Trauma and Orthopaedic Consultant, Liverpool University Hospitals
    NHS Trust
Liverpool, UK

Manuel Monteagudo
Consultant Orthopaedic Foot & Ankle Surgeon
Hospital Universitario Quironsalud
Associate Professor and Director of Medical Education-Faculty
    Medicine UEM
Madrid, Spain
Chair Scientific Committee EFAS

Nikhil Nanavati MBBS, FRCS (Tr & Orth), MSc
Consultant Orthopaedic Foot and Ankle Surgeon
Rotherham Foundation Trust
Rotherham, UK

Shelain Patel BSc, DipSEM, FRCS (Tr & Orth)
Consultant Orthopaedic Foot & Ankle Surgeon
Royal National Orthopaedic Hospital
Stanmore, UK
Honorary Clinical Lecturer at University College
London, UK

Hari Prem MBBS, MS, FRCS (Tr & Orth)
Consultant Orthopaedic Surgeon
Royal Orthopaedic Hospital
Birmingham, UK

Arul Ramasamy MA (Cantab), PhD, MFSEM, FRCS (Tr & Orth)
Consultant Orthopaedic Foot and Ankle Surgeon
Academic Department of Military Surgery and Trauma
Royal Centre of Defence Medicine, ICT Centre
Edgbaston, Birmingham, UK

Anthony Sakellariou BSc, MBBS, FRCS (Orth)
Consultant Orthopaedic Foot and Ankle Surgeon
Deputy Chief of Service for Orthopaedics & Plastics
Frimley Park Hospital
Surrey, UK
Past President BOFAS
Member of EFAS Education Committee

Aabid Sanaullah MBBS, MRCS, MRCPS, PG Dip (Trauma
    Surgery), FEBOT, FRCS (Tr & Orth)
Consultant Trauma and Orthopaedics Surgeon
Milton Keynes University Hospital NHS Trust
Milton Keynes, UK

Avtar Singh MS (Orth), Dip (Orth)
Director and Chief Joint Replacement Surgeon
Amandeep Hospital
Amritsar, India

Dishan Singh FRCS (Orth)
Consultant Orthopaedic Foot and Ankle Surgeon
Royal National Orthopaedic Hospital
Stanmore, UK
Past President BOFAS
Past President Scientific Committee EFAS

John Sullivan MSc
HCPC Registered Prosthetist, NHS Lead Prosthetist
Royal National Orthopaedic Hospital
Stanmore, UK

Adam Sykes MBBS, BSc, FRCS (Tr & Orth)
Foot and Ankle Fellow
Royal Orthopaedic Hospital
Birmingham, UK

Hiro Tanaka
Consultant Foot and Ankle Surgeon
Aneurin Bevan University Health Board
Newport, UK
BOA Council Member and the Honorary Treasurer for BOFAS

Babaji Sitaram Thorat DNB (Orth), MNAMS
Arthroplasty Fellow
Amandeep Hospital
Amritsar, India

Rajeev Vohra MS (Orth), DNB (Orth), MNAMS
Senior Consultant, Foot and Ankle Surgeon
Amandeep Hospital
Amritsar, India
Immediate Past President, Indian Foot and Ankle Society
Executive Committee Member APOA Foot and Ankle Council

译者前言

"吾尝终日而思矣，不如须臾之所学也；吾尝跂而望矣，不如登高之博见也"。

近年来足踝外科作为骨科的一个重要分支，在国内很多医院已经被独立成专业组或科室，专门从事足踝外科的医师也日益增多。国内外也出版了大量足踝专业书籍，但是有些书籍属于工具书，难以在短时间内阅读；有些书籍过于强调手术技术，而忽略了病理机制和治疗原则等重要内容。对于刚刚从事足踝外科的医师及想快速了解足踝外科核心内容的医师，一本集中讲解足踝外科基础知识的书籍显得尤为重要。

本书原著由国际上足踝领域的 42 名专家经过 2 年多时间撰写完成。此书除了足踝的常见疾病以外，还包含了足踝部体格检查、影像学检查、应用解剖、手术入路、生物力学、足踝矫形器的原理、截肢的手术原则及下肢假肢和康复原则等实用性很强的内容。通读原文以看出，书中每句话都经过原作者深思熟虑，且重点突出、深入浅出、图文并茂，可读性很强。

此书最大的特点是注重病理机制和治疗原则等相关内容，阅读后令人茅塞顿开。正如原著主编 Maneesh Bhatia 所述："在本书的编辑过程中我学到了很多，我相信读者们也会和我一样受益匪浅。"

为了准确传递原著的内容，我们组织长期从事足踝外科临床工作的优秀医师翻译原著。翻译稿经过交叉校对，译者们组织了多次线上和线下集中讨论，以便达成共识，中文版最终得以面世，我们最大程度保留了原著的表述及排版方式。

我们很荣幸翻译此书，但时间相对紧迫，语言表达能力有限，如有欠缺，恳请读者不吝指出。最后，感谢天津外国语大学孙悦教授在专业词汇翻译方面给予我们的帮助。

赵嘉国

中华医学会临床流行病与循证医学分会循证医学学组委员
中国研究型医院学会足踝医学专业委员会委员
《足踝外科电子杂志》编委
《中国循证医学杂志》编委

张明珠

中国研究型医院学会足踝医学专业委员会副主任委员
SICOT 中国部足踝外科专业委员会副主任委员
白求恩基金会足踝外科专业委员会副主任委员
中国医师协会骨科医师分会足踝学组委员

原著序

　　当我受 Maneesh Bhatia 邀请为他这本重要的新书作序时，这本书让我回想起自己多年来阅读的足踝外科领域先驱的书籍和期刊。这让我意识到我们足踝外科从大骨科专业中分离形成亚专业以来取得了多么大的进步。足踝外科发展迅速，尤其是在过去 50 年中，我们对解剖、生物力学（包括步态分析、假肢和矫形）、神经生理学、足踝疾病的保守治疗和手术治疗方面的理解和认知有了极大提高。

　　Basil Helal 在他与 Derek Wilson 合作的书中使用"灰姑娘专业"一词，意思引自"从未参与过舞会"。他形容足踝的手术通常排在骨科列表的末尾，且通常由低年资医师操作。他认为足踝比其他负重关节有更复杂的解剖结构和生物力学机制，值得医学及科学世界更多尊重。在这些话之后发生的事是举世瞩目的。英国的骨科足外科学会（现在的足踝学会）已经从 John Angel 的在小房间内少数人参加的小会议发展成世界著名的学术大会，投稿数量每年都在增加。这本书的很多撰稿人都在英国足踝学会中担任重要职务，包括学会主席。我喜欢书中所有的章节。近来，欧洲足踝学会与国际足踝联合会也有了越来越多的联系，希望能长久下去。

　　最后，我想祝贺 Maneesh Bhatia，一名优秀的作者，以及这个领域内著名的其他撰稿人，带给我们这本令人敬佩的书，为我们专业的发展增添了知识和实践。下一个 50 年的进步令人期待。

Don McBride

前任英国足踝学会主席

刚卸任的英国骨科学会主席

欧洲足踝学会主席

国际足踝联合会理事成员

原著前言

　　书写前言是一个骄傲的时刻，意味着这历经 2 年的旅程就要到达终点。这项庞大的任务能够实现，完全是因为 42 位作者的付出，他们共同完成了这项伟大的工作。每个章节的主要作者都是其所在领域的专家，他们丰富的经验闪烁着珍珠一样的智慧。

　　每个章节都包含大量的信息，并以一种容易理解的方式展现，同时被现有证据充分支持。本书另一个吸引人之处是包含了大量的插图（全书超过 500 幅），这使读者能够理解得更加清晰。本书几乎涵盖了足踝领域所有的疾病及其相关内容（创伤、儿童和成人骨病、临床检查和手术入路、矫形和假肢、生物力学和影像学等）。

　　本书不仅可以帮助骨科专业人员和实习生准备考试，还可以作为临床外科医师日常工作的指南。在过去的 12 年中，我一直致力于足踝外科，在本书的编辑过程中我学到了很多，我相信读者们也会和我一样受益匪浅。

　　最后，我要向 2 名学者的重要付出表达衷心的感谢。Nikhil Nanavati 是一位聪明的年轻人，他充满了热情，并推动我不断向前来写这本书。他在骨科实习生复习考试需要哪些内容方面提出了宝贵的建议。Anthony Sakellariou 是一位广受尊敬、经验丰富的同事，我认为他是世界足踝领域最博学的评论者。他一直在做本书编写过程中的审校工作。

Maneesh Bhatia

目　　录

Nikhil Nanavati，Nicholas Eastley，Maneesh Bhatia

一、引言

足踝部由诸多骨、关节、韧带和肌腱构成，每个结构都可能是患者病理改变和症状的来源。全面的足踝部体格检查包括 7 个部分，即视诊、步态分析、触诊、关节活动范围、神经血管状态、关键肌肌力和特殊检查。

二、病史

结构化且针对性强的病史是指导临床检查的有价值的工具。首先确定患者的年龄和职业。足踝部病变最常见的主诉是疼痛、僵硬、畸形、肿胀、不稳定和活动受限。病史应体现每个症状的特点，尤其是持续的时间和对患者功能的影响程度。发现任何创伤史和神经改变都十分重要。重要的既往病史、吸烟和酗酒对患者术后健康和结果都有显著影响。明确患者有无已知的糖尿病、周围神经病变、炎性关节病或外周血管疾病的病史很重要。既往深静脉血栓或肺栓塞史、家族史及其他血栓栓塞危险因素对跟腱手术需要石膏固定的患者十分重要。当前详细的用药情况，尤其是华法林或新近的口服抗凝药，对围手术期计划十分关键。知晓患者的期望值也十分重要。病史采集的最后，询问患者"还有什么我可能漏掉但您想让我知道的事情"，可能会有意外的收获。

三、体格检查

1. 一般视诊   通过视诊发现的体征，可以指导进一步检查。首先观察患者的鞋，注意鞋跟磨损的分布（记得询问鞋购买的时间）和任何矫形器或鞋垫。记录其身旁的助行设备。充分显露足至膝关节上方，从前方、两侧及后方观察外露的部分。嘱患者面对检查者站立，观察双膝有无任何力线不良。由近及远地观察有无瘢痕（图 1-1）、肿胀（滑膜

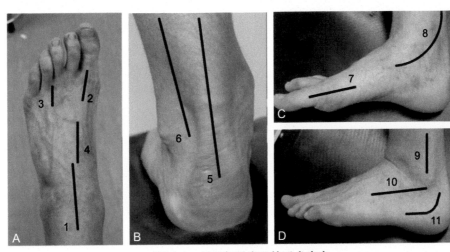

图 1-1   足踝部最常见的手术瘢痕

1. 踝关节前方入路；2. 第 1 跖趾关节背侧入路；3. 跖骨间背侧纵行切口（自第 3 跖骨间隙切除 Morton 神经瘤）；4. Lisfranc 损伤的跗跖关节融合或切开复位内固定入路；5. 经跟腱的后侧纵行入路；6. 踝后外侧入路；7. 第 1 跖趾关节内侧入路；8. 踝或胫后肌腱重建后内侧入路；9. 腓骨外侧入路；10. 后足或距下关节的 Ollier 入路；11. 跟骨外侧入路

炎、骨关节炎或囊肿）或皮肤异常（颜色改变、胖胀、溃疡或趾甲改变）。注意有无任何踝部、后足、中足和足趾的畸形。嘱患者转体90°，观察患足的内侧面。观察足跟或跟腱周围的肿胀（Haglund畸形或跟腱病）、内侧纵弓的降低或抬高（平足或高弓足）。再让患者转体90°，从后方观察足踝部。注意有无小腿不对称（失用性萎缩或肥大）或后足内外翻（图1-2）。如果发现冠状面畸形，进一步进行提踵试验（外翻畸形）或Coleman木块试验（内翻畸形）（见"特殊检查"）。从踝关节的后面观察，正常情况下可以看到小趾和第4趾的一半。在严重平足外翻的情况下，由于中足外展，可以从后方看到更多的足趾（"多趾"征）。需要注意的是，"多趾"征也可见于任何下肢或踝关节的外旋畸形。最后，嘱患者再次转体90°，观察足的外侧面。第5跖骨基底处的胼胝可见于高弓内翻畸形患者，因为此类患者用足的外侧缘行走。

患者可以坐或躺在检查床上，双足置于检查床边缘。检查者观察足底距骨头下方有无胼胝（提示过度负重）和趾缝处有无感染。

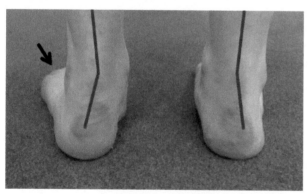

图1-2 左足平足外翻畸形
后足外翻增加（红线用于对比）和"多趾"征（黑色箭头）

2. 步态 人类步态是肢体循环前进过程的表现（图1-3）。一个步态周期定义为同侧下肢足跟触地至下一次足跟触地。该周期可以分为站立相和摆动相。摆动相占步态周期的35%，为腿向前迈进的阶段，即从足趾离地到足跟触地。在摆动相，踝关节的背伸肌肉使踝关节处于中立位，有助于离开地面。站立相占步态周期的65%，为同侧足部接触地面的阶段，即从足跟触地至足趾离地。站立相可进一步细分为3个滚动期。

（1）第一滚动期：足跟触地至全足着地期。胫骨前肌离心收缩控制足下落和踝关节的跖屈动作。足跟部位的地面反作用力（ground reaction force，GRF）发生在踝关节的后方，导致踝关节从中立位运动至跖屈10°。

（2）第二滚动期：全足着地至足跟离地期。此时，踝关节是运动的支点，腓肠肌-比目鱼肌复合体离心收缩控制胫骨在距骨上运动。踝关节从跖屈10°向背伸10°运动，地面反作用力移至踝关节的前方。

（3）第三滚动期：足跟离地至足趾离地期。胫骨继续沿距骨运动，踝关节迅速从背伸10°转为跖屈20°。腓肠肌-比目鱼肌复合体强大的向心收缩力使踝关节跖屈。

3. 步态分析 嘱患者在足够的空间内往返行走。观察任何明显的疼痛、不稳定或僵硬。与足踝部病变相关的常见步态如下。

（1）旋前步态：足向内侧滚动，导致内侧柱承受更多压力，多见于平足外翻畸形。

（2）旋后步态：足外侧缘压力过度增加，通常见于高弓内翻畸形。

（3）马蹄步态：见于严重的马蹄足畸形，患者利用足趾行走，足跟不能着地。

（4）疼痛步态：表现为受影响一侧站立相缩短，通常见于踝或足关节炎。

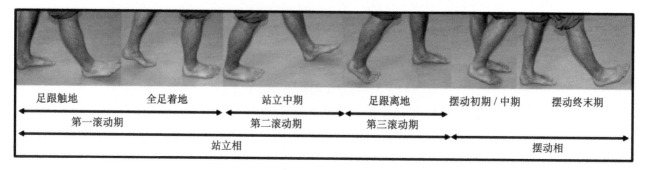

足跟触地	全足着地	站立中期	足跟离地	摆动初期/中期	摆动终末期
第一滚动期		第二滚动期	第三滚动期		
站立相				摆动相	

图1-3 右足完整步态周期示意图

（5）跨阈步态：患者患侧足下垂，表现为足跟不能触地，且站立相第二滚动期不受控制（足拍击地面）。跨阈步态见于踝关节背伸肌肉无力。

（6）推进无力步态：推进（即步态周期的足趾离地期）主要由腓肠肌 - 比目鱼肌复合体产生。当此肌肉复合体或跟腱无力时，迈步距离减小，步速降低。跟腱断裂、延长和神经疾病是这种异常步态常见的原因。

4. 触诊　根据病史和目前的检查，重点关注可能导致症状的解剖结构。最好在查体结束前触诊可疑的疼痛部位。建议从踝关节前外侧开始触诊，然后触诊内踝、胫后肌腱、跟腱和腓骨肌腱。触诊外踝前方 2cm、下方 1cm 处的跗骨窦，此处疼痛可能来源于距下关节（subtalar joint，STJ）炎。触诊跟骰关节（calcaneocuboid joint，CCJ），其位于跗骨窦与第 5 跖骨基底之间的中部。距舟关节（talonavicular joint，TNJ）位于内踝尖远端约 2cm 处，如果怀疑中足病变，从跖骨干开始触诊跗跖关节（tarsometatarsal joint，TMTJ）。如果怀疑拇趾病变，触诊第 1 跖趾关节（metatarsophalangeal joint，MTPJ）。存在任何足趾畸形时，触诊足趾的趾间关节（interphalangeal joint，IPJ）。如果怀疑 Morton 神经瘤，触诊第 2 跖骨间隙和（或）第 3 跖骨间隙以便于观察是否引起压痛。区分第 2 跖趾关节处的压痛（关节结构触诊感觉到较硬）和跖骨间的压痛（软组织触诊感觉到较软）非常重要。触诊跖骨间的 Morton 神经瘤可以观察到足趾分离，这是一项有价值的体征。最后触诊足底，跖腱膜起点处内侧或中央的压痛是典型的跖腱膜炎的表现。

5. 关节活动范围　在检查被动活动范围之前，对比双侧踝关节和足趾关节的主动活动范围，可以提供有价值的信息。

踝关节（距小腿关节）：检查踝关节活动范围时，应内翻后足以锁定其邻近的距下关节。检查踝关节背伸（正常 20°）和跖屈（正常 40°），进行 Silfverskiöld 试验以明确是否存在马蹄足（见"特殊检查"）。

（1）后足

距下关节：检查者一手握住足跟，另一只手拇指和示指握住距骨颈，从而固定距骨（图 1-4）。握住足跟的手检查距下关节的内翻和外翻（正常

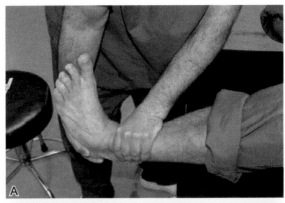

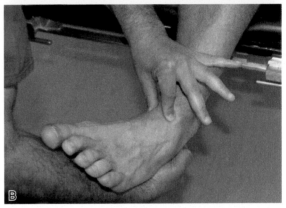

图 1-4　评估踝关节和距下关节活动范围
A. 注意内翻后足，从而锁定距下关节，检查者使用前臂背伸踝关节；B. 检查者左手拇指和示指固定患者距骨或距骨颈，右手抓握并内翻或外翻患者足跟

内翻和外翻各 5°）。

距舟关节和跟骰关节：确定突出的舟骨结节并以此为标记。固定后足活动中足（内收和外展）。记录任何距骨头未被舟骨覆盖的情况，距舟关节未覆盖率比较大见于扁平足的距舟关节外展畸形。

（2）中足

跗跖关节：此关节可有轻微的外展、内收、跖屈和背伸活动（内侧活动范围小于外侧）。对于中足疼痛的患者，应检查每个跗跖关节的被动跖屈和背伸。在拇外翻患者中，必须明确患者第 1 跗跖关节是否松弛，因为这种情况需要考虑特定术式。

（3）前足

第 1 跖趾关节：评估第 1 跖趾关节的跖屈（正常 30°）和背伸。文献报道被动背伸的范围较大（60°～90°）。

外侧足趾（第 2～5 趾）的跖趾关节：任何足趾存在畸形时均应评估该趾跖趾关节的跖屈和背伸活动。记录任何畸形及其是否为可复性畸形。

6. 关键肌肌力和神经血管状态

（1）关键肌肌力：十分有必要评估胫骨后肌（胫神经）、胫骨前肌（腓深神经）和腓骨肌（腓浅神经）的肌力。这对可疑累及神经的任何病变都特别重要。

胫骨后肌：胫骨后肌的功能是跖屈并内翻足。查体时，将患足置于最大跖屈和内翻位，检查者试着将足从这个位置移开，并嘱患者进行对抗，同时在内踝后方触诊胫后肌腱（图1-5A）。

胫骨前肌：胫骨前肌的功能是背伸和内翻足。查体时，将患足置于最大背伸和内翻位，检查者直接按压第1跖骨头，试着将足从这个位置移开，并嘱患者进行对抗，同时在踝关节前方触诊胫前肌腱（图1-5B）。

腓骨肌：外翻踝关节主要由腓骨短肌完成。除了外翻足部，腓骨长肌还可以跖屈第1跖骨。两者均是跖屈踝关节的次要肌肉。对于腓骨肌的检查，既往文献存在争议。因为两者均在踝关节后方走行，所以最好在踝关节跖屈时检查腓骨肌。对抗第1序列跖屈是检查腓骨长肌的最好方式，对抗外翻是检查腓骨短肌的方法（图1-6）。如果

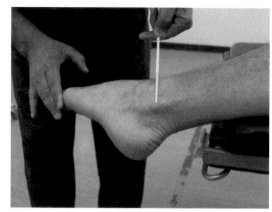

图1-6　评估腓骨短肌肌力

踝关节跖屈位对抗外翻检查腓骨短肌（黄色棒）肌力

怀疑腓骨肌腱不稳定，应嘱患者主动环转踝关节，有助于发现该情况。

（2）足部感觉神经支配：应全面评估足部感觉神经支配，包括隐神经（足内侧缘）、腓深神经（第1趾蹼间隙）、腓浅神经（足背）、腓肠神经（后足外侧缘）和胫神经（足跟和足的跖侧）（图1-7）。足底内侧神经是足底跖侧的主要感觉神经。足底外侧神经支配第5趾跖侧、第4趾外侧半和足底外侧部分的皮肤感觉。

（3）血管：在足背姆长伸肌腱的外侧与第1跖骨间隙处可触及足背动脉搏动。在内踝后下方1cm处可触及胫后动脉搏动。如果搏动消失或减弱，应检查对侧肢体，并进一步评估血管情况。

7. 特殊检查

（1）提踵试验

目的：检查外翻畸形是否为柔性的（双侧提踵）；检查跖屈肌力（胫骨后肌和跟腱，单侧提踵）。

嘱患者面对墙站立，双手扶墙支撑身体，然后踮起足尖站立。对于正常足，胫骨后肌作用于足舟骨可以导致后足内翻倾斜（图1-8）。后足僵硬、关节炎、跗骨联合或胫骨后肌无力的患者提踵时，后足无法内翻，依然处于外翻位。需要注意的是，某些严重的踝关节炎、距下关节炎或第1跖趾关节炎的患者可能由于疼痛无法踮起足尖站立。怀疑胫骨后肌功能不全导致平足外翻时，嘱患者重复进行单足提踵。单足站立不稳提示踝关节跖屈肌群不易被察觉的肌力减弱（尤其是胫骨后肌）。

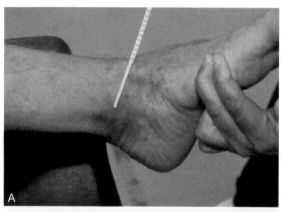

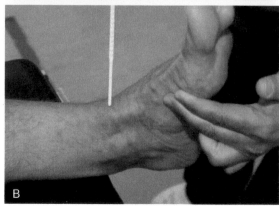

图1-5　评估胫骨后肌和胫骨前肌肌力

A. 触诊胫骨后肌的位置；B. 触诊胫骨前肌的位置

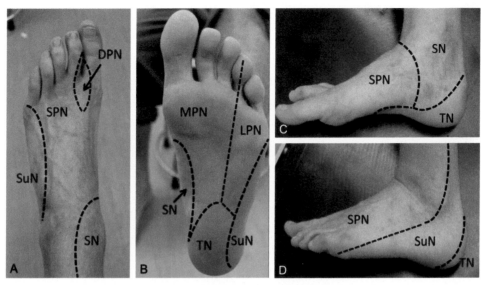

图 1-7　足部感觉神经的皮肤分布

DPN. 腓深神经；SN. 隐神经；SPN. 腓浅神经；SuN. 腓肠神经；MPN. 足底内侧神经；LPN. 足底外侧神经；TN. 胫神经

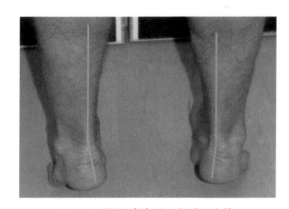

图 1-8　提踵试验时正常后足力线
蓝色线提示预期的后足内翻

（2）Coleman 木块试验

目的：评估高弓内翻足畸形是柔性的还是僵硬的。

检查时，患者足跟和足外缘踩在一个高 2 ～ 4cm 的物体表面（木块或书），第 1 序列悬空不负重（图 1-9）。"前足驱动"的柔性高弓内翻足畸形：前足旋前或第 1 序列跖屈固定后，后足发生代偿性旋后。对于柔软的后足，Coleman 木块试验时后足会纠正至中立位或外翻位。相反，"后足驱动"的僵硬性高弓内翻足畸形不会得到纠正，后足依

图 1-9　临床照片显示 2 例 Coleman 木块试验的案例

A. 右侧后足内翻畸形；B. 同一患者进行 Coleman 木块试验，内翻畸形得到纠正，提示畸形为柔性的（前足驱动）；C. 左侧后足内翻畸形；D. Coleman 木块试验未纠正内翻畸形，考虑为僵硬性畸形

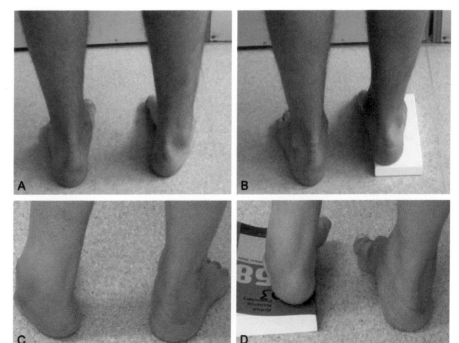

然处于内翻位。任何存在后足内翻的患者，进行 Coleman 木块试验都十分重要，因为柔性畸形可以通过单纯矫正第 1 序列得到矫正（如第 1 跖骨或楔骨的背伸截骨）；僵硬性畸形则需要后足和前足同时进行手术矫正。

(3) Simmonds-Thompson 试验

目的：判断跟腱是否断裂。

患者取俯卧位（图 1-10）或跪在检查床上背对检查者。俯卧位时，首先屈曲膝关节至 90°，观察足的位置。跪姿时踝关节悬空在检查床外。跟腱断裂的患者，由于丧失了跟腱的静息张力，患侧处于中立位或背伸位（Matles 试验）。然后在膝关节伸直位挤捏小腿，并与对侧踝关节进行比较，如果跖屈减小或缺失，则为阳性。

(4) Silfverskiöld 试验

目的：评估是否存在腓肠肌挛缩。

伸直膝关节并内翻后足，记录此位置踝关节的最大背伸角度。然后屈曲膝关节至 90°（降低腓肠肌张力），再次内翻后足并记录此位置踝关节的最大背伸角度（图 1-11）。如果背伸在膝关节伸直时减小，则马蹄足继发于腓肠肌挛缩。如果背伸在膝关节伸直和屈曲时都受限，则马蹄足继发于腓肠肌 - 比目鱼肌复合体或跟腱挛缩。

(5) 踝关节韧带不稳定试验

目的：判断是否存在踝关节韧带（三角韧带、距腓前韧带和跟腓韧带）功能不全。

三角韧带：是踝关节内侧的主要稳定结构，对抗后足过度外翻和外旋。外翻应力试验被用于评估三角韧带。患者取坐位，踝关节跖屈。检查者一手固定胫骨，另一手外翻、外展足跟。与对侧相比，如出现任何疼痛和过度外翻，则提示三角韧带损伤。

距腓前韧带（anterior talofibular ligament，ATFL）：是踝关节最薄弱的韧带，也是最容易损伤的韧带。其主要功能是在足跖屈时抵抗内翻和内旋。ATFL 可以通过前抽屉试验和内翻应力试验进行检查。

前抽屉试验：患者取坐位，膝关节屈曲，降低小腿肌肉的张力，踝关节跖屈 20°（图 1-12）。检查者一手固定小腿，另一手抓握足跟。同时对足跟施加向前的力，对小腿施加向后的力。如果距骨前移超过 4 ~ 5mm，则高度怀疑 ATFL 撕裂。实际上难以量化移位，重要的是与对侧踝关节进行对比。

内翻应力试验：患者取坐位，膝关节屈曲，踝关节跖屈 20°（图 1-12）。检查者一手固定小腿，另一手握住足跟并内翻、内收踝关节。与对侧相比，出现任何过度内翻都提示 ATFL 功能不全。

跟腓韧带（calcaneofibular ligament，CFL）：是关节外韧带，在足背伸和跖行位时对抗内旋内翻。在踝关节跖行位通过前抽屉试验和内翻应力试验评估 CFL。

(6) Mulder 挤压试验、拇示指捏夹试验和足底叩击试验

目的：辅助临床诊断 Morton 神经瘤。

Mulder 挤压试验：在跖骨头水平内外侧徒手

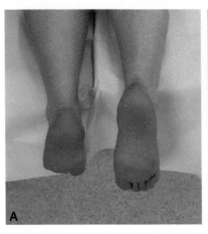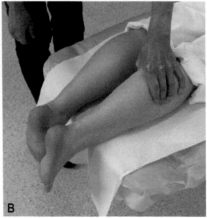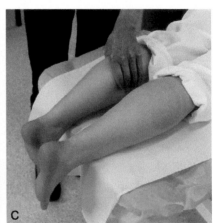

图 1-10 Simmonds-Thompson 试验提示左侧跟腱断裂

A. 与健侧相比，患侧丧失了静息张力，处于角度略小的跖屈位；当膝关节屈曲至 90° 时，这种情况更为明显，患侧处于中立位或背伸位（Matles 试验）。B. 挤捏健侧小腿时，足明显跖屈。C. 挤捏患侧小腿时，患足跖屈减小或消失

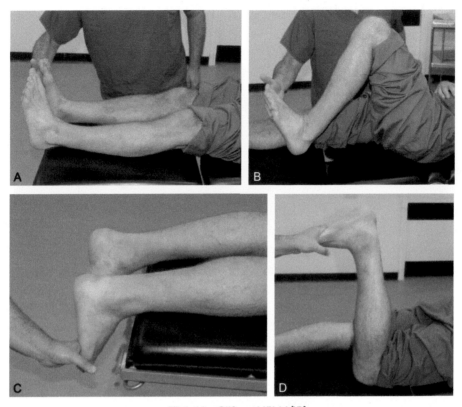

图 1-11　Silfverskiöld 试验

A 和 B. 以传统的仰卧位进行 Silfverskiöld 试验，膝关节屈曲时踝关节被动背伸增加；C 和 D. 以俯卧位进行该项试验，这种体位特别适用于合并严重同侧髋部病变不能大幅活动的患者

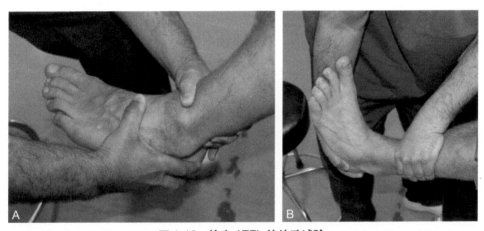

图 1-12　检查 ATFL 的特殊试验

A. 前抽屉试验；B. 内翻应力试验。需要注意的是，进行内翻应力试验时，踝关节跖屈 20°。进行距骨倾斜试验检测跟腓韧带时，踝关节需要处于跖行位

挤压前足。检查者也可同时触诊有症状的趾蹼间隙（图 1-13）。阳性表现为挤压导致可触及的痛性弹跳感觉。需要注意不要与 Mulder 征混淆，后者是指足底趾神经受到刺激导致的第 1 跖骨头跖侧感觉异常，伴或不伴有足趾感觉异常。

　　拇示指捏夹试验：拇指（位于足跖侧）和示指（位于足背侧）指尖挤压有症状的趾骨间隙。调整拇指和示指的位置和挤压力量使受累足趾展开。阳性表现为患者出现疼痛（图 1-13）。

　　足底叩击试验：叩击每一个趾蹼的跖侧。叩击时患者感觉异常或不适为阳性。

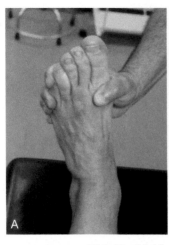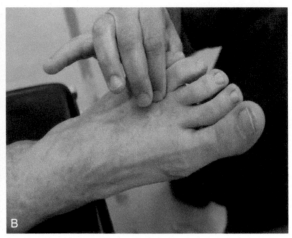

图 1-13   Mulder 挤压试验（A）和拇示指捏夹试验（B）

A. Mulder 挤压试验用于检查 Morton 神经瘤。阳性表现为检查者在挤压跖骨头时感觉到痛性弹跳感，同时触诊有症状的趾蹼间隙，有助于确认该弹跳感。B. 拇示指捏夹试验

（7）研磨试验

目的：确定和描述踇僵硬。

检查者使用双手拇指和示指分别握住患者的第 1 跖骨颈和踇趾近节趾骨（图 1-14）。由远向近对第 1 跖趾关节施加轴向压力，同时被动跖屈和背伸踇趾。整个活动范围内疼痛提示第 1 跖趾关节发生严重的全范围关节炎。在接近背伸最大角度出现疼痛或背伸活动受限提示明显的跖趾关节背侧受累。

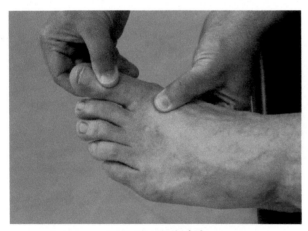

图 1-14   研磨试验

用于识别第 1 跖趾关节骨性关节炎。检查者使用右手对第 1 跖趾关节施加轴向压力的同时跖屈和背伸踇趾

（8）卷扬机试验

目的：确定跖腱膜炎。

Hicks 等于 1954 年最早将足及其韧带描述为矢状面的三角弓形。卷扬机试验采用该原理，通过被动背伸跖趾关节拉伸跖腱膜判断有无跖腱膜炎（图 1-15A）。阳性表现为被动背伸跖趾关节时出现可重复性足跟痛。

（9）抽屉试验

目的：确定是否存在足趾（通常为第 2 趾）跖板功能不全。

检查者一手拇指和示指固定跖骨头，另一手拇指和示指抓住近节趾骨。固定跖骨干后对近节趾骨施加向背侧的外力（图 1-15B）。任何疼痛或过度移位均提示跖板功能不全。

（10）背伸外翻试验

目的：确定踝管综合征。

检查者背伸踝关节，外翻足，并背伸所有足趾 10s（图 1-15C）。如此可将胫神经挤压至屈肌支持带的下方，诱导出胫神经分布区域的感觉障碍。

（11）踝上扭伤和下胫腓联合损伤的试验

目的：确定有无下胫腓联合损伤。

挤压试验：检查者在小腿中点上方挤压胫腓骨（图 1-16A）。阳性表现为近端挤压诱导出胫腓骨远端和骨间韧带处疼痛。

外旋应力试验：检查者固定住小腿，在跖行位对受累足踝部施加外旋应力（图 1-16B）。阳性表现为在下胫腓前 / 后联合韧带和骨间膜处诱发出疼痛。

腓骨移位试验：检查者固定胫骨，然后对腓骨施加前后方向的抽屉力，下胫腓联合损伤后会出现疼痛和腓骨移位增加。

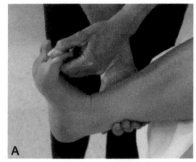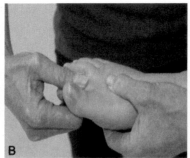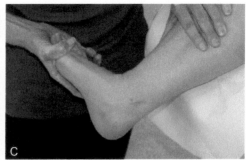

图 1-15　卷扬机试验（A）；抽屉试验（B），检查跖板损伤；背伸外翻试验（C），检查踝管综合征

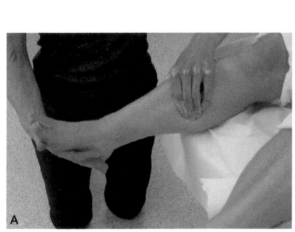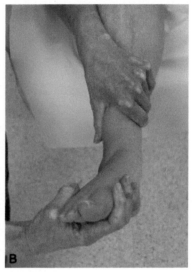

图 1-16　挤压试验（A）和外旋应力试验（B）

用于检查踝上扭伤和下胫腓联合损伤

（12）踝关节撞击试验

目的：识别可能限制踝关节活动或引起踝关节前部或后部疼痛的病变。

前踝撞击征：嘱患者注意是否在下蹲背伸踝关节过程中出现疼痛、活动受限或不对称。这通常由踝关节背侧软组织撞击引起（图 1-17A）。

后踝撞击征：被动强力跖屈踝关节，由于距骨后外侧突在胫骨后侧和跟骨间挤压，引起疼痛和研磨的感觉（图 1-17B）。

表 1-1 总结了研究生结业考试遇到的常见情况，显示了每个场景突出的特定试验和需要解决的关键问题。

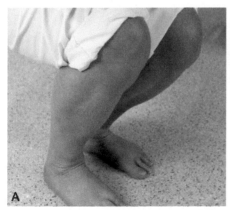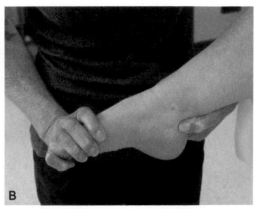

图 1-17　踝关节撞击试验

A. 下蹲动作被用于诊断前踝撞击，右侧踝关节背伸减小，提示撞击；B. 强力被动跖屈踝关节检查后踝撞击

表 1-1　研究生结业考试遇到的常见情况

病变	畸形	关键试验	评估关键点
胫后肌腱功能不全	● 平足外翻畸形 ● 前足外展	● 胫骨后肌肌力 ● 提踵试验（单双侧站立）	● 胫骨后肌是否无力 ● 后足畸形是否为柔性的 ● 是否有踝关节或后足关节炎
腓骨肌萎缩症、脑瘫、Fridreich 共济失调、脊髓损伤、小儿麻痹症	● 后足内翻 ● 足内翻	● Coleman 木块试验 ● 检查脊柱是否有脊柱裂 ● 检查手部是否有小肌肉萎缩	● 后足畸形是柔性的（前足驱动）还是僵硬的
姆外翻	● 第 1 跖趾关节外偏或旋前 ● 可能伴有其他趾畸形或 Morton 神经瘤	● 检查第 2 跖骨头下方胼胝 ● 畸形被动过度矫正 ● 研磨试验 ● 评估第 1 跗跖关节松弛度	● 第 2 跖骨头下方是否有转移性损伤 ● 畸形是否可被矫正 ● 第 1 跖趾关节是否有关节炎 ● 第 1 跗跖关节是否松弛，是否需要融合吗
足趾畸形（第 2～5 趾）	锤状趾 ● 远侧趾间关节背伸 ● 近侧趾间关节屈曲 ● 跖趾关节正常或背伸	● 评估畸形是否可被矫正	● 畸形是柔性的还是僵硬的
	爪形趾 ● 近、远侧趾间关节均屈曲 ● 跖趾关节过伸	● 评估畸形是否可被矫正	● 畸形是柔性的还是僵硬的 ● 跖趾关节是否半脱位或脱位（跖侧胼胝）
	槌状趾 ● 远侧趾间关节屈曲 ● 近侧趾间关节和跖趾关节正常	● 评估畸形是否可被矫正	● 畸形是柔性的，可矫正的还是僵硬的
姆僵硬	● 第 1 跖趾关节肿胀	● 活动范围 ● 研磨试验	● 被动活动第 1 跖趾关节时，疼痛是全程存在，还是主要出现在背伸时
Morton 神经瘤	● 视诊通常无明显异常 ● 足趾间隙可能增加（跖间囊增大） ● 可能继发于姆外翻	● Mulder 挤压试验 ● 拇示指捏夹试验 ● 趾尖和足底感觉 ● 跖趾关节压痛（通常为第 2 跖趾关节）	● 哪个足趾间隙受累 ● 排除足趾跖趾关节滑囊炎
跟腱病（止点性和非止点性）	● 跟腱止点处（止点性）或近端 5～7cm 处膨大（非止点性）	● Silfverskiöld 试验 ● 弧征（非止点性）	● 跟腱病是止点性的还是非止点性的 ● 腓肠肌或跟腱是否挛缩
慢性跟腱撕裂	● 可见或可触及间隙 ● 正常跟腱轮廓丧失	● Simmonds-Thompson 试验 ● 单足提踵试验 ● 踝关节过度背伸	● 断端间隙长度

要点

- 足踝部全面的体格检查有 7 个关键部分，即视诊、步态分析、触诊、关节活动范围、神经血管状态、关键肌肌力和特殊检查。
- Coleman 木块试验是必须要进行的特殊试验，它可以用来准确解释任何后足内翻。
- 提踵试验是必须要进行的特殊试验，它可以用来准确解释任何后足外翻。

- 查体时应确保分别独立地检查每个关节、韧带和肌腱。
- 清楚了解足踝部的神经支配。
- 根据病史、初步临床发现和可疑病变进行相应的特殊检查。

（徐桂军　李浩民　译）

（刘　林　王　杰　赵嘉国　校）

（张建中　审）

Rajeev Vohra，Babaji Sitaram Thorat，Avtar Singh

一、引言

恰当地选择手术入路是任何足踝部损伤和疾病手术治疗成功的关键。通过这些手术入路实施手术时有很多解剖结构处于危险当中，术者需要了解这些手术入路的相关解剖，从而避免损伤这些结构。本章首先讨论相关神经、血管和肌肉 - 肌腱的解剖走行，随后讨论在足踝创伤和特定手术中常用的手术入路。

二、应用解剖

1. 神经

（1）腓浅神经（superficial peroneal nerve，SPN）：是腓总神经的终末分支，在不同水平穿过前筋膜室的深筋膜（图 2-1）。在足背的不同水平其分为足背内侧皮神经和足背中间皮神经，这些神经分支支配除第 1、2 趾间趾蹼及小趾外侧以外的其他足背和足趾背侧区域。术者必须游离并保护腓浅神经及其分支，避免其在如下入路中发生损伤：踝关节的前侧、前外侧、外侧和经腓骨入路及距骨的前外侧入路、跗跖关节的背侧入路。在切除 Morton 神经瘤和踇外翻矫形松解远端内侧软组织的过程中，应保护腓浅神经的趾背终末支。

（2）腓肠神经（sural nerve，SN）：由腓肠内侧皮神经和腓肠外侧皮神经或腓总神经分出的腓肠外侧皮神经交通支汇合而成。在小腿下 1/3，腓肠神经在腓骨后缘和跟腱外缘之间走行，并在小腿外侧面伴行小隐静脉（图 2-2）。在进行后踝和腓骨的后外侧入路及跟骨骨折扩大 "L" 形入路切口的垂直部分时，应将腓肠神经和小隐静脉进行游离和保护。腓肠神经在外踝的后缘转向第 5 跖骨基底，并分为内外侧终末支。一部分人存在一

个吻合支，向内走行朝向跗骨窦，该分支在跗骨窦区域分叉或加入腓浅神经的外侧支。

（3）腓深神经（deep peroneal nerve，DPN）：是腓总神经的一条终末支，走行于小腿前筋膜室趾长伸肌的深面，远端伴行胫前动脉，在踝关节前侧入路和内侧跗跖关节背侧入路中应避免损伤该神经（图 2-17A）。腓深神经分为外侧分支和内侧分支，后者是腓深神经的延续，并走行于足背动脉的外侧，最终分为 2 条趾背神经，支配第 1 趾、2 趾的相应区域，在进行踇外翻矫形远端外侧软组织松解时应予以保护（图 2-1）。

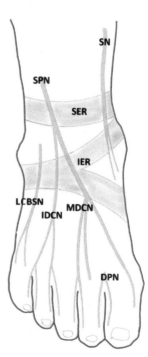

图 2-1　足的神经支配

DPN. 腓深神经；IDCN. 足背中间皮神经；IER. 伸肌下支持带；LCBSN. 腓肠神经外侧皮支（译者注：原文疑有误，已改正）；MDCN. 足背内侧皮神经；SER. 伸肌上支持带；SN. 隐神经；SPN. 腓浅神经

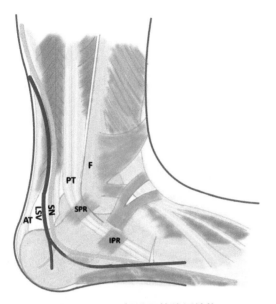

图 2-2　足踝部重要的外侧结构

AT. 跟腱；F. 腓骨；IPR. 腓骨肌下支持带；LSV. 小隐静脉；PT. 腓骨肌腱；SN. 腓肠神经；SPR. 腓骨肌上支持带

（4）胫神经（tibial nerve，TN）：在小腿下 1/3，胫神经走行于后侧筋膜室趾长屈肌和𧿹长屈肌之间（图 2-3）。在踝关节的后内侧和后外侧入路中，胫神经很容易与𧿹长屈肌腱混淆。该神经走行于内踝后方，并在进入踝管前分为足底内、外侧神经。在踝管内，胫神经与𧿹长屈肌腱、趾长屈肌腱和胫后动脉伴行，在松解踝管时应予以保护。足底外侧神经支配足的 4 块内在肌，足底内侧神经是足底的主要感觉神经。

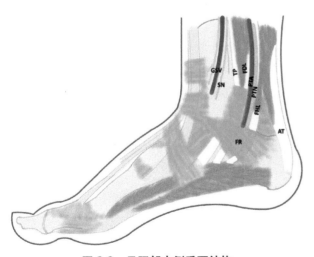

图 2-3　足踝部内侧重要结构

AT. 跟腱；FDL. 趾长屈肌；FHL. 𧿹长屈肌；FR. 屈肌支持带；GSV. 大隐静脉；PTA. 胫后动脉；SN. 隐神经；PTN. 胫神经；TP. 胫骨后肌

（5）隐神经（saphenous nerve）：伴随大隐静脉走行，其前侧分支位于内踝前方，靠近大隐静脉后侧，在经前内侧入路处理胫骨远端时应保护隐神经和大隐静脉（图 2-3）。

2. 足部动脉

（1）胫前动脉（anterior tibial artery，ATA）：走行于骨间膜前方，位于𧿹长伸肌和胫骨前肌之间，在足部延续为足背动脉。足背动脉延伸至第 1 跖骨间隙近端，在第 1 背侧骨间肌的两个头之间向下走行至足底，与足底动脉相吻合（图 2-4）。胫前动脉与腓深神经伴行，在踝关节前侧或前外侧入路及处理内侧 2 个跗跖关节的背侧入路手术过程中，应保护神经血管束。

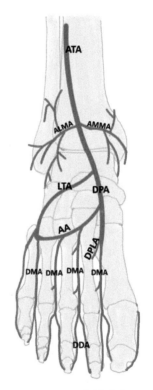

图 2-4　足背侧动脉

AA. 动脉弓；ALMA. 外踝前动脉；AMMA. 内踝前动脉；ATA. 胫前动脉；DDA. 趾背动脉；DMA. 跖背动脉；DPA. 足背动脉；DPLA. 足底深动脉；LTA. 跗外侧动脉

（2）胫后动脉（posterior tibial artery，PTA）：经踝管进入足部，其前方是趾长屈肌，后方是𧿹长屈肌，其表面覆盖屈肌支持带（图 2-3）。在此部位通过后内侧入路处理踝关节和松解踝管时应加以保护。胫后动脉分为足底内侧动脉、足底外侧动脉。

足底外侧动脉穿过𧿹展肌和趾短屈肌的深面指向第 5 跖骨基底，随后转向内侧构成足底深弓，在第 1 跖骨间隙的近端，与足背动脉的足底深动脉分支相吻合（图 2-5）。该凸出的动脉弓发出 4 条跖骨动脉，随后分别进一步分出一对趾足底动脉，供应趾蹼和邻近的足趾。足底内侧动脉走行在踇展肌的深面，在踇展肌与趾短屈肌之间到达踇趾的内缘。该动脉供应踇趾肌肉和足趾内侧皮肤（图 2-5）。

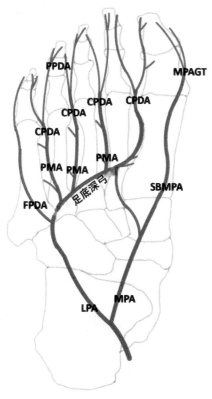

图 2-5 足底动脉

CPDA. 趾足底总动脉；FPDA. 第 5 趾底动脉；LPA. 足底外侧动脉；MPA. 足底内侧动脉；MPAGT. 踇趾足底内侧动脉；PMA. 跖底动脉；PPDA. 趾足底固有动脉；SBMPA. 足底内侧动脉浅支

（3）腓动脉（peroneal artery，PA）：沿腓骨内缘走行，远端分为向前的穿支和跟骨外侧支。腓动脉在胫骨远端关节面近端至少 41mm 处发出分支并穿过骨间膜。由于该区域的血管解剖结构差异很大，在经前外侧、后外侧或经腓骨入路处理踝关节时，术者应细致解剖显露。

腓动脉的跟骨外侧分支是跟骨外侧扩大入路外侧足跟皮瓣的供血来源（图 2-15A）。跟骨骨折时，腓动脉的跟骨外侧分支可能直接受损，或广泛肿胀导致继发性栓塞。一些研究建议选择跟骨外侧扩大入路前应使用多普勒超声评估该分支动脉的情况。

3. 足部周围肌肉和肌腱

（1）小腿外侧筋膜室肌肉：腓骨长肌和腓骨短肌位于外侧筋膜室。经后外侧和外侧入路处理踝关节时应避免损伤这两条肌肉的肌腱，在此部位它们走行在外踝后侧沟和腓骨肌上支持带深面（图 2-2）。需要切开腓骨肌上支持带时，随后应予以细致修复，避免术后出现肌腱半脱位。肌腱在腓骨远端转向前斜行下降，在跟骨外侧的腓骨肌结节附近走行于相应的腱鞘内。在经跟骨外侧扩大入路或跗骨窦入路手术时，术者应确认这两条肌腱并予以保护，保持腱鞘完好（图 2-15C，图 2-16D）。腓骨短肌止于第 5 跖骨基底结节，腓骨长肌在骰骨沟下方转至足底内侧，因此，在跟骨扩大入路远端切口向深层分离时应保护腓骨长肌腱。

（2）小腿前筋膜室肌肉：前筋膜室内肌肉包括胫骨前肌、踇长伸肌、趾长伸肌和第 3 腓骨肌，经踝关节前方在踝和足部的伸肌上、下支持带的下方延伸到足背（图 2-17A）。支持带可以防止前方肌腱发生弓弦，经任何需要切开支持带入路手术后应对支持带予以修复。胫骨前肌是踝关节前侧入路和前内侧入路的重要标记。2 种入路均应避免打开胫骨前肌腱鞘。术者应了解前方神经血管束与足背肌腱的关系，从而在经踝关节前侧入路手术过程中避免损伤神经血管束。在踝关节近端，神经血管束位于胫骨前肌腱和踇长伸肌腱之间，在踝关节水平踇长伸肌腱的下方经过，在踝关节远端走行于踇长伸肌腱和趾长伸肌腱之间（图 2-17A）。

（3）小腿后侧筋膜室肌肉：胫骨后肌、趾长屈肌和踇长屈肌在后侧筋膜室内下行，其肌腱走行于内踝后方的屈肌支持带下（图 2-3）。在小腿下 1/3 处，神经血管束位于踇长屈肌和趾长屈肌之间，经后内侧入路显露后踝和内踝截骨处理距骨体骨折时，应注意保护神经血管束。在内踝后方，胫骨后肌紧贴内踝，其后是趾长伸肌，最后方是踇长屈肌（图 2-3）。跟腱是后侧筋膜室内小腿三头肌的腱性部分，也是经后外侧和后内侧入路处理后踝骨折的重要标记。

（4）足背肌肉：由两组肌肉构成，包含踇长 / 短伸肌和趾长 / 短伸肌（图 2-17A，图 2-17E）。经踇长伸肌和踇短伸肌之间的间隙可采用背侧入路处理内侧两个跗跖关节。踇短伸肌是确定其下方神经血管束的重要标记。在经前外侧入路显露距骨及背侧入路显露外侧 3 个距跗关节时，可将趾长伸肌腱牵拉至内侧。趾短伸肌起自跟骨上外侧面的粗糙区域，位于跗骨窦的外侧，经跗骨窦入路将其掀起可显露跟骨前结节和跟骰关节。

（5）足底肌肉：分为 4 层。第 1 层由内向外分别为踇展肌、趾短屈肌和小趾展肌。第 2 层包括趾长屈肌腱、足底方肌和 4 块蚓状肌。蚓状肌起自趾长屈肌腱，向背侧走行止于外侧 4 个足趾伸肌腱帽的内侧游离缘，在切除 Morton 神经瘤过程中可能被误认为神经。第 3 层由踇短屈肌、踇收肌和小趾短屈肌构成。骨间背侧肌和骨间跖侧肌构成的第 4 层位于足底的最深部。

三、手术入路

1. 踝关节前侧入路

（1）适应证：踝关节前侧入路通常用于踝关节融合、关节置换及 Pilon 骨折的复位固定。

（2）技术：触摸并标记内、外踝和胫骨前肌腱。以踝关节为中心，于胫骨前肌腱的外侧，根据需要纵行切开 10 ～ 15cm（图 2-6A，图 2-6B）。

切开皮肤、皮下组织，尽可能小地损伤皮肤。腓浅神经皮支十分表浅，可在切口的远端很好地显露并充分游离，亦可将其标记，避免在进一步剥离过程中将其损伤（图 2-6C）。

在切口的远端触摸并背伸和跖屈踇趾确认踇长伸肌腱，在上方纵行切开伸肌支持带。切开踇长伸肌腱鞘，避免干扰胫骨前肌腱鞘（图 2-6D）。

在切口远端靠近踇长伸肌腱处显露前侧神经血管束，向近端寻找并将神经血管束轻柔地从胫骨前肌肌腹钝性剥离（图 2-6E）。

将神经血管束和踇长伸肌腱牵拉至外侧，胫骨前肌腱及其腱鞘牵拉至内侧（图 2-6F，图 2-6G）。纵行切开踝关节前方软组织和关节囊。将踝关节前方关节囊从胫骨或距骨锐性切开，从而显露踝关节。通常需要剥离部分胫骨远端骨膜（图 2-6G，图 2-6H）。为显露踝关节后侧，可能需要应用椎板撑开器或牵开器将关节牵开。

2. 踝关节前外侧入路

（1）适应证：踝关节前外侧入路为胫骨远端至内侧肩部和腓骨远端提供了良好的视野，可用于胫骨远端关节面骨折或距骨骨软骨骨折的切开复位内固定。

（2）技术：协助患者取仰卧位，同侧髋部用沙袋垫高，使腿处于中立位。触摸并标记内踝、外踝、腓骨、胫骨前嵴和第 4 跖骨基底。

切口始于踝关节近端至少 5cm 处，经腓骨前缘和胫骨前嵴之间，向远端延伸指向第 4 跖骨基底（图 2-7A，图 2-7B）。游离并保护腓浅神经，其通常跨过踝关节近端（图 2-7C），随后辨认并切开伸肌支持带（图 2-7D，图 2-7E）。

在骨间膜与前筋膜室内容物之间钝性分离。将前筋膜室的肌肉、肌腱、腓深动脉和腓深神经与其下方的下胫腓前韧带、胫骨远端骨膜和关节囊分开，这样就可以显露胫骨远端的前外侧面及其关节面（图 2-7F，图 2-7G）。如果需要切开关节囊，则

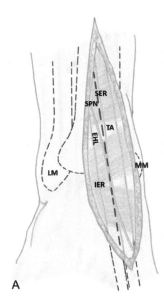
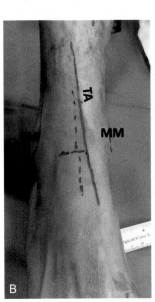
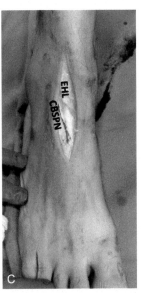
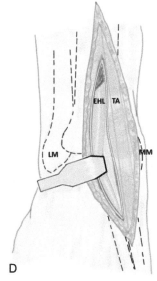

A　　　　　B　　　　　C　　　　　D

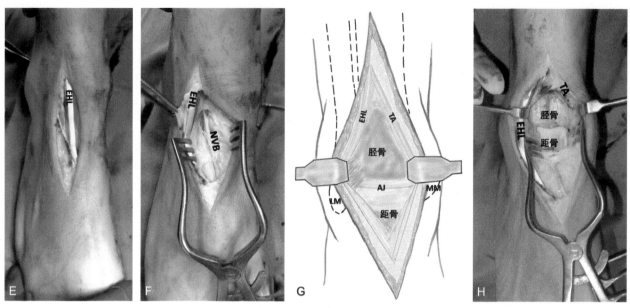

图 2-6　踝关节前侧入路

AJ. 踝关节；CBSPN. 腓浅神经皮支（译者注：原文为 CBPN）；EHL. 踇长伸肌；IER. 伸肌下支持带；LM. 外踝；MM. 内踝；
NVB. 神经血管束；SER. 伸肌上支持带；SPN. 腓浅神经；TA. 胫骨前肌

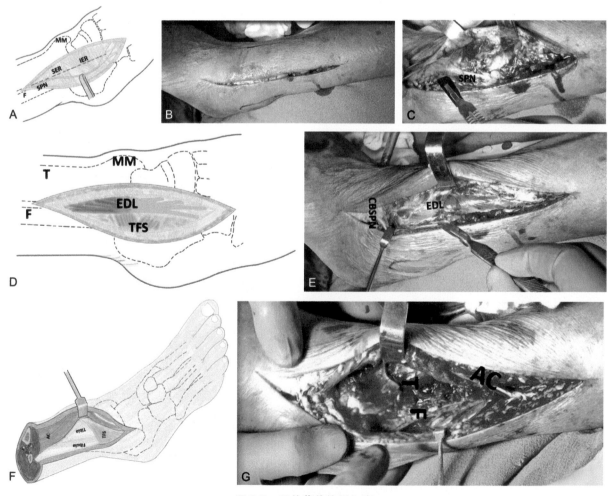

图 2-7　踝关节前外侧入路

AC. 前筋膜室；EDL. 趾长伸肌；IER. 伸肌下支持带；CBSPN. 腓浅神经皮支；F. 腓骨；SER. 伸肌上支持带；SPN. 腓浅神经；
T. 胫骨；TFS. 下胫腓联合；MM. 内踝

在靠近骨折线的位置切开，避免胫骨远端缺血。

3. 腓骨外侧入路

（1）适应证：外踝和腓骨下段骨折。

（2）技术：协助患者取仰卧位，将沙袋垫于患侧臀下，这样可以使下肢内旋，很好地显露腓骨和外踝。向对侧倾斜手术床亦有助于内旋下肢。在踝关节下方放置长枕或布巾卷，确保足跟不直接接触手术床，这样可以避免将距骨在踝穴内"被推向前方"。

触诊腓骨浅表部分和外踝，沿腓骨后缘做长10～15cm的切口，切口不要直接位于腓骨外侧。避免损伤小隐静脉、后方的腓肠神经和近端的腓浅神经，在此部位腓浅神经可能位于外侧筋膜室。

切开腓骨外侧的骨膜，必要时将其轻柔掀起。避免广泛剥离骨膜而损伤骨的血供（图 2-8A，图 2-8B）。如需要显露腓骨更近端部分，经腓骨长肌和腓骨短肌之间的间隙显露，并将腓骨肌向后方

牵拉。

4. 胫骨远端和踝关节前内侧入路

（1）适应证：该入路可显露踝关节的内侧、中间部分及胫骨内侧。该入路的远端部分可用于清理前内侧踝关节撞击的内侧沟、复位某些合并关节面压缩的内踝骨折、进行微创踝关节融合术。

（2）技术：协助患者取仰卧位，触摸并标记胫骨前嵴和内踝。切口起自胫骨前嵴外侧 1cm，沿胫骨前肌走行至踝关节，随后沿内侧弧行切至内踝尖的远端（图 2-9A，图 2-9B）。在切口远端部分保护皮下的隐神经和大隐静脉。

切开皮肤后确认胫骨前肌，随后进行全层切开至骨，切口位于胫前肌腱内侧，但不要破坏其腱旁组织。完整掀起前内侧皮肤、皮下组织及骨膜作为全厚皮瓣。前筋膜室肌肉拉向外侧可有限显露胫骨远端外侧部（图 2-9C，图 2-9D）。沿骨折线或内踝外侧切开关节囊可显露关节间隙（图 2-9E）。

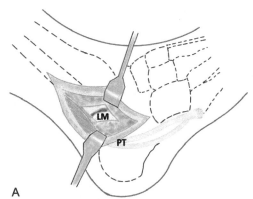
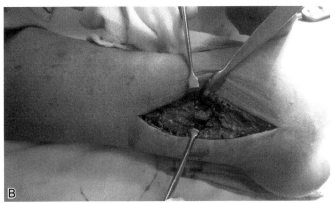

图 2-8　**腓骨外侧入路**
LM. 外踝；PT. 腓骨肌腱

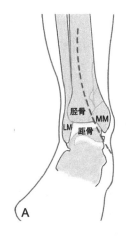
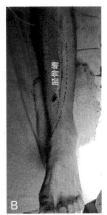
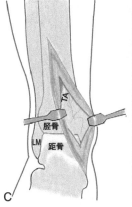
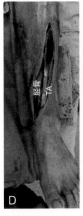
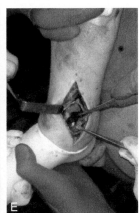

图 2-9　**胫骨远端和踝关节前内侧入路**
LM. 外踝；MM. 内踝；TA. 胫骨前肌

5. 踝关节后外侧入路

（1）适应证：该入路可用于固定后踝及放置腓骨后侧钢板。

（2）技术：后外侧入路可在侧卧位、俯卧位或可复性体位（漂浮侧位）下完成。触摸和标记腓骨后缘和跟腱。于腓骨后缘和跟腱外缘之间纵行切开皮肤，向远端延伸至外踝下方（图 2-10A）。避免损伤腓肠神经和小隐静脉（图 2-10B）。切开腓骨肌腱表面筋膜，将腓骨肌牵拉至外侧（图 2-10C）。再经腓骨肌腱的内侧和踇长屈肌的外侧间隙进入。将踇长屈肌从腓骨后侧、骨间膜和胫骨后侧剥离（图 2-10D ～图 2-10F）。仔细牵拉踇长屈肌，避免损伤其内侧的胫神经和胫后动脉。骨膜和下胫腓后韧带通常连接后踝骨折块。在其近端切开骨膜显露骨折断端并复位。

6. 踝关节后内侧入路

（1）适应证：该入路可用于处理延伸至内侧的后踝骨折和累及后侧的内踝骨折。特定手术中该入路还可用于胫骨后肌重建。

（2）技术：协助患者取仰卧位（对侧臀下放置沙袋使患侧下肢外旋）或俯卧位。触摸并标记跟腱、胫骨后内缘和内踝。切口位于后方的跟腱和前方的胫骨后内缘之间，近端沿胫后肌腱走行并延长，恰好位于胫骨后内缘的后方（图 2-11A，图 2-11B）。

向下切开皮下脂肪，显露屈肌支持带，仔细切开，显露胫骨后肌、趾长屈肌、胫后神经血管束和踇长屈肌（图 2-11C）。为显露后内侧骨块，切开近端深筋膜，保护神经血管束。

深部的显露应根据主要骨折块的位置决定，可以通过胫骨后缘与胫骨后肌之间或胫骨后肌与趾长屈肌之间显露，或同时将胫骨后肌和趾长屈肌拉向前侧（图 2-11D ～图 2-11F），以便直接显露神经血管束。胫后肌腱位于纤维软骨层表面，可能需要锐性切开以显露后内侧骨折块。锐性切开后踝关节囊，显露骨折。轻柔牵拉神经血管束。间断松开牵开器有助于避免神经血管损伤。

7. 踝关节经腓骨入路

（1）适应证：此入路可用于踝关节融合术和胫-距-跟融合术。

（2）技术：沿腓骨后缘切开，延长至腓骨尖，随后弧形向前指向第 4 跖骨基底（图 2-12A）。如果遇到腓浅神经分支，则予以保护。锐性切开至骨，剥离下胫腓前韧带、跟腓韧带、距腓前韧带和止于外踝的骨间韧带（图 2-12B）。透视下在踝关节近端 2cm 处使用摆锯或骨凿进行腓骨斜行截骨（图 2-12C）。需要显露距下关节时，将趾短伸肌从跟骨剥离掀起（图 2-12G）。向后旋转截断的腓骨，剥离附着在腓骨上的软组织后去除远端腓骨，并可将其用作移植物（图 2-12D，图 2-12E）。这样就可以同时显露踝关节和距下关节。为充分显露这两个关节，可使用牵开器或椎板撑开器。另一种方式为不切除远端腓骨，而是保留腓骨后外侧软组织，将腓骨远端向后旋转，并用摆锯去除其内侧 1/3，显露腓骨的骨松质（图 2-12F）。旋转的部分在其近端轻微短缩后可以用作血管化的骨移植物，覆盖在骨融合处。切除的内侧 1/3 腓骨可用于植骨。

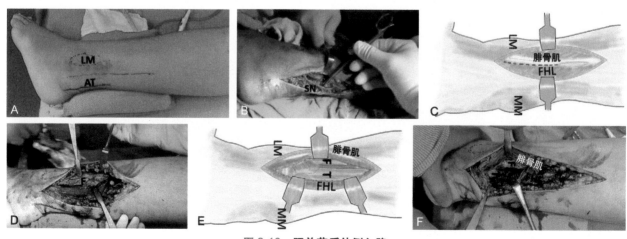

图 2-10　踝关节后外侧入路

AT. 跟腱；F. 腓骨；FHL. 踇长屈肌；LM. 外踝；MM. 内踝；SN. 腓肠神经；T. 胫骨

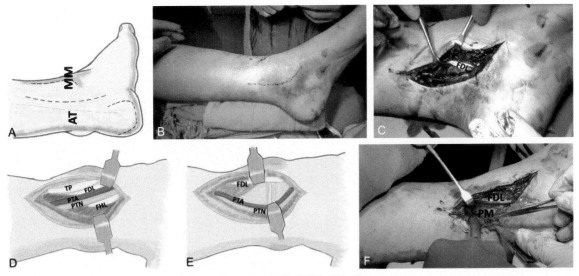

图 2-11　踝关节后内侧入路

AT. 跟腱；FDL. 趾长屈肌；FHL. 蹈长屈肌；MM. 内踝；PM. 后踝；PTA. 胫后动脉；PTN. 胫神经；TP. 胫骨后肌

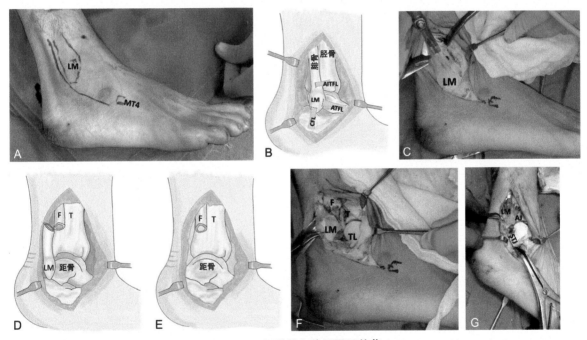

图 2-12　经腓骨入路显露踝关节

AITFL. 下胫腓前韧带；AJ. 踝关节；ATFL. 距腓前韧带；CFL. 跟腓韧带；F. 腓骨；LM. 外踝；STJ. 距下关节（译者注：原文为 ST）；T. 胫骨；TL. 距骨；MT. 距骨

8. 距骨入路

（1）适应证：距骨前内侧和前外侧入路是处理距骨头、颈骨折和距舟关节融合的常用入路。

（2）距骨前内侧入路的技术：触摸并标记内踝、胫骨前肌和足舟骨结节。切口位于胫骨前、后肌腱之间，起于距舟关节远端，向近端延长至内踝近端 1～2cm 处（图 2-13A）。在切口近端保护大隐静脉和隐神经，确定胫骨前肌并保护其腱鞘。

在距骨颈上方直接切开关节囊，将关节囊组织瓣从胫骨前内侧面掀起至距舟关节，有助于显露距骨颈（图 2-13B，图 2-13C）。避免剥离距骨颈下方组织，保护下方血供。

将前内侧入路向近端延长显露内踝，大多数距骨体骨折可经内踝截骨获得充分显露和固定。显露胫后肌腱，在截骨过程中用牵开器予以保护（图 2-13D）。在透视下经踝关节内侧角斜行截骨

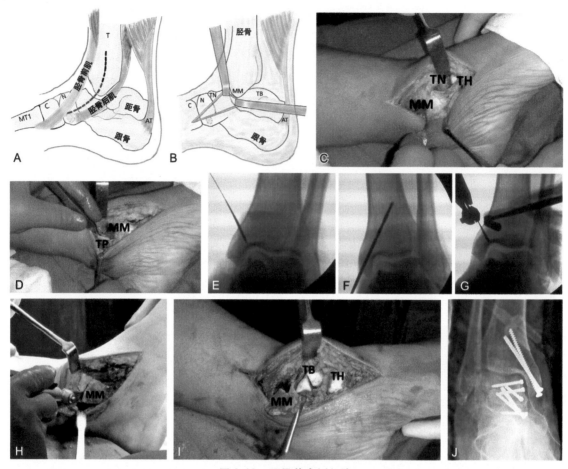

图 2-13　距骨前内侧入路

AT. 跟腱；C. 内侧楔骨；MM. 内踝；N. 足舟骨；T. 胫骨；TB. 距骨体；TH. 距骨头；TN. 距骨颈；TP. 胫骨后肌；MT. 距骨

（图 2-13E）。截骨前垂直于计划截骨线预钻出用于螺钉固定内踝的孔（图 2-13F）。透视下截骨，显露踝关节内侧（图 2-13G，图 2-13H）。向远端掀开内踝，注意避免损伤三角韧带（图 2-13I）。完成距骨骨折复位固定后，于内踝截骨处应用 2 枚螺钉固定（图 2-13J）。

（3）距骨前外侧入路的技术：前外侧入路起自踝关节下胫腓联合前方，向远端延长指向第 4 跖骨基底。浅层分离时注意保护足背中间皮神经的外侧分支。经趾长伸肌和第 3 腓骨肌之间显露深部。在距骨颈外侧锐性切开关节囊，显露骨折端。显露距骨外侧和距下关节时需要注意避免损伤跗骨窦血管（图 2-14）。

9. 外侧扩大入路

（1）适应证：外侧扩大入路可用于移位的跟骨关节内骨折的切开复位内固定和关节融合术，或跟骨骨折畸形愈合的截骨矫形、关节融合术。该入路可显露跟骨外侧壁、跟骨结节、跟骨后侧

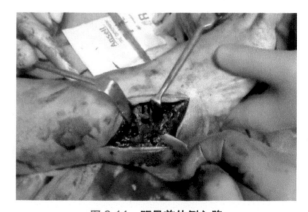

图 2-14　距骨前外侧入路

C. 跟骨；TB. 距骨体；TN. 距骨颈

和中间关节面及跟骰关节。

（2）技术：等待软组织水肿及水疱消退，出现皮肤褶皱对该入路十分关键。协助患者取侧卧位，伤侧后足下方放置沙袋有助于术中透视和切口显露。

切口的标记为腓骨远端后缘、跟腱外缘和第

5 跖骨基底（图 2-15A）。

切口起自跟骨结节近端 3 ～ 4cm、跟腱前侧 1cm。切口向下延长至足背和足底皮肤交界处，平滑地转向前至跟骰关节和第 5 跖骨基底（图 2-15A）。重要的是皮肤切口应形成 100° ～ 110° 开角，避免损伤腓动脉而导致皮肤坏死。在切口远端，将切口弧向上方可显露跟骰关节。

在切口中 1/3 处（拐角处），应"一刀至骨"，避免损伤皮肤（图 2-15A，绿色部分）。应用手术刀锐性分离，形成骨膜下全厚皮瓣（图 2-15B）。在此过程中，手术医师应避免使用牵开器，采用"非接触技术"牵开，可最大程度减小对组织瓣的损伤。在切口远端和近端 1/3 处，切开皮肤后轻柔分离。如果在切口的远近端未见腓肠神经，切开皮下脂肪和深筋膜，即可完成全厚切口。切口远端

筋膜覆盖于小趾展肌，经其表面剥离避免切断其肌腹。

确认腓骨肌腱，并将其从腓骨肌结节处游离，避免肌腱劈裂（图 2-15C）。使用骨膜剥离子将腓骨肌腱从跟骨前侧剥离，连同腱鞘一起向前上方牵引。随后确认跟腓韧带，并将其从跟骨上剥离。通过跟骨前侧分离并松解分歧韧带，可显露跟骨前侧。

跟骨外侧壁全部显露后，将一枚克氏针在距骨外侧突水平钻入距骨颈，将另一枚克氏针钻入骰骨，从而牵开皮瓣。必要时在腓骨置入另外一枚克氏针，将腓骨肌腱牵至术野外。在距骨体置入克氏针可显露距骨后关节面的后角处（图 2-15D）。该入路可显露跟骨外侧壁、跟骨结节、跟骨中间和后关节面及跟骰关节。

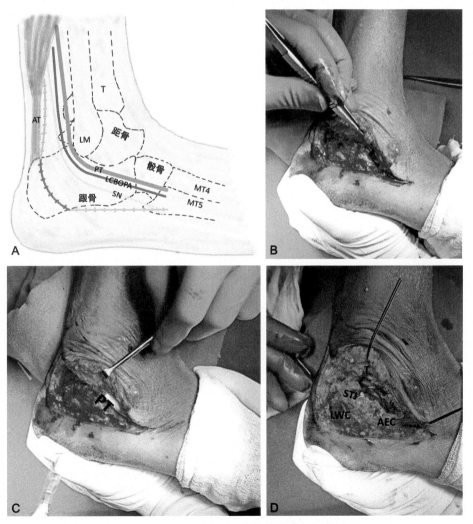

图 2-15　外侧扩大入路

AEC. 跟骨前侧；AT. 跟腱；LCBOPA. 腓动脉跟骨外侧支；LM. 外踝；LWC. 跟骨外侧壁；MT. 距骨；PT. 腓骨肌腱；SN. 腓肠神经；STJ. 距下关节；T. 胫骨

10. 跗骨窦入路和距下及跟骰关节的外侧入路

(1) 适应证：跗骨窦入路可用于跟骨骨折的微创固定和距下关节融合术。向远端延长可用于同时融合距下关节和跟骰关节。

(2) 技术：协助患者取侧卧位，足下放置小沙袋。标记腓骨尖和第4跖骨基底，在腓骨尖正下方经跗骨窦指向第4跖骨基底（图2-16A）做一3cm切口。向骰骨延长切口，可显露跟骨前端及跟骰关节，用于固定累及跟骨前结节的骨折，或同时融合距下关节和跟骰关节（图2-16F）。在切口远端避免损伤腓肠神经外侧皮支和腓骨长短肌腱。如果水肿导致体表标记显示不清，则可在计划切口处放置金属线，透视下标记切口位置。

采取钝性分离，以避免存在解剖变异时损伤腓肠神经和腓浅神经分支。通常在该入路很少有上述神经走行。在下后方确认腓骨肌腱（图2-16B，图2-16C），由于骨折导致跟骨增宽，腓骨肌腱可能上移。切开覆盖在腓骨肌腱表面的支持带，保护腓骨肌腱鞘，并将其向下牵引。在切口的前部，骨膜下剥离趾短伸肌肌腹，显露跟骨前端和跟骰关节（图2-16D，图2-16E）。然后于骨膜下轻柔剥离跟骨外侧壁。

将沙袋向近端朝向踝关节轻微移动，使足下垂内翻而显露距下关节。完成显露后，通过该入路可以容易地观察距下关节的前、中、后关节面及跟骨前结节、跟骰关节和部分跟骨外侧壁（图2-16F）。

11. 跗跖关节入路

(1) 适应证：此入路可用于Lisfranc骨折脱位的切开复位内固定和跗跖关节融合。

(2) 技术：对于急性损伤，关键是要确保软组织在初始损伤之后得到了恢复，肿胀消退。需要2个切口显露全部跗跖关节时，皮桥宽度至少4cm。协助患者取仰卧位。背内侧切口位于第1跖列、第2跖列之间（图2-17A，标记为绿色，图2-17B）。切口应足够长，以显露近端的楔间关节，远端延长至第1跗跖关节、第2跗跖关节以远至少2～3cm处。仔细确认并保护腓浅神经的感觉支，该神经分支在切口近端跨过跛长伸肌。确认跛长伸肌、跛短伸肌及包括足背动脉静脉和腓深神经在内的神经血管束（图2-17C）。游离神经血管束后将其拉向外侧加以保护。在跛长伸肌、跛短伸肌之间锐性切开皮下软组织直至骨。向内外侧掀开骨膜下筋膜瓣以显露第1跗跖关节、第2跗跖关节（图2-17D）。背外侧切口位于第4跖骨上方，有助于显露第2跗跖关节的外侧面及第3～5跗跖关节。将伸肌总腱向内侧游离，沿趾短伸肌肌纤维走行劈开肌腹，显露受累关节（图2-17E～图2-17G）。

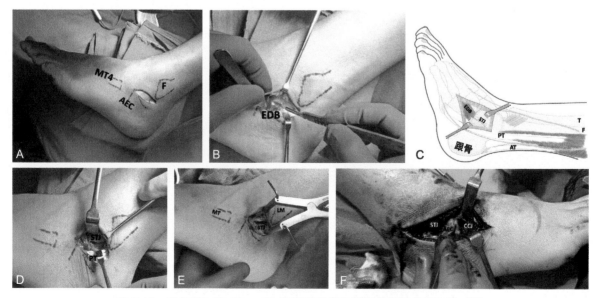

图2-16　跗骨窦入路（A～E）及距下关节和跟骰关节的外侧入路（F）

AEC. 跟骨前端；AT. 跟腱；CCJ. 跟骰关节；EDB. 趾短伸肌；LM. 外踝；MT4. 第4跖骨；PT. 腓骨肌腱；STJ. 距下关节；F. 腓骨；T. 胫骨

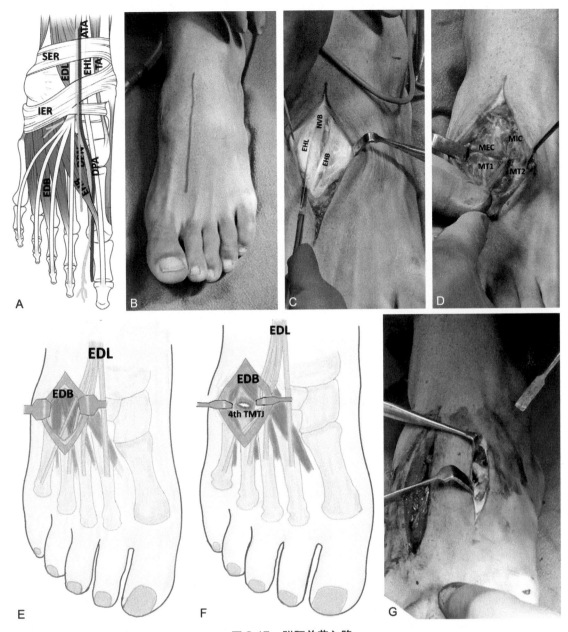

图 2-17　跗跖关节入路

ATA. 胫前动脉；DPA. 足背动脉；DPN. 腓深神经；EDB. 趾短伸肌；EDL. 趾长伸肌；EHB. 姆短伸肌；EHL. 姆长伸肌；IER. 伸肌下支持带；MEC. 内侧楔骨；MIC. 中间楔骨；MT. 跖骨；NVB. 神经血管束；SER. 伸肌上支持带；TA. 胫骨前肌；4th TMTJ. 第 4 跗跖关节

　　12. 姆外翻远端软组织松解入路　①适应证：姆外翻软组织松解。②技术：在第 1 趾蹼处做 2 ～ 3cm 纵行切口，向深部钝性分离，显露姆收肌及其肌腱（图 2-18A）。在中线处分离软组织，保护腓深神经浅支，该神经分支通常位于趾蹼的任意一边。

　　从腓侧籽骨的外侧面及近节趾骨基底松解姆收肌止点。自跖骨头外侧结节至腓侧籽骨外缘由近向远锐性松解外侧籽骨悬韧带（图 2-18B）。

向内侧施加轻柔外力，将姆趾内翻，完成外侧松解。

　　近年来，出现了姆外翻单切口手术。通过内侧切口可以完成外侧软组织松解，此时需要将姆长伸肌腱牵拉至内侧，松解跖骨头和腓侧籽骨之间的悬韧带。

　　13. 姆外翻内侧入路　①适应证：第一跖骨远端截骨术。②技术：通过内侧纵行切口可显露第 1 跖骨，切口始于内侧突起的近端 1cm，延长

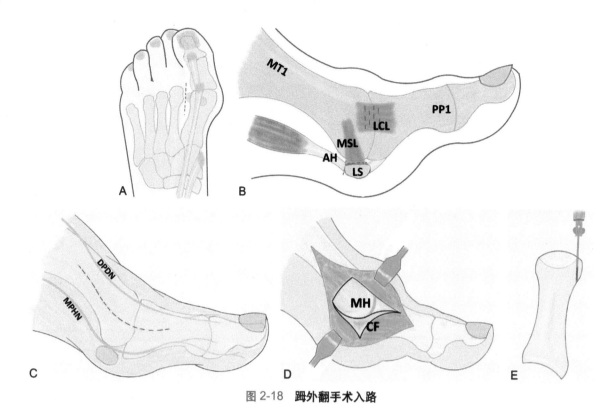

图 2-18 踇外翻手术入路

AH. 踇收肌；CF. 关节囊瓣；DPDN. 趾背固有神经；LCL. 外侧副韧带；LS. 腓侧籽骨；MH. 跖骨头；MPHN. 踇内侧足底神经；MSL. 跖 - 籽骨悬韧带；MT1. 第 1 跖骨；PP1. 踇趾近节趾骨

至近节趾骨基底内侧（图 2-18C）。在关节囊处掀起足背足底皮瓣，保护关节囊及足背内侧皮神经。"T"形、"L"形或纵行切开跖趾关节囊，掀开全厚关节囊瓣，显露内侧突起（图 2-18D），切除矢状沟内侧 1mm 的增生组织（图 2-18E）。足底关节囊松解不要超过跖骨头，因为过度剥离可能损伤跖骨头血供。

14. Morton 神经瘤切除入路 ①适应证：Morton 神经瘤切除。②技术：触摸 2 个邻近足趾的跖趾关节。在趾蹼中线做背侧纵行切口，起自趾蹼间隙远端，向近端延长至跖骨颈水平，避免损伤趾背侧神经（图 2-19A）。在 2 个邻近跖骨头间置入板式撑开器。用手指按压足底，由近及远直至跖骨头，有助于辨认神经瘤。在跖骨间韧带下方用剥离器保护其下方结构，随后劈开韧带（图 2-19B）。劈开跖骨间深横韧带可以显露神经血管束，并剥离趾总神经。轻柔牵拉趾总神经及其两个终末分支，确认并首先切断两个分支，随后在张力下切断近端神经干（以便近侧残端回缩）。

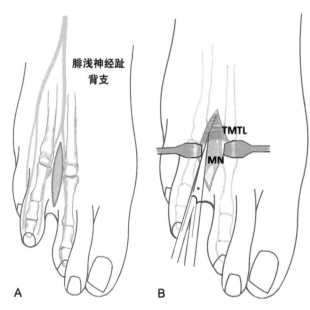

图 2-19 切除 Morton 神经瘤的背侧入路

MN. Morton 神经瘤；TMTL. 跖骨间横韧带

要点

- 足踝部软组织较少，肿胀消退和水疱愈合对任何急性骨折的切开手术都十分重要。
- 姆长伸肌是足踝部背侧入路的重要体表标记。了解其与神经血管束的关系（如胫前动脉和近端腓深神经，足背动脉和远端腓深神经）对避免这些组织医源性损伤十分关键。
- 理解后侧筋膜室肌肉和胫后神经血管结构的解剖位置对踝关节后内侧入路十分重要。从前内侧向后外侧的顺序分别为胫骨后肌、趾长屈肌、胫后动静脉、胫神经和姆长屈肌。

- 跟骨外侧扩大入路的切口成角不应小于 90°，在切口中央 1/3 或切口拐角处直切至骨，应用手术刀锐性分离，掀起全厚骨膜下皮瓣。
- 踝关节外侧和后外侧入路可能损伤腓浅神经及其分支或腓肠神经。理解这些皮神经的解剖至关重要。

（徐桂军　王　楠　译）

（刘　林　王　杰　赵嘉国　校）

（张建中　审）

第 3 章　足和踝关节生物力学

Sheraz S. Malik，Shahbaz S. Malik

一、引言

足被描述为身体和地面之间的"根"。它提供了一个支撑基础，在下肢和地面之间传递负荷，发挥减震功能，适应不平坦的表面，为运动提供牵引力，并为推进提供杠杆。本章概述足部和踝关节的生物力学，作为治疗足踝部疾病的基础。本章主要分为 3 个部分：①踝关节生物力学；②前、中足生物力学；③步态周期。

人体运动的 3 个基本平面是矢状面、冠状面和横断面，每个平面都围绕垂直于该平面的轴旋转。矢状面上的屈伸运动围绕内外侧轴进行，冠状面上的外展 - 内收围绕前后轴进行，横断面的内旋 - 外旋围绕纵轴进行。对于足而言，矢状面旋转称为背伸 - 跖屈，冠状面旋转称为内翻 - 外翻，横断面旋转称为外展 - 内收。因为足与小腿成 90°，足部冠状面和横断面的运动不同于其他肢体。通常用标准术语描述后足运动，用习惯性的术语描述前足运动（图 3-1）。

足部关节的机械轴与 3 个基本平面并非完全一致，而是同时穿过所有 3 个平面。1 个关节运动轴从 1 个平面偏离越多，另外 2 个平面的旋转就越大。当关节轴在所有 3 个平面上都倾斜时，由此产生的三平面运动即旋前 - 旋后运动是在 3 个基本平面上的 3 种旋转运动的组合。旋后包括内翻、内收和跖屈，而旋前包括外翻、外展和背伸。

二、踝关节生物力学

踝关节复合体包括 3 个关节，即胫距关节（踝关节）、距下关节和跗横关节。

1. 胫距关节　踝关节在功能上是一个简单的铰链结构，由胫骨远端关节面、距骨及内外踝组成。距骨的形状像一个截头圆锥体——截锥体，顶点指向内侧（图 3-2）。关节的承重部位是胫距关节。实验研究表明，距骨穹顶、内侧关节面和外侧关节面（腓骨界面）分别传递了高达 90%、22% 和 18% 的载荷。内侧和外侧关节在背伸联合内翻和外翻时增加了接触面积，承担的负载更大。

平面	矢状面	冠状面	横断面
旋转轴	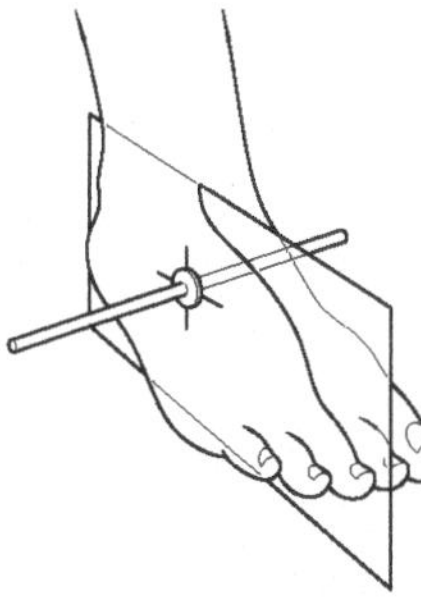	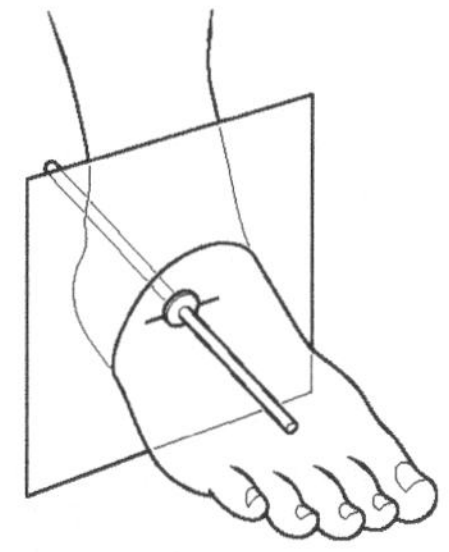	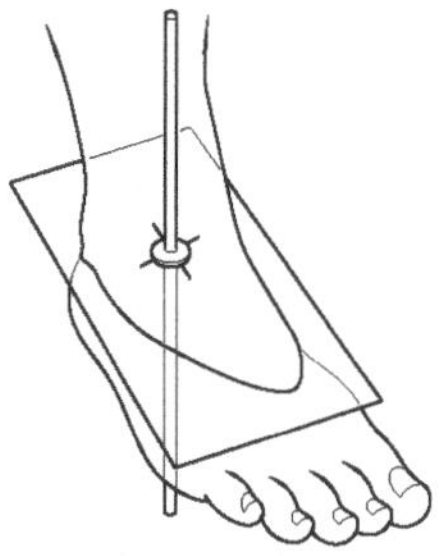
踝运动	背伸 - 跖屈	外展 - 内收	内旋 - 外旋
足运动	背伸 - 跖屈	内翻 - 外翻	外展 - 内收

图 3-1　踝和足运动平面及轴

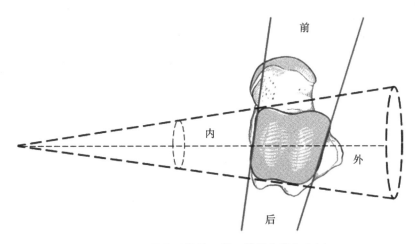

图 3-2　距骨是圆锥的一段，其顶点指向内侧

胫骨远端（和腓骨）相对于胫骨平台生理性向外扭转，即踝关节轴相对于膝关节轴向外旋转 20°～25°，但足相对于踝关节轻微内旋。外踝位置偏后也是胫骨向外扭转的结果。踝关节轴在冠状面向外倾斜 14°，在横断面倾斜 6°（图 3-3）。Inman 描述该轴恰好通过内外踝的远端。关节运动主要包括背伸和跖屈。踝关节的正常活动范围为背伸 10°～20°，跖屈 25°～30°，但通常正常活动只需要背伸 10° 和跖屈 20°。轴的内翻倾斜导致距骨也在冠状面发生旋转，背伸产生 10° 外旋，跖屈产生的内旋可达 7°。因此，在非负重时，踝背伸导致前足外展；踝跖屈导致前足内收。当足固定在地面时，背伸导致胫骨内旋，而跖屈导致胫骨外旋。

关节的稳定性由匹配的关节面、关节囊和韧带维持。距骨前部比后部宽 4.2mm，在背伸时，踝关节处于一个最稳定的闭合锁定位置。韧带在跖屈和踝关节未负荷时具有至关重要的支撑作用。外侧韧带复合体提供外侧稳定性，对抗距骨前移、内翻和内旋。距腓前韧带、跟腓韧带和距腓后韧带的抗拉强度分别为 139N、346N 和 261N。距腓前韧带是最薄弱和最易被损伤的踝关节韧带。内侧的稳定性由三角韧带浅层和深层提供，其可以对抗外翻和外旋的应力。三角韧带深层的抗拉强度为 714N，此韧带是踝关节韧带中发生完全断裂概率最低的韧带。下胫腓联合韧带维持了胫骨远端和腓骨间的稳定性，并支持腓骨远端负重。

踝关节动力学：采用踝关节静态受力示意图评估单腿足尖站立时踝关节的受力情况（图 3-4）。这是一种经典的双杠杆系统，有 3 个同平面的力作用于足部。

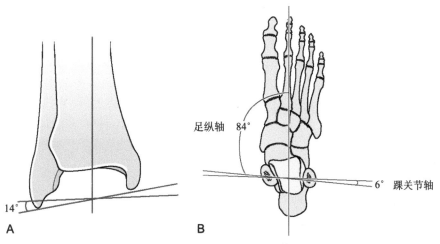

图 3-3　踝关节轴的冠状面（A）和横断面（B）
足相对于踝关节轻微内旋

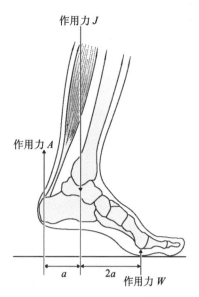

图 3-4　踝的受力示意图

牛顿第一定律和平衡条件决定了作用力 A 和作用力 J 的大小。作用力 W 的力臂约是作用力 A 的力臂的 2 倍，因此，作用力 $A \approx 2W$。作用力 W 和作用力 A 向上作用时，作用力 J 大小相等，方向相反。因此，$J \approx -3W$，即胫距关节反作用力为体重的 3 倍，向下作用于距骨穹顶（作用力 W = 地面反作用力，作用力 A = 通过跟腱的肌肉收缩力；作用力 J = 关节反作用力）

（1）地面反作用力（W）：该力垂直向上作用于距骨头，其大小等于体重。

（2）通过跟腱的肌肉收缩力（A）：该力通过跟腱在跟骨止点处发挥作用，为垂直向上的作用力（如果膝关节弯曲，力的方向会与垂直方向成一定角度），其大小未知。跟骨延伸至踝关节后方，就像跟腱的杠杆臂，因此作用力 A 在踝关节旋转中心较近的距离发挥作用。

（3）关节反作用力（J）：是胫骨作用于距骨穹顶的力，垂直向下，大小未知。

动力学分析表明，正常行走支撑相，踝关节承受的力约为体重的 5 倍，而在跑步时承受的力高达体重的 13 倍。

2. 距下关节　为包含 3 个关节面的单轴关节，由距骨、跟骨和足舟骨间的关节组成。距下关节是踝部所有关节中表面积最大的关节。距跟后关节位于距骨和跟骨后关节面之间，约占距下关节总表面积的 70%；位于前方的距跟舟关节占剩余30% 表面积。距跟舟关节位于距骨头、跟骨前中关节面、足舟骨及弹簧韧带复合体之间。距下前、后两个关节作为整体进行运动，有共同的旋转轴。

Manter 认为距下关节轴从后下向前上倾 42°，并相对足纵轴内倾 16°（图 3-5）。该轴 42° 的倾角造成冠状面的内翻 - 外翻分量运动和横断面的外展 - 内收分量运动。距下关节正常可内翻 20°，外翻 5°。在临床上，通过测量跟骨相对于下肢纵轴的内翻和外翻程度评估距下关节的活动度。正常的运动需要跟骨内翻和外翻平均最少 5°。轴的 16° 内倾在矢状面上造成很小的背伸和跖屈运动。所有三个分量运动同时发生于垂直于各自轴的平面上，由此产生的三平面运动称为旋前和旋后。然而，在临床上只能测量距下关节旋前旋后时的内翻 - 外翻分量。

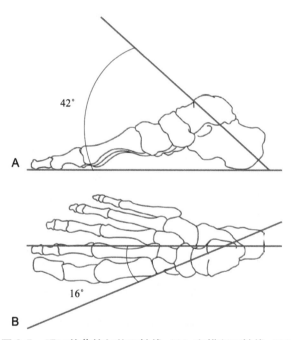

图 3-5　距下关节的矢状面轴线（A）和横断面轴线（B）

距下关节起到扭矩转换器或斜接铰链的作用，使围绕胫骨纵轴的旋转转化为跟骨的内翻和外翻（图 3-6）。由于矢状面的关节轴呈 42° 倾斜，胫骨旋转 1° 可使距下关节水平旋转 1°。胫骨外旋导致距下关节旋后，胫骨内旋导致距下关节（足）旋前，即胫骨和距下关节旋转方向相反。胫距关节和距下关节的活动组合提供了所有 3 个平面的运动自由度，两个关节的协调功能被比作一个万向关节。

距下关节的周围支持韧带包括胫距关节外侧韧带复合体和三角韧带，以及跗骨窦韧带。颈韧带是稳定距下关节的最强韧带。它位于跗骨窦前侧，

连接距骨颈和跟骨颈，并因此而得名。Kapandji
则认为距跟骨间韧带是距跟关节最重要的韧带。
它由两条厚束带组成，位于跗骨窦中央，限制距
下关节外翻。

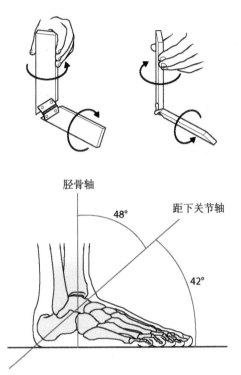

图 3-6　斜接铰链是指铰链两侧均为 45° 斜角，两平面为
90° 夹角。由于关节轴的倾斜，垂直部分的旋转被平移到
水平部分，反之亦然。距下关节的功能类似于斜接铰链

　　3. 跗横关节（Chopart 关节）　　将后足与中足
分开，由 2 个关节组成，即距舟关节（距 - 跟 - 舟
复合体的一部分）和跟骰关节。距舟关节是一个
球窝关节（足臼），比鞍形的跟骰关节有更大的活
动范围。2 个关节都朝向垂直平面，它们的运动
与踝关节和距下关节的运动高度耦合。然而，与
踝关节和距下关节不同的是，跗横关节在 3 个平
面上都有相当大的活动度，并且有 2 个运动轴。

　　跗横关节有纵轴和斜轴（图 3-7）。纵轴与距
下关节轴的纵向分量相似。内翻 - 外翻和内收 - 外
展可围绕此轴活动，主要发生于距舟关节。斜轴
接近于胫距关节轴，屈伸运动主要围绕此轴进行。
因此，跗横关节的作用是增大胫距关节和距下关
节的活动度，这些关节活动的损失可以通过跗横
关节活动得到补偿，至少是部分补偿。它也可以
作为后足和中足之间的分界，允许后足旋转的同
时中足和前足保持静止，反之亦然。

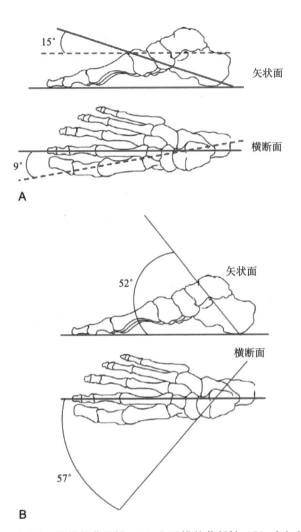

图 3-7　跗横关节纵轴（A）和跗横关节斜轴（B）在矢状
面和横断面的方向

　　Astion 等发现距舟关节是距下关节、距舟关
节及跟骰关节复合体的关键。在他们的尸体研究
中，距舟关节的融合使其他关节的活动度限制在
正常值的 8% 以内。与之相反，跟骰关节融合可
使距舟关节活动度减少至正常值的 67%，但对距
下关节活动影响不大；距下关节融合可使跟骰关
节活动度维持 56%，距舟关节运动度维持 46%。
距舟关节的下方由弹簧韧带（跟舟足底韧带）支
撑，内侧由三角韧带支撑，外侧由分歧韧带支撑。
跟骰关节的稳定性则由以下 3 个方面提供：下方
的跟短韧带和跟长韧带、外侧的分歧韧带外侧束、
背部的跟骰背侧韧带。

　　跗横关节通过改变距舟关节和跟骰关节在冠
状面上的匹配程度实现其"解锁"或"锁定"中
足的功能。"解锁"中足使之成为一个柔软的弹
性结构吸收能量；"锁定"中足使之成为一个刚性

杠杆结构，在行走中传递力量。Elftman 发现当跟骨外翻时，距舟关节与跟骰关节平行，跗横关节可自由运动，以适应各种地形。当跟骨内翻时，两关节线交叉，跗横关节运动受限，中足变得僵硬，给纵弓提供了更多的稳定性（图 3-8）。

胫后肌腱是足趾离地推进时足跟抬起的关键。胫后肌腱广泛附着于足舟骨、跗骨及距骨上，可以使足舟骨在距骨头上发生内旋，从而使跗横关节内收，足跟内翻。因此，胫后肌腱有上抬足跟的作用，使后足处于内翻位，然后强大的跟腱发挥作用使足跟保持内翻位。胫后肌腱功能障碍时，足在负重时处于过度旋前的位置，导致成人获得性平足畸形。胫后肌腱失去功能时，内侧纵弓的支撑结构受到的应力增加。弹簧韧带断裂和距舟关节失效导致纵弓塌陷，前足通过跗横关节逐渐外展，距下关节逐渐出现外翻畸形。

三、中足和前足生物力学

后足由几个表面积较大的主要关节组成，而中足和前足则由多个相对小的关节组成。

1. 中足　是后足和前足之间的重要桥梁，提供了能量吸收的弹性和推进时的稳定性。中足包括跗骨间关节和跗跖关节（Lisfranc 关节）。跗骨（足舟骨、3 个楔骨及骰骨）形成中足横弓，并支撑足的内侧纵弓和外侧纵弓。这 3 个足弓可以使足承载相当大的负荷，同时适应不平坦的平面。

跗骨间关节包括舟骰关节、3 个楔舟关节、楔间关节及楔骰关节，受纵向、横向背侧和更强的足底韧带的支持，其活动范围受限。所有跗骨间关节的联合滑动（即平移）活动范围为背伸不足 10° 到跖屈约 15°，这使横弓可以随后足的旋后而抬高，后足旋前时横弓变扁平。

跗跖关节复合体由 3 块楔骨和骰骨的远端关节面与 5 个跖骨的基底组成。由于罗马拱门的构型和强大的韧带支持，跗跖关节具有天然的稳定性。因此，在这些关节处只有很小的滑动。

跖列一词用来描述每个跖骨的功能（运动）单位。内侧 3 个跖列由跖骨和它对应的楔骨组成，第 4 跖列和第 5 跖列由跖骨单独组成，共同与骰骨相连。第 2 跖骨最长并嵌入足中部，形成了最稳定的关节，被认为是横弓的基石。Lisfranc 韧带位于内侧楔骨与第 2 跖骨基底部之间。它是所有韧带中最大、最强的韧带，也是整个关节复合体的关键稳定结构。第 4 跖列和第 5 跖列最灵活，其次是第 1 跖列，然后是第 3 跖列，第 2 跖列最僵硬。第 2 跖列的刚性可以在推进时发挥杠杆作用。

跗跖关节协助跗横关节在负重时转动前足（跖骨）。当距下关节和跗横关节旋后时，前足倾向内侧离地并向外侧施压。控制第 1 跖列的肌肉跖屈第 1 跖跗关节，保持与地面接触，而第 4 跖列和第 5 跖列由于地面的反作用力而被迫背伸，整个前足经历了"旋前扭转"。这就产生了从足内侧缘充分的推离作用。相反，当距下关节因负重明显旋前时，跗横关节旋后，从而保持足与地面接触。

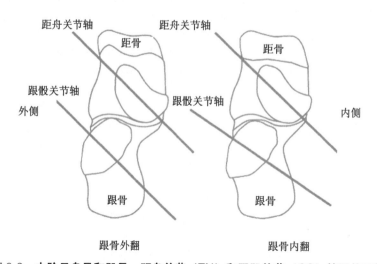

图 3-8　去除足舟骨和骰骨，距舟关节（TN）和跟骰关节（CC）的冠状面视图

当足跟外翻时，两个关节是平行的，允许跗横关节运动。当足跟内翻时，两个关节交叉，跗横关节锁定（距舟关节轴、跟骰关节轴显示两个关节在冠状面上的相对方位。这些不是运动轴，与跗横关节运动的纵轴和斜轴无关）

如果跗横关节旋后不充分，前足内侧压向地面，前足外侧倾向于向上抬起。第 1 跖列在地面反作用力下背伸，控制第 4 跖列和第 5 跖列的肌肉使跗跖关节跖屈，以保持前足外侧与地面接触。伴随的前足旋转称为跗跖关节"旋后扭转"。前足的旋前 - 旋后扭转机制赋予了足充分的灵活性，以适应多变的地形，并在跗横关节活动不足时发挥作用，使前足与后足适配。

2. 前足　包括跖趾关节和趾间关节。第 1 跖骨是所有跖骨中最宽和最短的，承担着足部 50%的负荷。第 2 跖骨通常是最长的，作为刚性第 2 跖列的一部分，承受高应力，因此应力性骨折更常见于这一跖骨。

跖趾关节由凸出的跖骨头和凹陷的近节趾骨基底构成。它们是双轴关节，允许背伸 - 跖屈及较小幅度的内收 - 外展。第 1 跖趾关节的活动范围最大，从背伸 85°到跖屈 30°。在正常步态下，足趾离地需要约 60°被动背伸。跖趾关节背伸时，随着跖骨头与近节趾骨的接触面向背侧移动，关节面的压力随之增加，这也是𧿹僵硬中背侧骨赘形成的原因。籽骨起着𧿹长屈肌滑车的作用，保护𧿹长屈肌腱免受负重的损伤。第 2 ～ 5 跖趾关节的活动范围为背伸 65°至跖屈 30°。

跖趾关节能够使足在负重行走时能围绕足趾上方旋转。跖骨弧形排列是穿过第 2 ～ 5 跖骨头的斜向轴线（图 3-9），跖趾关节围绕该轴进行背伸。因为与足纵轴垂直的轴会导致第 1 跖骨和其余跖骨承受的负荷不成比例，所以跖骨弧形排列可以使负荷均匀地分布于跖骨头和足趾上。跖骨弧形排列也有利于足趾离地时下肢发生外旋。跖趾关节的稳定结构主要包括跖板、副韧带、关节囊和跖骨深横韧带。

趾间关节是铰链关节，可进行单纯的屈伸运动；一般来说，屈曲大于伸展，近侧趾间关节的运动量略大于远侧趾间关节。在步态周期中，足趾的作用是使体重平稳地转移到另一侧肢体上，并通过站立时足趾抓地保持身体稳定。

3. 足弓　Kapandji 将足比作拱形结构，足底有 3 个足弓，即内侧弓、外侧弓和横弓。这些动态的足弓通过重新分配负荷并创造了刚柔并济的解剖基础为足部提供保护。足弓在出生时并不存在，随着负重增加而逐渐发育形成。内侧纵弓的

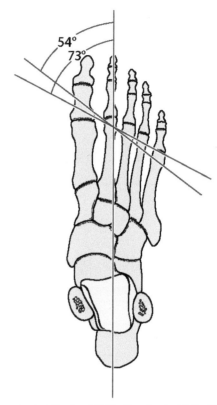

图 3-9　跖骨弧形排列是提踵和前足负重时经跖趾关节形成的铰链。跖趾关节围绕着穿过第 2 ～ 5 跖骨头的斜轴进行背伸。该轴在横断面与足的纵轴夹角为 54°～ 73°

骨性结构包括距骨、跟骨、足舟骨、楔骨（3 块）和内侧第 1 ～ 3 跖骨；外侧纵弓由跟骨、骰骨及外侧第 4、5 跖骨组成。横弓使足部呈现出拱形外观，在跗跖关节水平最容易观察到横弓。

内侧弓比外侧弓更高，更灵活，更有弹性，通常被认为是足纵弓。距骨位于"拱"的顶部，被认为是"拱顶"的基石。由身体转移到足的所有重量都必须经过距骨。纵弓在后足和前足之间传递负荷。跟骨和距骨头之间的组成部分通常并不直接将重量传导至地面。因此，纵弓可以被认为构成一根梁。在静态负重时，弯曲荷载被施加到纵弓上，在"梁"的背侧面产生压应力，在"梁"的跖侧面产生拉应力（图 3-10A）。

维持纵弓稳定的主要结构是骨间韧带和跖腱膜。跖腱膜起自跟骨结节内侧，并向远端穿过所有跖趾关节下方，止于近节趾骨基底。跖腱膜与骨骼连接形成一个三角形的连接棒和桁架以支撑足弓。在这种结构中，距骨和跟骨形成后支柱，跗骨和跖骨形成前支柱，足底跖腱膜连接前后支柱。

当足部承担身体负荷时，骨骼承受压应力，跖腱膜承受张力（图3-10B）。因此，对足弓造成损伤的弯曲力矩能够被最小化。

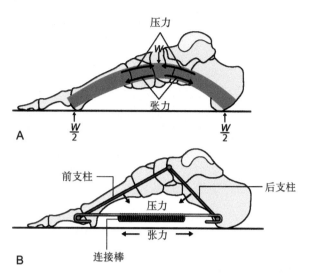

图 3-10　**纵弓的梁、桁架模型**
A.梁是支撑弯曲荷载的结构。B.纵弓可被认为起梁的作用。桁架是一种受约束的（刚性）框架，对抗施加的荷载。跖腱膜起着连接纵弓两端的缆绳作用。由于纵弓的两端无法分开，"拱"高在荷载下保持不变

从足跟抬高到足趾离地，跖腱膜是维持纵弓稳定最重要的结构。在步态中足跟抬高和跖趾关节伸展时，跖腱膜在距骨头附近被牵拉至远端而变得紧张。正如 Hicks 最先描述的那样，这种卷扬机机制缩短了桁架的"缆绳"，并将足跟和跖趾关节拉向一起。这抬高了纵弓、保持中足关节弯曲，从而发挥其刚性杠杆的作用（图3-11）。

四、步态周期

步态周期是一侧足跟着地至下一次同侧足跟着地的过程。该周期分为支撑相和摆动相，分别占步态周期的 62% 和 38%（译者注：因参考资料不同，全文数据有差异）。支撑相是一侧足从足跟着地到足趾离地的过程，摆动相是一侧足从足趾离地到同侧足跟再次着地的过程。

1.正常步态滚动　Perry 将支撑相分为 3 个滚动期。

（1）第一滚动期（足跟）：是一侧足跟着地到该侧足底完全接触地面的过程。在此期间，落地足准备接受负荷。它占步态周期的 15%（支撑相的 25%），并包括一段时间的双足站立。足跟着地

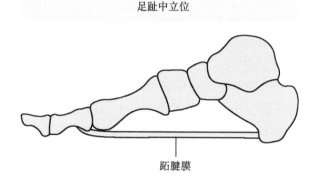

足趾中立位

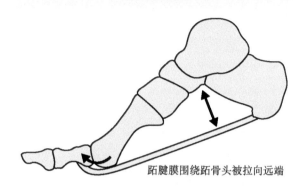

跖趾关节伸展

跖腱膜围绕跖骨头被拉向远端

图 3-11　**足趾离地时内侧纵弓高度增加不是肌肉运动的结果，而是通过卷扬机机制跖腱膜产生被动张力的结果**

时，地面反作用力作用于踝关节后方，使踝关节跖屈，直到全足着地。胫骨前肌和拇长伸肌（踝关节背伸肌）离心收缩，以减慢踝关节跖屈的速度，防止足部快速触击地面，减轻震荡。

胫骨和整个下肢在支撑相的前 1/3 发生内旋，后 2/3 发生外旋。第一滚动期内胫骨内旋产生距下关节旋前，即足跟外翻。在跗横关节处，距舟关节和跟骰关节平行，因此前足柔软，适应地面并吸收能量。

（2）第二滚动期（踝关节）：是全足接触地面到足跟离地的时段，稳固的足可以支撑下肢，身体的其他部分向前移动。它由单肢支撑相组成，约占步态周期的 25%（支撑相的 40%）。在地面反作用力（即体重）的作用下踝关节发生背伸，移动至前方。胫骨后肌、比目鱼肌和腓肠肌（踝关节跖屈肌）离心收缩以减慢踝关节背伸的速度。在支撑相中期，胫骨开始向外旋转。足跟在踝关节最大背伸前开始抬高。

（3）第三滚动期（前足）：该推进期从足跟离地持续至足趾离地，支撑足准备离开地面。该时

期占步态周期的 22%（支撑相的 35%），并包括一段时间的双下肢站立。由于跖屈肌向心收缩，踝关节迅速从背伸转变为跖屈，也就是说这是一个加速滚动阶段。

伴随胫骨外旋的是距下关节转化为旋后，即足跟内翻。距舟关节和跟骰关节轴线交叉，跗横关节被锁定。这为中足提供了稳定性，并将足转变为一个坚硬的杠杆，以便足趾蹬离。足跟离地后，足外侧从地面抬起，将体重负荷转移到前足内侧。足趾逐渐伸展并在足趾离地前达到最大幅度，卷扬机机制使跖腱膜紧张，为内侧纵弓提供稳定。

在摆动相早期，踝关节处于跖屈状态。在摆动相中期，踝关节转向背伸，在摆动相末期踝关节恢复为轻度跖屈，为足跟触地做准备。

在正常行走过程中，踝关节平均背伸和跖屈的角度分别是 10°和 14°。最大背伸发生于支撑相的 70% 时段，最大跖屈发生于足趾离地时。在足跟着地时距下关节旋后 12°；随后逐步过渡到旋前位，全足着地时距下关节旋前约 2°，再旋后移动，在足趾离地时达到最大旋后 6°。足的大部分横断面运动发生于支撑相的最后 20% 的时段，此时足部处于内收状态。

2. 足部动力学　足部力学研究表明，在足跟着地时地面反作用力的垂直分量可达到体重的 120%；然后在支撑相中期下降到体重的 80%；由于质心的加速，在足趾离地时反作用力再次上升并超过体重。静态负重时，足部载荷分布为足跟 60%、中足 8%、前足 28%、足趾 4%。纵弓的最高处（距舟关节和楔舟关节）承担了大部分通过跗骨关节的负荷。

在步态周期的支撑相，地面反作用力沿着足底持续向前推进。它最初位于足跟的中心，但迅速经中足到达前足。在前足，它在支撑相的前半段位于第 2 跖骨头下方，然后在足趾离地时向远端传递到蹬趾。在蹬外翻畸形和明显的跖骨痛患者中，压力中心仍然位于足后部，然后沿足中部迅速转移越过跖骨头。切除蹬趾的患者，压力中心沿一个更外侧的路径向远端传递。

要点

- 从足跟离地到足趾离地，踝关节的作用力几乎是体重的 5 倍。作用在踝关节上的负荷约 1/5 由腓骨承担，其余的力则通过胫骨。
- 跟骨通常是支撑相最先接触地面的骨，在负重时至足趾抬离地面前，跟骨的位置通常决定足部其他部分的功能。
- 距舟关节和距下关节的运动高度耦合。
- 距舟关节融合后，距下关节的活动度仅保留 8%；距下关节融合后，距舟关节的活动度可保留 46%。
- 胫距关节、距下关节或跗横关节活动丧失会增加其他关节的负荷，这是因为其他关节试图代偿丧失的活动度。因此，踝关节融合的患者不可避免地会出现后足关节炎。
- 第 1 跖骨承受足部约 50% 的负荷，其余的负荷分布于其他跖骨头。一般情况下应避免切除任何跖骨头。

（李瑞君　王　杰　译）
（徐桂军　牛庆飞　张明珠　赵嘉国　校）
（张建中　审）

第 4 章　足踝矫形器的原理

Nick Gallogly

一、引言

矫形器是一种以减轻病变组织负荷、防止畸形、减轻疼痛和改善活动度为目的的辅助医疗器材。矫形器通过向肢体施加应力实现治疗目的，因此应尽可能增加接触面积，以提高舒适度，并将皮肤所受压力降至最低。如果压力过高，并且分布不均，则会导致不适，最终患者会拒绝佩戴矫形器。矫形器的命名通常取决于其所跨越的关节，如功能性足矫形器（functional foot orthosis，FFO）、踝 - 足矫形器（ankle foot orthosis，AFO）和膝 - 踝 - 足矫形器（knee ankle foot orthosis，KAFO）等。

矫形器治疗作为足踝部疾病的非手术治疗手段被广泛认可。100 年来，矫形器设计的基本原理没有多大变化；然而，随着材料学和工艺技术的进步，矫形器的质量有了很大的提高。充分的临床评估和良好的沟通（外科医师、患者及矫形治疗师）成为矫形治疗成功的关键。

二、功能解剖

深入了解足踝部解剖和步态极其重要。对每个步态周期的研究需要综合考虑离心肌群与向心肌群的功能协调作用。在功能解剖学的范畴中，离心肌肉收缩是肌肉在负荷下的延长，而向心收缩是肌肉在施力时的缩短。所有肌肉都有杠杆臂，在力臂相等的情况下，其力大小取决于肌肉的横截面积。有 7 块肌肉参与踝关节跖屈，其中比目鱼肌和腓肠肌由于其横截面积较大，发挥了 93%的功能，这也是跟腱断裂会对患者步态造成明显影响的原因。

三、材料选择

自 20 世纪早期使用金属、皮革和织物以来，用于矫形器的材料已经发生了很大变化（图 4-1）。随着材料学的进步，矫形器可以设计得既坚固又轻便。复合材料的进步也意味着矫形器可以在步态周期内提供最大可能的强度和柔韧性。

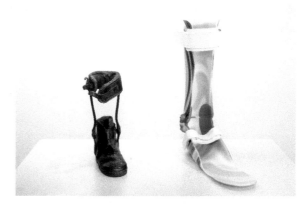

图 4-1　**材料的改进**
左侧为 1884 年传统的铰链式 AFO，右图为当今儿童使用的铰链式 AFO

在选择最合适的材料时，临床医师必须了解每种材料的重要特性，包括强度、刚度、耐久性、密度和易制造性。

FFO 可以由多种不同密度的膨胀泡沫制成，以达到舒适性、支撑性和柔韧性。但为了达到所需的强度，这些矫形器通常相当臃肿。而其他材料包括聚丙烯和复合材料，可以提供更好的强度和刚度，并且可以达到更薄。一些患者可能难以忍受高强度材料所造成的压力，反馈材料过于坚硬。所选材料的表面可以包裹更柔软的海绵橡胶层，但这可能会使矫形器过于臃肿而无法使用。

得益于其低廉的成本和良好的临床效果，

AFO 通常由聚丙烯制成。材料的厚度取决于患者的体型和需要的矫形力度，如儿童或活动较少的成人使用 4mm 厚度的聚丙烯材料，活动量大的成人使用 6mm 的聚丙烯材料。缺点是它们相对较大，且很难与鞋匹配；因此，使用碳纤维制成的 AFO 已经越来越受欢迎。但是碳纤维成本较高，且与鞋匹配调整的范围非常小。

四、鞋的重要性

虽然足部病理状态决定了矫形器的选择，但是患者的鞋子会影响矫形器的设计和最终的效果。为了实现矫形器的功能，必须使其与足牢固地固定在一起，因此，封闭且紧固的鞋类可以达到最佳效果。理想鞋子的特征应该包括：鞋跟倾斜至少 1cm，鞋跟加固，鞋底稳定，可靠的系带方式及能适应 FFO 的可拆卸内衬。训练鞋曾经是唯一符合这些标准的鞋类，但随着矫形干预越来越被人们广为接受，可供选择的鞋类也越来越多。对于某些选择不当鞋子的足病患者，我们仅需要提供正确的穿鞋建议（图 4-2）。

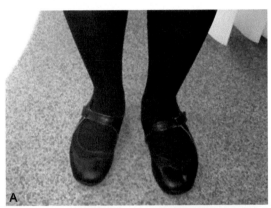

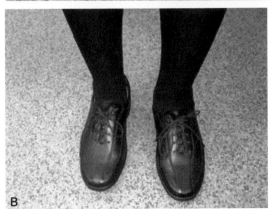

图 4-2　合适鞋子的作用
两图中患者佩戴同一 FFO，这证明了合适的鞋子可以带来不同效果

了解患者选择鞋子的原因很重要。有些是为了追求时尚，有些则是因为其他原因，如足的尺寸、蹬囊炎、高足背合并疼痛性外生骨疣或工作着装规范。因此，在某些情况下，应使用更简便的矫形器，否则可能导致非手术治疗失败。

五、功能性足矫形器

FFO 是一种对足部施加特定应力的装置，它改变了足与地面相互作用的方式，从而改善足踝部承受的病理负荷。

佩戴 FFO 是治疗多种肌肉骨骼疾病常用的非手术方法，旨在减轻疼痛和改善功能。其可以是预制的、标准化的或定制的，然而定制的矫形器并不总能保证更好的效果。

FFO 种类包括 3/4 长度的、带沟槽或全长的。3/4 长度的 FFO 更适合后足和中足病变，而带沟槽和全长的 FFO 更适合前足疾病。由于 3/4 长度的 FFO 在设计上可以适配更多的鞋类，所以部分前足疾病患者仍然会选择此类 FFO。如何选择 FFO，需要与患者充分沟通，以确保穿戴 FFO 的依从性。

尽管 FFO 的外形影响了地面的反作用力，增加了软组织负荷，但 FFO 通过其他方面的设计消除了这些负荷（图 4-3）。

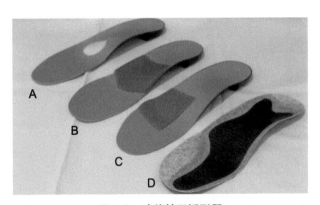

图 4-3　功能性足矫形器
A. 穹状跖骨垫；B. 条状跖骨垫；C. 反莫顿延伸垫；D. 莫顿延伸垫

1. 跖骨垫（穹状/条状） 穹状跖骨垫是一种放置于邻近第 2、3、4 跖骨头中心的衬垫，材质通常是海绵橡胶，但如果需要，可以在定制型矫形器的外壳内成型。应用跖骨垫的目的是通过增加局部负重、减缓跖骨跖屈的速度及扩大跖骨

间隙影响和减轻距骨头的负荷。穹顶还会增加屈肌腱的张力，从而拉伸伸肌腱，减少锤状趾患者的抓地反射。条状跖骨垫可以减轻所有跖骨头的负荷，常用于脂肪垫萎缩患者。

2. **反莫顿延伸垫**　是指在足部矫形器的第2～5跖趾关节跖侧增加前足延伸装置。反莫顿延伸垫是增加前足第2～5跖趾关节（MTP）跖侧延伸性的矫形器。通常是矫形器主体外壳的附属结构，它通常作为矫形器主体的补充装置，用于适应或减轻第1跖趾关节负荷。

3. **莫顿延伸垫**　是矫形器的延续，其长度超过第1跖趾关节，通常应用聚丙烯或复合材料制成。它的刚度取决于关节的受限程度、疼痛、患者体重作用在关节上的力及足的长度。

4. **楔形垫**　任何FFO在后足和前足都可以加上内侧和外侧楔形垫。它们提供旋后力或旋前力以减轻病变结构的负荷。楔形垫可以在制作过程中添加到矫形器的内侧或外侧，内侧的楔形垫十分隐蔽，不易被察觉。

六、踝 – 足矫形器

踝 - 足矫形器（AFO）适用于由于机械性或神经肌肉原因需要同时控制足和踝的患者。与FFO一样，AFO的设计和材料选择取决于足踝疾病的临床表现和患者的诉求。AFO有多种类型，有定制的和预制的。无论成本或复杂性如何，矫形器需要在各种情况下改善足下垂患者的步态；图4-4展示了AFO遵循支具处方在站立相对患肢的支撑；也能体现矫形师设计矫形器的技术能力（图4-4）。某些情况下，多学科团队成员协作对达到最佳效果意义十分重要。

1. **地面反作用力AFO（GRAFO）**　对于合并股四头肌或小腿三头肌无力的足踝疾病患者，该矫形器利用地面反作用力产生更大的转向力矩以对抗膝关节屈曲。GRAFO将足置于轻度跖屈的位置，从而限制胫骨前移，并进一步增加伸肌力矩。这类矫形器常用于脊柱裂患者或双瘫型脑瘫患儿，这类患者由于力量与体重比例失衡更容易出现肌肉疲劳，可以看到患者蹲下休息。

2. **硬性AFO**　提供最坚强的支撑，它们限制踝关节和足在所有3个平面的运动，在摆动相和站立相均提供显著的稳定性。因为矫形器僵直，尽可能地模拟正常的运动模式十分重要，这可以通过调整矫形器来实现，如在AFO下方增加足跟垫，则有助于改善步态，并获得一些关节运动。

3. **铰链式AFO**　通过改善踝关节的活动范围，提供不同程度的内外侧控制。铰链的使用依据功能要求有不同的类型。最常见的是自由活动的铰链。其他铰链包括可设置运动范围的铰链，以及带有阻尼弹簧的铰链，可以在步态周期中需要时促进减速并反馈能量。

4. **后置簧片AFO（PLS AFO）**　这类AFO设计用于控制摆动相的足处于良好位置以适应足跟触地，并且有轻微的内外侧活动。复合材料的进步意味着AFO的这种设计得到了很大的改进，站立相初期可以吸收能量，而站立相后期肢体受重力减小时可以反馈能量。

5. **踝上矫形器（SMO）**　踝上矫形器设计是从足跟杯而来。这类矫形器为整个踝关节提供支撑，同时允许踝关节进行全范围的活动。这类

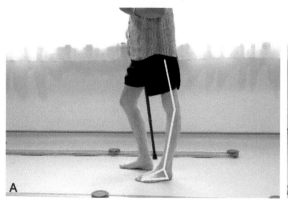
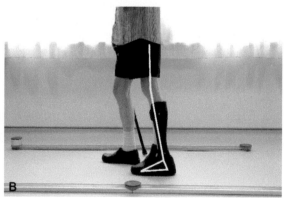

图 4-4　AFO 对站立相的影响

演示 AFO 如何被设计来控制站立相。在本病例中，卒中患者的膝关节处于过伸位

矫形器适用于存在冠状面畸形或无力，而矢状面肌力正常的患者（图 4-5）。

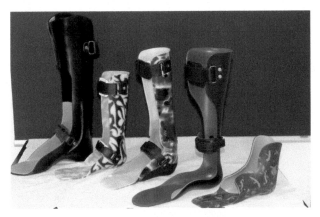

图 4-5　**不同 AFO 设计**

从左到右为地面反作用力 AFO、硬性 AFO、铰链式 AFO、后置簧片 AFO 和踝上矫形器

6. **传统 AFO**　在当今矫形材料和技术发展之前，主要使用传统 AFO。传统矫形器因为减少了皮肤接触点，并能适应体积的变化，仍然能很好地为失去保护性感觉、下肢水肿和皮肤完整性受损的患者提供服务，但因为肢体匹配不良，所以控制功能较差。此外，它们由钢铁、皮革、硬铝合金制造而成，笨重且难以制造。

传统 AFO 的侧方支撑杆是通过嵌入鞋跟处的底座固定。冠状面的畸形可以通过"T"形带纠正，"T"形带位于鞋的畸形侧，另一侧则提供一个马镫样锚定点，用来产生内翻或外翻力量（图 4-6）。

七、不同情况下的矫形器选择

不同情况下的矫形器选择见表 4-1。

1. **陈旧性跟腱断裂**　大多数未经治疗的陈旧性跟腱断裂患者表现为踝关节不稳定和行走推进无力。腓肠肌的离心收缩控制膝关节在踝关节上的前进速度，而腓肠肌的向心收缩提供跖屈以促进推进。因此，跟腱断裂不仅会导致推进力丧失，还会减少站立相时对胫骨 / 腓骨的控制。该矫形器的功能目标是为站立相提供稳定性，并在站立相终末期提供能量反馈和推进力。

如果患者可以完成一个基本正常的步幅，建议使用 PLS AFO。行动不便和跌倒风险较高的老年患者需要能提供更高稳定性的 AFO，如硬性 AFO。

2. **踝关节炎**　对于缺乏系统支持或无法使用复杂矫形器的严重踝关节炎患者，应考虑采用踝靴等初始治疗以减少踝关节的活动。踝关节活动度丧失是常见的症状，因此在疾病早期，可通过置入 FFO 垫高足跟以适应矢状面的畸形。

如果患者的所有运动都引起疼痛，且不适合手术，则应使用硬性 AFO。如果疼痛剧烈，可考虑使用带髌韧带支撑的 AFO，从而减少通过关节的轴向负荷。这些矫形器材质更复杂，价格也更高昂。

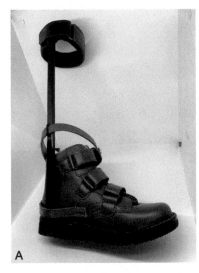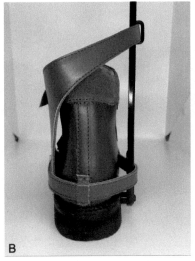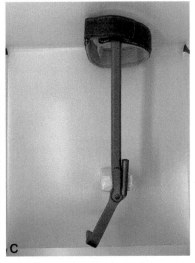

图 4-6　**传统矫形器**

A. 膝关节下内侧单臂卡钳；B. 带有外周"Y"形皮带，用于控制内翻畸形；C. 膝关节下单臂弹性辅助的铰链卡钳

表 4-1   选择最合适的矫形器：常见临床情况速览表

存在的问题	情景 1	情景 2
陈旧性跟腱断裂	良好的步幅和稳定的步态：PLS AFO	有跌倒风险的老年人：硬性 AFO
踝关节炎	皮肤完整性良好伴严重的关节退变：硬性 AFO	皮肤完整性较差和活动度降低：坚硬的踝关节靴
距下关节炎	只在活动增多时才有症状（轻度关节炎）：踝关节支具	症状频繁（中 / 重度关节炎）：带有高足跟杯的 FFO
腓骨肌腱病变	继发于高弓足：带有侧方楔形垫和反莫顿延伸垫的 FFO	症状频繁：带有中足和前足侧方楔形垫的 FFO
踝关节韧带不稳定	只在活动增多时才有症状：踝关节支具	症状频繁：带有高足跟杯的 FFO
创伤性或先天性畸形	柔性畸形：硬性或铰链式 AFO	僵硬性畸形：带定制鞋的 FFO
中足关节炎	偶尔有症状：建议使用硬底鞋，如行走靴	症状频繁：用坚硬材料制成的 FFO
胫后肌腱功能不全	柔性畸形：带有足跟杯及后足内侧楔形垫的 FFO	僵硬性畸形：活跃的患者使用 AFO；皮肤条件不佳的患者联合使用鞋子和 FFO
Charcot 关节病	中足稳定：带卸载功能的 FFO	中足不稳定：AFO 联合鞋，或者 Charcot 行走鞋
蹞僵硬	轻中度：FFO	重度：带有莫顿延伸垫的 FFO
高弓足	柔性畸形：带有反莫顿延伸垫的 FFO	僵硬性畸形：AFO
跖痛症	轻、中度：带有穹状跖骨垫和减震垫的 FFO	重度：FFO+ 滚动式鞋底
蹞外翻	轻、中度：FFO	重度：FFO+ 宽松鞋

3. 距下关节炎　带有较深的足跟杯和稳定足后柱的 FFO 可用来最大限度减少运动，应作为矫形干预的一线方案。如果稳定性还不够，那么可以使用一种由聚丙烯制成的足跟杯矫形器，能有效限制距下关节（图 4-7）。这种情况下，需要更换鞋子以适应矫形器的佩戴。对于只在活动时才感到疼痛的患者，通常建议使用踝关节支具。

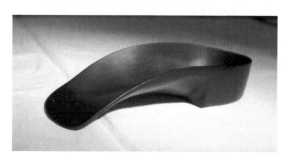

图 4-7　**足跟杯**
有效控制距下关节活动的矫形器

4. 腓骨肌腱病变　严重的腓骨肌腱病变导致功能丧失，包括在站立相中期抵抗后足内翻的离心控制，同时也丧失了有助于第 1 跖列跖屈和卷扬机机制的向心收缩。

带有外侧足跟或前足楔形垫，以及去除支具中第 1 跖列负重区塑料外壳的 FFO，可以在康复期间减少受影响结构上的负荷。如果腓骨肌腱负荷过高是由高弓内翻足畸形所致，也可以加用反莫顿延伸垫以抵抗由旋后导致的病理性负荷。

5. 踝关节韧带不稳定　慢性外侧韧带断裂导致的功能丧失包括本体感觉减退和踝关节稳定性不足。对大多数患者来说，在康复训练的同时，使用踝关节矫形器进行特定活动是最合适的治疗方式。对于踝关节慢性不稳定的患者，有很多定制的踝关节矫形器可以使用。非弹性绑带固定的足踝矫形器能提供更好的稳定性。在选择这种支撑强度的固定时应注意可能产生肌肉萎缩和依赖性。

6. 创伤性或先天性畸形　矫形器使用是基于畸形是否僵硬或能否固定于解剖中立位。如果畸形是僵硬的，可穿合适的定制鞋子。如果存在冠状面畸形，鞋子可以采取带有"T"形绑带的传统 AFO。马蹄内翻畸形需要同时控制矢状面和冠状面的应力，最好的方式是通过佩戴 AFO 实现。

7. **中足关节炎**　中足结构的过度机械负荷被认为是导致中足关节炎相关症状的原因。这类患者最简单且关键的治疗是穿合适的鞋子，应该避免穿柔软的、完全平底的鞋子，因为这类鞋子会在支撑相后期导致中足屈曲。使用 FFO 的目的是减少负荷和中足屈曲活动，特别是存在马蹄足的情况下（图 4-8）。这些矫形器具有更高的强度，从而减少有症状关节的一些活动。

8. **胫后肌腱功能不全**　临床表现因胫骨后肌功能不全的分期不同而变化。功能丧失包括后足的离心控制，以及步态初期的旋前控制。此外，胫后肌腱丧失向心收缩，不能完成推进相足的旋后锁定。

带有足跟内侧楔形垫的 FFO 可以减缓不受控制的旋前并减少外侧骨性撞击。足弓垫有助于损伤结构完成旋后动作，垫高足跟也可以加快站立相的转换速度（加速步态）。

在足底弹簧韧带断裂的患者中，FFO 的功效通常是不够的，需要使用 AFO 获得更好的稳定性和控制力。如果患者存在肿胀、皮肤质量差或僵硬性畸形，则可以考虑使用定制的鞋，以增加稳定性并控制畸形。

9. **Charcot 关节病**　此病早期诊断至关重要，其对矫形器的选择和长期治疗有重大影响。在找到合适且有效的辅具及明确合适、有效的矫形方案前，关节应给予固定并免于负重。

在中足不稳定且不宜融合固定的情况下，应使用 AFO 与定制鞋类组合或 Charcot 行走靴（Charcot resistant orthotic walker，CROW）。CROW 包含一个模制的全接触鞋垫，它被包裹在带有外部鞋底单元的聚丙烯 AFO 内（图 4-9）。这是一种控制关节失稳非常有效的方法，但患者的选择很重要，以确保依从性。

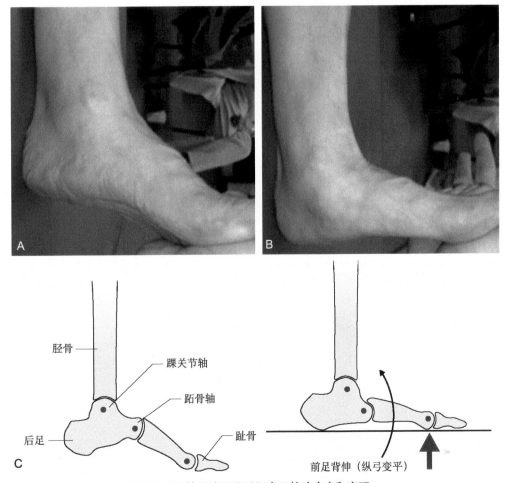

图 4-8　柔性马蹄足承受经中足的冲击力和弯距

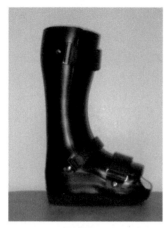

图 4-9   CROW 同时具有前后壳设计和鞋底单元，可用于控制不稳定的 Charcot 关节病

糖尿病溃疡合并足底畸形的患者需要积极有效减轻负重，以防止病情恶化，并促进愈合。在保证良好的血供和充分控制血糖的情况下，减少负重和重新分配负荷是治疗成功的关键（图 4-10）。

10. 姆僵硬   重要的是要确保没有比目鱼肌和腓肠肌挛缩，因为这会影响步长所需的踝关节背伸，如踝关节背伸减少会导致足跟过早离地和第 1 跖趾关节过度持续背伸。

对于姆僵硬，通常推荐的非手术治疗方案是应用 FFO 和改装鞋。虽然这两种方案都被证明能有效减轻疼痛，但是像滚动式鞋底这样的装置，患者因鞋的适应性问题很难坚持使用。这是因为它们不实用，特别是因为无法耐受某些矫形鞋，以及人们穿的鞋子种类繁多。对于因疼痛而背伸受限的患者，可以考虑采用莫顿延伸垫。

11. 高弓足   Coleman 木块试验可能是评估内置于矫形器内的反莫顿延伸垫的一种有效方法。如果后足畸形是柔性的，那么可以考虑使用这种 FFO（图 4-11）。这种治疗性 FFO 的其他特征包括降低内侧纵弓、第 1 跖列开窗，包含穹状距骨垫和侧方楔形垫。

如果高弓内翻足畸形是僵硬性的，可以考虑联合使用 FFO 以增加对踝关节的控制。这可以通过使用 AFO 或定制的鞋结合带有"T"形带的常规 AFO 来实现。

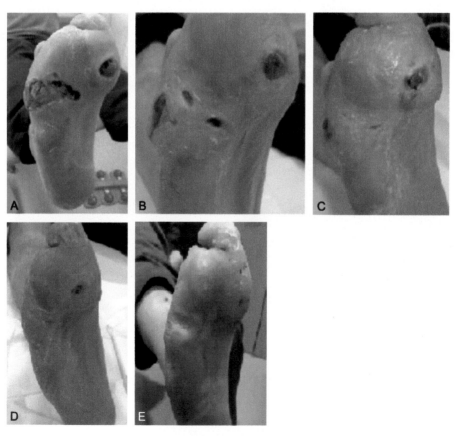

图 4-10   对畸形导致的足底溃疡进行免负荷治疗

图片展示了减压衬垫结合全接触石膏进行为期 8 周的免负荷治疗，每间隔 2 周的变化过程

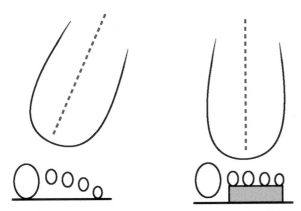

图 4-11　反莫顿延伸垫对柔性高弓足畸形后足位置的矫正作用

12. **跖痛症**　处理这种情况的治疗原则：①重新分配足底压力；②减轻前足负荷；③减轻跖骨头下的压力。首选的治疗方案是建议穿带衬垫的鞋子，同时拉伸小腿肌肉，以减轻前足的压力。FFO 旨在实现上述目标，通常会额外使用穹状跖骨垫等组件。如果手术治疗受限，也可以尝试用鞋子来调整，如穿滚动式鞋底的鞋子。但患者通常不接受这类方案，因为这会限制他们对鞋的选择。

13. **姆外翻**　一旦姆外翻畸形发展到一定程度，足部就不能自然地在内外侧柱之间均匀分布重量。这会导致第 1 跖列背伸增加，姆屈肌张力增加，导致功能性姆外翻。这意味着卷扬机机制受到了

阻碍，通过增加内侧柱的负荷，进一步增加作用在姆趾上的外展力。

佩戴 FFO 对该组患者是一种有效的干预方法。其功能目标是确保通过内侧柱的适当负荷，从而减少加速畸形的破坏力。对于内侧突出较大且不适合手术的患者，可以首先尝试穿宽松的鞋以缓解压力。

要点

- 必须理解功能解剖学，进而理解各种疾病的生物力学缺陷，这样才能生产最合适的矫形器。
- 使用矫形器必须知道其功能目标和整体治疗计划。
- 矫形器并非用于矫正畸形，而是通过减少施加在关节或软组织结构上的负荷发挥作用。
- 患者的依从性很重要，因此，在决定手术治疗之前，可能需要给予一种以上的矫形器进行试验性治疗。
- 传统的矫形器适用于保护性感觉丧失、皮肤条件差或反复水肿的情况。

（万东东　王　杰　译）
（徐桂军　刘　阳　邓先见　赵嘉国　校）
（张建中　审）

第 5 章　儿童和青少年足部疾病

Hari Prem，Basil Budair

一、引言

众所周知，儿童不是成人的缩小版，尤其是在足踝疾病的评估和治疗方面更是如此。足的外形随着儿童的生长发育而动态变化，深入了解足的自然发育规律、解剖变异和生物力学对做出正确的诊断及避免不必要的、有心理负担的甚至有潜在危害的干预措施至关重要。

在评估儿童足部问题时，必须将儿童视为一个整体。一些患儿会合并其他畸形或潜在的遗传性或神经肌肉系统疾病。全面、有条理的病史采集须包括围生期、发育情况和家族史等。同样，从头到足的全面查体是诊断综合征、脊柱畸形或神经管闭合不全及上肢、髋关节、膝关节畸形的关键。没有包括全面神经系统和肢体旋转性对位检查的评估都是不完整的。在制订干预治疗决策时，父母和孩子的关注点和期望值与治疗本身同等重要。

本书的主要内容是成人足踝疾病，本章主要介绍一些常见的儿童足踝疾病作为补充。

二、内八字步态

儿童走路内八字是保健中心和骨科门诊的常见就诊原因。内八字步态表现为单侧或双侧足内旋，由髋关节股骨近端前倾过大、胫骨内旋或距骨内收所导致。内八字步态是一种良性状态，不需要积极干预。仅极少数有症状的病例可能需要行去旋转截骨手术。在大多数情况下，只需要对父母进行安慰和教育。

大多数学步期幼儿会有一定程度的足行进角向内增大，这会导致他们在学步时表现出"正常"的笨拙。这种情况一般在 8 岁前逐渐自我改善至正常（足行进角为 − 5°～+20°），即使没有改善，也很少引起临床问题。

出生时，股骨前倾角为 30°～40°，且随着生长发育前倾角逐渐减小，大多数儿童在 8 岁时前倾角达到约 15° 的正常成人水平。正常髋关节内旋角度为 20°～60°，外旋 30°～60°。内旋 > 70° 和外旋 < 20° 说明存在股骨过度前倾。

下肢旋转评估需要让儿童俯卧且屈膝 90°（图 5-1）。胫骨的旋转通过测量股 - 足角评估，即大腿与足中轴线的夹角（正常为 − 10°～+30°，平均 +10° 外旋）。股 - 足角 < − 10° 提示胫骨过度内旋，股 - 足角 > +30° 提示胫骨过度外旋。

跖骨内收典型的表现是后足力线正常时，前足相对于后足内收。正常情况下，足的外缘平直，后足中线向远端延伸通过第 2 趾蹼区域。足的外缘突出、足内侧存在皮褶、后足中线通过第 2 趾蹼外侧提示存在跖骨内收。柔性轻度跖骨内收可见于 95% 以上的幼儿，多在 5 岁之前自行矫正；中、重度僵硬性跖骨内收畸形可能需要系列的石膏固定矫正。极少数病例持续存在畸形且伴有临床症状，需要手术干预。

> 多数情况下内八字步态是不需要治疗的良性现象。
>
> 旋转性对位不良的原因包括髋关节前倾增大（俯卧位旋转检查）、胫骨内旋（股 - 足角）、跖骨内收（后足中线）。
>
> 儿童 < 8 岁时在跑动时易绊倒，但随着生长发育下肢旋转控制能力改善后，这种现象会逐渐消失。

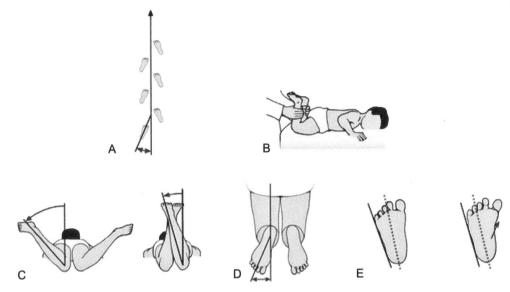

图 5-1　旋转情况的评估

A. 足行进角；B. 俯卧位检查；C. 内旋（左）、外旋（右）；D. 股 - 足角；E. 正常力线（左）、距骨内收（右）

三、马蹄足

（一）概述

马蹄足又称先天性马蹄内翻足，是最常见的先天性足部畸形。据报道在活产儿中发生率高达27‰，其中50% 为双侧发病。多数病例是特发性的，约 20% 的病例同时存在其他畸形，如多关节挛缩（图 5-2）、神经管闭合不全及遗传性综合征等。目前马蹄足的发病机制有很多理论，虽尚未找到确切病因，但已明确了一些遗传易感性。

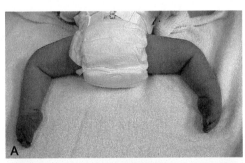

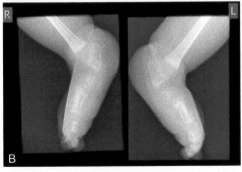

图 5-2　双侧马蹄足患儿伴关节挛缩

（二）病理解剖

马蹄足不能被动手法矫正，其有如下表现。

1. **踝关节跖屈**　足呈马蹄状。

2. **后足内翻**　跟骨向内旋转（内翻），前端锁定在距骨下方，在水平面上跟骨结节向腓骨倾斜。距骨整体跖屈，头、颈部内旋，体部外旋。

3. **中足内收**　足舟骨向距骨内侧位移，骰骨于跟骰关节处内移。

4. **前足旋前**　伴随第 1 跖骨跖屈，其内收导致高弓畸形。

Pirani 评分（图 5-3）和 Dimeglio 评分对评估足各个组成部分的畸形严重程度均有价值。

（三）影像学检查

除了不典型或持续不能矫正的病例外，其他病例无须常规拍摄 X 线片。在背伸 - 侧位 X 线片上，距骨和跟骨的马蹄畸形使距跟角减小，甚至达 0°。前后位 X 线片上，距跟角随内翻畸形成比例减小。在侧位 X 线片上，胫跟角有助于评估复发或残余畸形病例的马蹄畸形严重程度，进而判断行再次经皮跟腱切断还是切开手术，后者适用于超过 10°～ 15° 的矫正。

（四）治疗

1. **非手术治疗**　Ponseti 方法石膏固定。

Ponseti 方法石膏固定治疗马蹄足仍是主流。其创新理念是避免对后足（畸形的主要部位）进行任何操作，而是通过中足和前足的手法牵张解

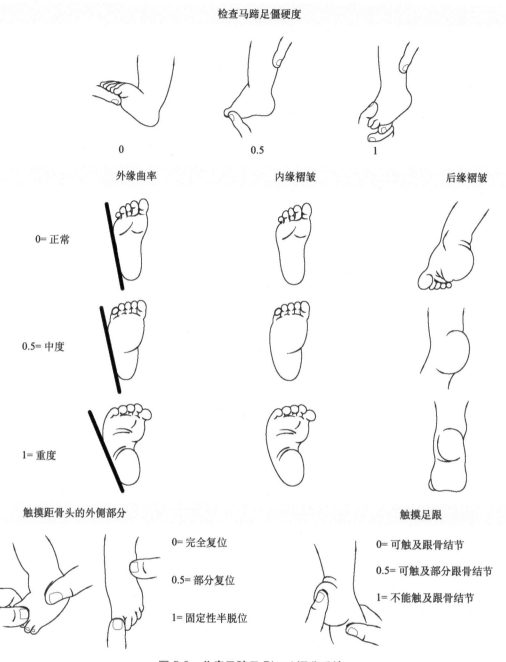

检查马蹄足僵硬度

0   0.5   1

外缘曲率　　　　　　　内缘褶皱　　　　　　　后缘褶皱

0= 正常

0.5= 中度

1= 重度

触摸距骨头的外侧部分

0= 完全复位

0.5= 部分复位

1= 固定性半脱位

触摸足跟

0= 可触及跟骨结节

0.5= 可触及部分跟骨结节

1= 不能触及跟骨结节

图 5-3　儿童马蹄足 Pirani 评分系统

锁并矫正畸形，然后通过经皮跟腱切断矫正马蹄畸形。

　　按 CAVE 口诀每周更换 1 次超膝长腿石膏。①抬高第 1 跖骨纠正旋前，从而矫正高弓畸形（C）；②维持旋后位、拇指顶在距骨头的外侧、围绕距舟关节外展前足从而矫正内收畸形（A）；③随着前足超出中立位最大程度外展，后足内翻畸形逐渐自行矫正至中立位或轻度外翻位（V）；④在后足达到中立位或轻度外翻位时，经皮切断跟腱矫正后足马蹄畸形（E）。强力背伸会导致摇椅畸形。

通常需要行 6 ～ 8 次石膏固定。重要的是，在行石膏固定前通过手法牵张放松软组织，石膏仅用于维持矫形（图 5-4）。

　　术者最好使用安全型眼科小手术刀切断跟腱，以避免神经血管损伤。手术可以在局部麻醉或全身麻醉下进行。跟腱切断后石膏固定 3 周。每天佩戴连杆矫正鞋（足外展支具）23h，持续超过 3 个月，之后改为夜间佩戴，持续 4 ～ 5 年。按该方法治疗，初始成功率约为 90%。

　　2. 手术治疗　目前，切开手术仅被用于复发和

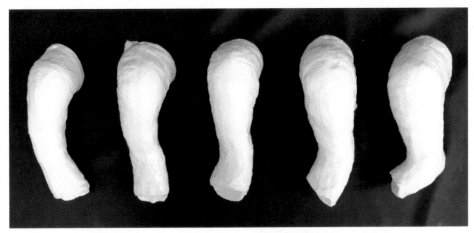

图 5-4　Ponseti 方法石膏固定的步骤

残余畸形的治疗。复发表示畸形在初始使用 Ponseti 方法治疗后获得良好的矫正；而"残余畸形"则表示初始治疗后畸形仅获得部分矫正。早期畸形复发的常见原因是不能配合佩戴外展支具。需要定期复查，从而尽早发现复发，当复发程度较轻时，加强父母依从性教育是获得良好预后的关键。

（1）年龄＜ 2.5 岁者：系列石膏固定及恢复佩戴支具是第一步，但是对于顽固病例，可能需要再次行跟腱切断术。不同于首次跟腱切断可获得 20°～ 30°的背伸改善，第 2 次跟腱切断预计仅可获得 10°～ 15°的改善。在重复切断跟腱前最好等待至少 12 周。

如需要更多矫正，则需要行后侧切开松解手术。目前的趋势是采用"菜单式"方法逐步进行，首先对跟腱进行"Z"形延长，然后必要时依次松解踝关节和距下关节的后侧、后内侧及后外侧关节囊。仅在必要时进一步松解其他结构（肌腱、韧带、筋膜）。Ponseti 方法能够使前足保持较好柔软性。在 Ponseti 方法出现前，受推崇的广泛内外侧软组织松解仅用于治疗综合征相关的僵硬性马蹄足，如多关节挛缩。

对于特发性马蹄足，多数"残余畸形"相对较轻，在 2 次手术之间仍然适合支具矫正。对于不能通过佩戴支具治疗的严重残余畸形病例，最好等待切开手术治疗。

（2）年龄＞ 2.5 岁者：即使有良好的依从性，动态旋后畸形也可能发生，这是由于内翻和外翻的肌力轻微不平衡。这种足一般没有症状，但应根据动态旋后导致后足内翻的风险决定是否行矫正性胫骨前肌外移。在行肌腱转移前，应先行系列石膏固定以矫正后足至外翻位，因为肌腱转移只能矫正柔性畸形，而对于僵硬性畸形，则是禁忌。如果需要，同时附加肌腱延长和关节松解手术，以矫正距下关节内翻及踝关节马蹄畸形。笔者的推崇方案是，将胫前肌腱全部转移至外侧楔骨，必要时行腓肠肌及胫后肌腱膜松解。对于不能持续佩戴支具的儿童，肌腱转移可以起到内支撑的作用。

（3）年龄＞ 5 岁者：随年龄增长，手术矫正难度逐渐增大。一些残余畸形可能会持续存在，手术目的是获得可以适应学生鞋和运动鞋的跖行负重足。顽固病例可能是"综合征性"的，应该查找相关的原因，如染色体异常、神经肌肉疾病、跗骨联合，前部、内侧及外侧间室内肌肉缺失 / 萎缩或粘连等。严重的距骨穹窿扁平畸形，因前方骨与骨的嵌顿限制背伸，会阻碍马蹄畸形的矫正。

1）后足：广泛后侧松解是马蹄足的首选手术方法，可以延伸到后内侧和后外侧角。胫骨远端前侧闭合楔形截骨或骨骺固定术易出现畸形复发，但可适用于距骨穹窿扁平畸形患者。水平面上"蚕豆足"畸形的矫正，可通过跟骰关节融合时切除楔形骨块（Dillwyn-Evans 手术）或跟骨前部截骨去除楔形骨块（Lichtblau 手术）完成。这些操作可以作为后内侧松解的补充。不太严重的孤立性跟骨内翻畸形可以通过跟骨结节闭合楔形截骨术（Dwyer 截骨术）± 跟骨平移和旋转矫正。截骨矫形的效果随着足的尺寸增加而改善。

2）前足：内侧第 1 ～ 3 跖骨基底闭合楔形截骨、骰骨外侧闭合楔形截骨及内侧楔骨跖侧开放楔形截骨被用于矫正前足内收和高弓畸形。

Ilizarov 方法也按照 Ponseti 原则，辅以适当的软组织松解和截骨术以逐步实现畸形矫正。

（4）＞ 12 岁者：Lambrinudi 三关节融合术应在考虑了上述所有保留关节手术后进行。Lambrinudi 三关节融合术需要去除较大的楔形骨块，故最好等到青少年时进行。马蹄畸形通过在距下关节前侧去除楔形骨块矫正；内翻和内收畸形通过在跟骰关节外侧去除楔形骨块矫正，截骨顶点位于距舟关节处。当其他手术都失败时，距骨切除术可作为一种挽救性手术，但很少被应用。

（5）漏诊或延误诊治的马蹄足：指在婴幼儿期未得到治疗的大龄患儿马蹄足。Ponseti 方法甚至适用于 9 岁的儿童，其对前足和中足的矫正效果优于后足；但重复跟腱切断和后侧切开松解的可能性比较大。该类型马蹄足也可通过三关节融合和外固定架固定矫正。

> 畸形包括马蹄足、后足内翻、前足内收及旋前。
>
> Ponseti 方法石膏固定矫正顺序为 "CAVE"（高弓、内收、内翻、马蹄），非常有效。
>
> Pirani 评分是一种常用的评分方法，它可以反映预后和复发的可能性。延伸评分包括足趾屈曲挛缩和腓骨 - 跟腱间隙的情况。
>
> 针对畸形复发的升级治疗方案包括重复石膏固定 ± 胫前肌腱外移、有限选择性软组织"菜单式"松解、足和胫骨截骨、外固定架固定和关节融合。
>
> 在复发病例中寻找距骨穹窿扁平畸形的临床（背伸骨性阻挡）和影像学征象。

四、先天性垂直距骨

（一）概述

先天性垂直距骨又称先天性凸形外翻足，是一种先天性足部畸形，其特点是严重僵硬的呈"摇椅底"状的平足（图5-5）。其是一种罕见的足部疾病，存活胎儿的发病率约为 1/10 000，男性和女性的发病率相似。发病的儿童中有 50% 是双侧同时发病。确切的病因仍然未知；然而，50% 的病例与神经肌肉疾病（如神经管缺损、脑瘫和关节挛缩）或遗传综合征（如 De Barsy 综合征、马方综合征、梨状腹综合征、克斯提洛弹性蛋白缺陷症及拉斯马森综合征）相关。因此，对于所有有先天性垂直距骨表现的患者，必须进行全面的临床评估，寻找任何上述综合征特征，并充分评估神经系统。

其余 50% 的孤立性先天性垂直距骨病例被认为是特发性的，其中多达 20% 的患者在病因学上有强烈的阳性家族史。虽然有常染色体不显性遗传的报道，但是，目前没有一个单基因缺陷被证实与先天性垂直距骨相关。

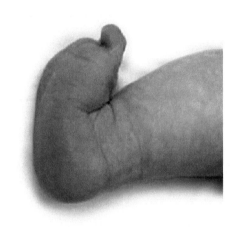

图 5-5 先天性垂直距骨患者的足外形呈"摇椅底"状

（二）病理解剖

在解剖学上，这种情况是由足舟骨位于距骨上方的背外侧脱位不能复位引起，并与背侧楔形的足舟骨、扁平且跖屈的距骨头、外侧柱缩短和内侧柱相对延长有关。距骨前方正常起稳定支撑作用的弹簧韧带、跟骨前韧带、关节囊韧带，也包括三角韧带，在距骨几乎垂直跖屈时，完全不能发挥正常功能。后足由于跟腱挛缩而处于马蹄外翻状态。腓骨肌腱和胫后肌腱逐渐向前脱位，并与长伸肌的缩短和弓弦作用一起加剧了中足背伸和前足外展畸形。因此，足的背外侧韧带和关节囊短缩，而跖内侧韧带和关节囊则被拉伸。该畸形还会引起后足和中足关节面的形态改变，并可能导致跟骰关节背侧半脱位或完全脱位。

（三）临床评估

先天性垂直距骨的患儿通常不延迟行走；然而，如果不及时治疗，儿童会出现步态不稳，步幅受限，足跟不能着地，脱位的距骨头下痛性胼胝，很难找到合适的鞋子。随着时间推移，继发的适应性和退行性改变会导致长期的疼痛和残疾。

在新生儿中，临床上区分僵硬性先天性垂直

距骨畸形和更常见的柔性跟骨外翻足是至关重要的，后者是一种体位性"包裹"样疾病，其特征是背伸过度和后足外翻，但没有关节畸形或脱位。它看起来类似于先天性垂直距骨，但是几乎所有病例在没有积极干预的情况下都能完全治愈，所以只需要让父母放轻松，并建议他们每天对患儿背伸肌和外翻肌进行拉伸，这可能会加快畸形矫正的速度。在先天性垂直距骨中，过度的前足背伸会在背侧距舟关节脱位处产生可触及的间隙，距骨头在跖内侧会隆起，而这些表现并不会随着被动跖屈而变化，这与跟骨外翻足不同，跟骨外翻足在恢复足部对位时，间隙会消失。其他需要考虑的鉴别诊断包括胫骨后内侧弯曲、麻痹性跟骨畸形、腓侧半肢畸形和特发性严重平足。

（四）影像学检查

出生时的足部 X 线片的解释可能具有挑战性，因为只有跟骨、距骨和跖骨发生骨化。骰骨骨化发生于出生后的第 1 个月，楔骨骨化和舟骨骨化分别发生于 2 岁和 3 岁。第 1 跖骨和距骨的纵轴被用于替代评价距骨和舟骨之间的大概关系。

在前后位 X 线片上，距骨 - 跟骨（Kite）角增加是跟骨的马蹄外翻位造成的。距骨 - 第 1 跖骨角和跟骨 - 第 4 跖骨角也增加了，表明后足外翻和前足外展。

中立位、最大背伸位和最大跖屈位的动态侧位 X 线片对区分先天性垂直距骨及其他良性、活动度更大的畸形特别有价值（图 5-6）。在先天性垂直距骨中，最大背伸和跖屈像之间的对位关系有非常小的变化。距骨纵轴处于极端跖屈状态时，第 1 跖骨轴于背侧向近端延伸到距骨体上，表明舟骨的背侧脱位无法复位。在最大跖屈 X 线片中跟骨的位置也表明马蹄畸形的严重程度。跟骨外翻足的跟骨呈背伸位而非马蹄位，在跖屈位 X 线片上第 1 跖骨轴线与距骨完全对齐。

先天性斜形距骨是一种较轻的先天性垂直距骨，与垂直距骨具有一些相同的病理解剖特征，但距骨更灵活，通常对非手术干预更有效。在最大跖屈位 X 线片上，舟骨位置得到改善，但可能不会完全复位，第 1 跖骨轴线略偏向距骨背侧，表明距骨关节残留半脱位。先天性斜形距骨应被视为先天性垂直距骨的一种类型，而不是一个单独的病理形态。因为先天性斜形距骨可能发展为

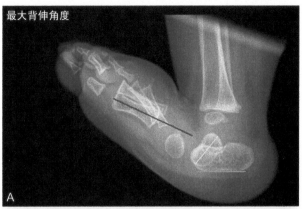
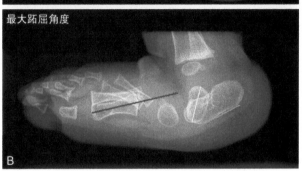

图 5-6　**右侧先天性垂直距骨的动态侧位 X 线片显示不可复性距舟关节脱位**
无论是最大背伸还是最大跖屈位 X 线片，第 1 跖骨轴线（红线）都经过距骨轴线（黄线）的背侧。需要注意的是跟骨处于跖屈位（蓝线）提示后足马蹄畸形较严重

有症状的平足，所以医师应根据畸形的严重程度和僵硬程度选择治疗方案。韧带过度松弛综合征患者在负重侧位 X 线片上可能有距骨倾斜，在距舟关节处可完全复位，其是一种良性情况，需要与先天性垂直距骨和先天性斜形距骨区分。

（五）治疗

传统上，先天性垂直距骨的处理包括对背外侧和后侧软组织结构进行广泛外科松解，可以一期或二期操作，以恢复足部的排列。但与传统的马蹄足治疗方法一样，这种切开手术方法的长期预后较差，并发症发生率高，包括踝关节和后足严重僵硬、距骨缺血性坏死、切口坏死和高达 90% 马蹄足畸形复发率。

最近，由 Dobbs 等描述的微创方法已被证明对特发性和神经肌肉或遗传疾病相关的先天性垂直距骨治疗更有效，具有良好的短期和中期效果。"Dobbs"方法包括如下两个阶段。

1. 采用"反向 Ponseti 方法"连续操作和每周固定，拉伸挛缩的背伸肌、外翻肌、背外侧关节

囊和韧带结构，逐步复位距舟关节。除马蹄畸形外，所有的畸形均以距骨头为支点，同时进行矫正，方法是将距骨头周围的前足和中足置于跖屈内收位置，同时向距骨头施加背外侧方向的反压力。操作过程中应避免跟骨损伤。该过程一直持续到距舟关节完全矫正，或直到整个矫形周期结束。最后一次石膏固定时，足的形状类似于极端马蹄内翻，看起来像马蹄足畸形。

2. 所有病例都需要进行微创手术，以稳定复位的距舟关节。克氏针通过经皮或小的内侧切口和有限的距舟关节囊切开逆行穿针，并确保克氏针位置。这些幼儿的舟骨尚未骨化，在透视下无法观察到，在固定前可手动完全复位尚存在部分脱位的距骨头。更严重和僵硬的病例，可能需要进行背侧软组织和背外侧距舟关节囊切开松解，根据需要考虑是否延长腓骨短肌腱、第 3 腓骨肌腱和背伸肌肌腱。在距舟关节稳定后，经皮跟腱切断术被用于矫正后足马蹄畸形。

术后，应用石膏固定使足处于中立位置，伸展腓骨肌腱，踝关节轻度背伸，以保持后足马蹄畸形矫正。石膏和克氏针于术后 5～6 周拆除，全天佩戴支具靴 2 个月，然后在睡眠期间佩戴 2 年。支具被设置为指向正前方的位置，而并非像 Ponseti 方法矫正马蹄足的外旋。踝 - 足矫形器有足弓塑形支撑作用，在儿童开始站立或行走时提供更多的支撑。手术创伤最小化有助于避免广泛的手术并发症，更有可能获得一个相对灵活和疼痛少的足。复发仍然是一个需要关心的问题，主要发生于有潜在合并症的患者，但总体发生率较低。

矫形不完全、未重视而未矫形或抵抗矫形的病例需要更广泛的软组织松解，包括跟骰关节和距下关节，特别是 2 岁以上的儿童。在关节挛缩和神经管卡压等情况下，采用外翻肌和背伸肌的肌腱切断术，而不是延长术，以达到复位和防止复发的目的。舟骨切除术和单侧多个关节融合术作为挽救性手术。

在稳定距舟关节后，有经验的高年资医师会对每名患者进行内侧距舟关节囊、跟舟足底韧带和胫后肌腱的推进折叠缝合。这些结构被拉伸和收紧，有助于支撑距骨头，并在克氏针取出后提供更多的支撑以防止畸形复发。

在笔者所在中心，笔者仅对在最大背伸位侧位 X 线片上 10° 或更小角度的马蹄畸形的患者进行腓肠肌腱膜小部分延长而不是肌腱切断。这样可以避免过度矫正成跟骨畸形，以笔者的经验这种并发症仅在几年后才可能在临床上显现。

> 先天性垂直距骨是一种罕见的僵硬性"摇椅底"样平足畸形。
>
> 先天性垂直距骨应与更常见的跟骨外翻足区分开，后者是一种良性且柔软的足部畸形。
>
> 在跖屈和背伸侧位 X 线片上检查距骨 - 第 1 跖骨线。
>
> 反向 Ponseti 方法包括逐渐复位距骨关节和石膏固定。
>
> 后续的手术包括通过小切口穿针固定距舟关节及跟腱切断术或部分比目鱼肌腱延长（笔者的首选方法）。

五、儿童平足

（一）概述

儿童平足的核心问题是难以定义什么是正常和异常。这也引出了保守治疗或手术治疗的必要性及手术术式的选择等难题。

平足是一种非常常见的疾病，估计发病率为 20%。足弓的发育需要几年时间，从 1 岁到 10 岁，正常就存在很大范围的变化。绝大多数平足的成人和儿童没有任何症状，平足对他们的日常生活没有影响，因此不需要干预。然而，柔性平足合并跟腱挛缩或僵硬性平足可能会引起疼痛和某种程度的残疾。

（二）柔性平足

形成足弓的多块骨的排列由连接它们的韧带维持，距骨头是形成足弓的"基石"。因此，韧带的松弛 / 紧张起着重要的静态稳定作用。肌肉是推进和维持平衡所必需的，并且保护韧带免受异常应力损伤。"基石"尤其脆弱，它位于一个骨平台的边缘，这个骨平台由不同宽度的跟骨前中关节面和载距突与舟骨之间的"吊床"样弹簧韧带构成。在柔性平足中，距下关节背伸并向外旋转，中足外展，前足相对后足旋后。距下关节的这种活动引起距骨不同程度跖屈和向内侧倾斜，最终导致内侧突出。

那些去看全科医生或足科医生的儿童常因足的外观而就诊，他们通常在负重时存在明显的平足，这引起了父母的关注。由于老师和亲属评论他们孩子足的形状，因此，他们经常在社会压力下寻求治疗。然而，对于外科医师来说，治疗柔性平足的第一步是将它们分类为有症状或无症状的足。无论足跟外翻或足弓高度降低的严重程度如何，只有存在症状的足才需要治疗。

（三）跟腱挛缩对平足的作用

1. **原发性跟腱挛缩** 足的关节就像一个链条的环节，当一个环节卡住时，下一个环节就必须活动更多来代偿。挛缩的跟腱限制了踝关节背伸。然而，当在步态周期中到达这种限制时，由于体重和地面反作用力，进一步的背伸会通过距下关节复合体（包括距舟关节）完成，这是多平面外翻运动的一部分。外翻运动导致足弓高度降低、足跟外翻和距骨跖屈，所有这些因素结合在一起形成平足。跟腱持续外翻导致跟腱继发性缩短。

2. **继发性跟腱挛缩** 明显疼痛的平足患者倾向避免运动和跳跃活动，这会导致足跟暂时移动到中立位或内翻位。但由于在日常活动中，足跟仍处于持续外翻状态，此时跟腱附着点位于肢体中线外侧，步态周期中其牵拉加剧了足跟外翻。跟骨高度降低导致跟腱附着点到腓肠肌的距离减小（图 5-7）。产生距下关节背伸的跗骨关节松弛导致了跟腱缺乏紧张应力。运动相关的拉伸活动的减少和前述紧张应力的缺乏都导致了跟腱进一步适应性缩短。我们已

经注意到，这种机制导致平足会在快速生长期显著加重，尤其是青春期男童，因为跟腱没有跟上骨骼的生长速度，甚至进一步加剧了缩短。

重要的是，要了解由挛缩的跟腱引起的异常生物力学，它可以促进畸形加剧。挛缩的跟腱导致距下关节代偿性背伸、外翻及距骨持续性跖屈和距舟关节半脱位（图 5-8）。

（四）临床评估

1. **区分柔性平足和僵硬性平足的试验**

（1）足趾抬高 Jack 试验：姆趾被动背伸可以通过卷扬机机制恢复足弓，提示柔性平足，这是 5 ～ 6 岁以下儿童的首选试验。

（2）提踵试验：对于较大的儿童，双侧或单侧提踵会使足跟从外翻向内翻倾斜，并恢复足弓，表明柔性平足。医师应该建议儿童做一个踮起足尖的姿势，只有这样才会显示出胫骨后肌在一条直线上用力拉伸的效果，并导致足跟内翻倾斜。在僵硬性平足中，足跟不会倾斜到内翻，但可能倾斜到中立位，因为踝关节在完全跖屈的情况下有些松弛，此时位于踝穴内的是距骨穹顶后方的狭窄部分。

（3）距下关节被动活动范围评估：检查者保持踝关节处于中立背伸状态完成评估。此时距骨前缘较宽的部分在踝穴中锁住踝关节，只允许距下关节活动。轻微屈曲膝关节可以放松腓肠肌，进而减少因跟腱紧张而造成的距下关节活动限制。前足放在检查者的前臂上，用手呈杯状把持并左右移动足

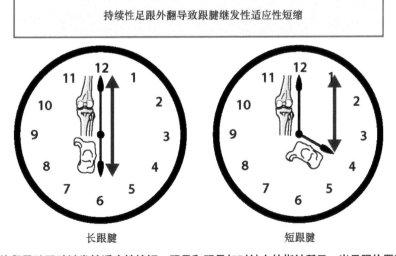

持续性足跟外翻导致跟腱继发性适应性短缩

长跟腱　　　　　　　　　　短跟腱

图 5-7　**持续的足跟外翻导致跟腱继发性适应性缩短，胫骨和跟骨如时钟上的指针所示，当足跟位置改变时其高度丢失**

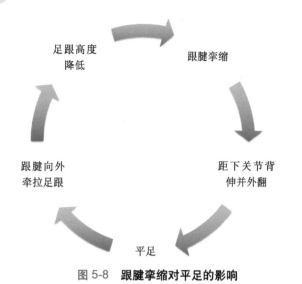

图 5-8　跟腱挛缩对平足的影响

跟。对于僵硬性平足，活动会减少或消失。

注意：在一小群严重柔性平足和高体重指数（BMI）的青少年中，胫骨后肌虽然有 5 级的肌力，但仍不能抵抗身体重量的负荷，在单侧提踵时，围绕距骨半脱位的距骨头曲线，足跟不能倾斜成内翻。这些患儿吃力地做出足尖站立的动作，足跟通常中立，而不是内翻。但是距下关节的被动范围是正常的，仍然属于柔性平足。这是胫骨后肌的功能性而非结构性缺陷，可能是由于该群体缺乏运动而导致肌肉相对羸弱。

2. 检查平足伴跟腱挛缩患者真正的背伸　无论是被动还是主动背伸伴跟腱挛缩的平足，都可能出现"假性"踝关节背伸，即部分背伸是距下关节和距舟关节活动引起的。因此，为了反映"真正"的踝关节背伸并证实"隐匿"的马蹄足，检查者应该锁定距下关节活动。伸直膝关节，检查者将跟骨被动地从外翻位纠正至中立位并用手抓牢，从而避免距下关节活动。此时主被动活动就可以显示出踝关节是真正的背伸还是马蹄足。Silfverskiöld 试验有助于评估单独存在腓肠肌挛缩还是同时伴有比目鱼肌挛缩。

大多数伴有顽固性症状的平足会存在一定程度的跟腱挛缩，呈现出马蹄足或至少缺乏超过中立位的踝关节背伸。

3. 诱发腓骨肌痉挛　确认合并腓骨肌痉挛的僵硬性平足十分重要，因为对于预后具有重要意义。腓骨肌痉挛的患者有明显的外八字步态、严重的后足外翻和中足外展，严重患者足的外侧缘会离开地面。任何尝试将足内翻的操作或有时仅跖屈第 5 跖

骨都会因诱发疼痛而使患者将足回撤，这是因为上述动作会牵拉腓骨肌进而诱发收缩或痉挛反射。

4. 平足的固定性旋后　在大多数存在症状的患者中，被动纠正后足外翻可能显示出一定程度的前足旋后。第 1 跖骨头会相对外侧距骨被抬高。在一些更严重的患者中，手术矫正后足畸形时，可能还需要矫正第 1 跖列的跖屈。

5. 全身关节过度松弛综合征　虽然通过检查肘关节、膝关节、手指和脊柱的关节松弛程度有助于排除全身关节过度松弛综合征，但平足的患者可能仅存在单独的距下关节松弛。

（五）柔性平足的治疗

＜ 6 岁：绝大多数婴儿的平足是"正常"且"柔软的"。通过测量定义哪些情况是异常的，目前还没有达成共识，尚需要长期随访。幸运的是，该时期很少出现症状，只有在出现距下关节僵硬并伴有垂直距骨或斜形距骨时才需要治疗。

6 ～ 10 岁：症状通常仅在剧烈活动时出现，如长距离行走、反复跳跃或参与运动。足弓垫对足弓不能起到永久性结构改善的作用，因此最好用于治疗由于足内侧超负荷或鞋跟内侧过度磨损出现症状的儿童。鞋垫应该有一个内侧支柱（增加一个楔形物以增加厚度），从后足延伸到中足，以纠正足跟外翻并支撑足弓。它可以是成品，也可以是定制的。

应用足弓垫矫正后足外翻，可以通过正常的生物力学使距骨头背伸，减轻其负荷进而减轻症状。在足弓区域增加鞋垫的内侧高度而不纠正足跟外翻，会加剧距骨头的压力和疼痛，这就解释了为什么一些患者抱怨佩戴足弓垫后症状加重。

患者进行拉伸跟腱的康复治疗时，应保持足跟和足内翻，以防止距下关节背伸。在适当的情况下，应建议患者行胫骨后肌力量锻炼和减重。

10 ～ 14 岁：对于佩戴足弓垫和康复治疗后仍有顽固性症状的儿童，手术主要包括关节制动术和跟骨截骨术，后者有时需要联合内侧跖列跖屈截骨术和腓肠肌 / 比目鱼肌延长术。

1. 关节制动术（跗骨窦内植物）　关节制动术的应用还没有被儿童骨科医师广泛接受，因为早期植入物的使用经验不足和患者选择的指征不当。关节制动术的基本理念是通过阻挡距下关节的过度外翻减少足跟外翻。这些植入物延伸到跗

骨管，可能会起到减少距骨跖屈的作用。一些医师认为，它还可以改善本体感觉（图 5-9）。

在骨骼成熟之前，关节制动术应用于无症状的平足作为引导生长过程的一部分，并在 2～3 年后取出植入物，这种做法仍然存在争议。2～3 年的短期随访发现该技术可以维持畸形矫正，但仍需要长期随访。

该手术的并发症包括植入物移位、植入物与骨之间的外侧撞击导致疼痛、腓骨肌痉挛或紧张、因植入物移位或尺寸错误需要更换、植入物断裂、早期植入物取出、矫形不足、矫正过度、植入物周围骨质侵蚀及一些生物可吸收材料的植入物形成肉芽肿。

2.跟骨延长术　截骨从跟骰关节后方约 1.5cm 的外侧开始，并向内侧截至跟骨前、中关节面之间。跟骨延长通过 3 个关节和 3 个平面起到旋转矫正的作用，因为在截骨处借助距舟关节和跟骰关节将足前移，借助距下关节将足后移。舟骨相对于距骨头被向内并稍向跖侧推移矫正前足外展和距舟关节半脱位。足弓的形成、距骨的背伸、前足外展和足跟外翻的矫正，以及跟骨倾斜的增加都是随着截骨点分离而即刻产生的。实质上所有的矫正都围绕着近距骨头的 CORA 点（成角旋转中心点）完成（图 5-10）。

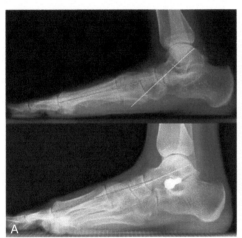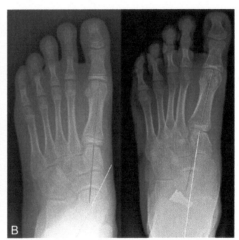

图 5-9　**有症状的柔性平足患者接受关节制动术治疗**

负重 X 线片显示，在侧位像上距骨向跖侧倾斜得到矫正（A），在正位像上距骨向内侧倾斜和距舟关节半脱位改善（B）

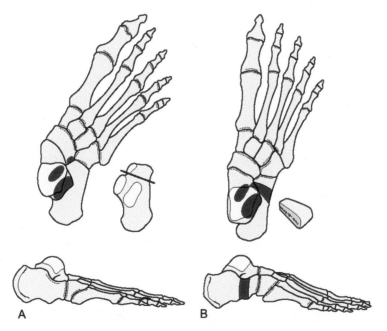

图 5-10　**示意图显示跟骨延长术矫正平足的即刻效果**

跟骨延长术的潜在并发症包括跟骰关节半脱位、骨移植物吸收、截骨端不愈合、矫正不足、矫正过度、切口愈合问题、神经损伤、感染、植入物移位等。Suh 等在综述中报道跟骨延长术截骨端不愈合率为 3%～4.7%；尽管跟骰关节半脱位发生率为 0.8%～86.9%，但其并不导致局部症状或骨关节炎。

3. 跟骨后部移位截骨术　尽管该术式在成人的手术中很流行，但在儿童柔性平足的治疗中并不是常规的手术，因为这种手术并未在 CORA 点进行畸形矫正，只是一种代偿性矫正。该方法确实将跟腱止点内移，并减小了足跟外翻，但并未减小前足外展或改善距骨向跖侧倾斜。

4. 跟骨双截骨术　对于重度的平足，经跟骨结节二次截骨矫正残余外翻畸形可能是有必要的。微创手术技术是有价值的，因为能够减少切口相关的并发症。"足底视踝征"被用于评估跟骨延长术后的矫正效果。如果从足底能观察到内外踝，那么跟骨延长术的矫正是理想的；如果仅能看见外踝，说明矫正过度；如果仅能看见内踝，说明矫正不足，需要进一步行跟骨结节处二次截骨。对于未成熟骨骼，用于固定的跟骨螺钉需要在截骨端愈合后去除，以便跟骨结节继续生长（图 5-11）。

5. 关节制动术与跟骨延长术　Chong 等比较了关节制动术（7 名患儿，13 足）与跟骨延长术（8 名患儿，11 足）术后随访 1 年的结果，但是未采用随机的分组方法。跟骨延长术的患者足部 X 线片显示畸形更严重。2 名行关节制动术的患者需要移除关节制动器；跟骨延长术的患者中一名需要去除"U"形钉，另外一名发生切口裂开。他们发现两组患者的功能结果没有任何显著差异，但也强调需要进行更长期的随访。他们还强调关节制动术被保险公司视为一种实验性手术，因此很难进行更多的研究。他们认为，关节制动术的微创性和较低的并发症发生率表明，合理使用关节制动术对一些患者是合适的。但是该项研究两组的畸形严重程度不一致，前足重度外展的病例接受跟骨延长术而不是关节制动术治疗，也没有报道在重度畸形病例中关节制动术的使用情况。

Suh 等在系统综述中对比关节制动术和跟骨延长术，结果也显示跟骨延长术在 X 线片上对畸形矫正更充分，尤其有利于前足外展畸形矫正，其 AOFAS 预后评分也优于关节制动术。关节制动术组中植入物移除的主要原因是持续性疼痛和植入物移位。跟骰半脱位和骨不连是跟骨延长术组的主要并发症。他们认为，跟骨延长术适用于距舟关节未覆盖率超过 40% 的患者，关节制动术适用于 8～12 岁距下关节尚可塑形的儿童。与关节制动术组相比，跟骨延长术组的距骨 - 第 1 跖骨角和跟骨倾斜角改善更好。跟腱延长或腓肠肌松解，以及腓骨短肌延长伴或不伴腓骨长肌延长是最常见的附加手术。跟骨延长术组和关节制动术组的

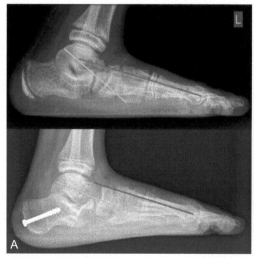
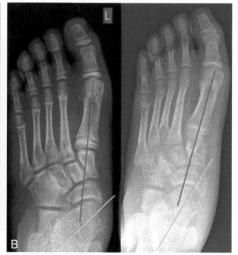

图 5-11　重度柔性平足患者接受跟骨延长术和后部移位截骨术（跟骨双截骨术），负重侧位（A）和正位（B）X 线片显示距骨 - 第 1 跖骨角明显改善

满意率分别为 68% ～ 89% 和 78.5% ～ 96.4%。然而，跟骨延长术的研究中也有结局较差的患者。

6. 笔者关于非神经肌肉性柔性平足的经验 资深的笔者创建了一个统称为"足弓危象"的列表，用于评价柔性平足保守治疗的不良预后因素。有两种或两种以上症状的患者，保守治疗可能失败，这也是关节制动术的禁忌（表 5-1）。

表 5-1 扁平足"足弓危象"

1. 距舟关节下胼胝
2. 股骨后倾或胫骨外旋，或两者同时存在
3. 膝外翻
4. 前足重度外展（正位 X 线显示距舟关节未覆盖率＞30%）
5. 外侧疼痛（跗骨窦撞击）
6. 提踵站立时足跟不能内翻
7. 高体重指数
8. 马蹄畸形超过 10°

关节制动术：在笔者的实践中，跟骨延长术是常规手术，而关节制动术只在少数患者中进行。因为部分患者接受了关节制动术，De Pellegrin 等在他们的 732 例接受 "calcaneo-stop" 型螺钉制动的患者中鉴别出两种儿童柔性平足的解剖类型：①外翻性平足；②跟骨外翻（特征为后足柔性外翻）。

第一种类型是常见的平足类型，表现为足弓塌陷、前足外展、后足外翻。第二种类型为非典型平足，即使在负重位 X 线片，足弓仍能维持或仅轻度降低，但由于距下关节松弛，外观上可见明显的足跟外翻（图 5-12）。第二种类型平足的距骨头可能在跟骨载距突和前关节面获得广泛的支撑以防止其塌陷，但其距下关节韧带松弛导致跟骨外翻。因为这类患者前足无过度外展，所以关节制动术矫正的重点是减小距下关节和足跟外翻，此类患者是最佳适应证。

资深专家使用钛合金植入物，圆锥状外侧端位于跗骨窦内，内侧的圆柱体延伸至跗骨管。笔者回顾了 31 名接受关节制动术治疗的有疼痛症状的平足患者（56 足）的结果，平均随访 51.3 个月，年龄范围为 9 ～ 17 岁。结果显示，12 名在任何活动时都没有疼痛；4 名有偶发疼痛，但活动无影响；

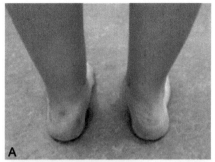
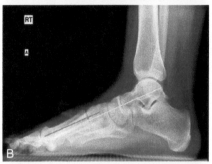
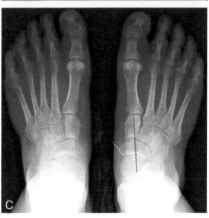

图 5-12 单纯距下关节松弛的跟骨外翻（De Pellegrin 2 型）负重下外观显示右侧平足伴足跟外翻（A）。负重下侧位 X 线片显示距骨未向跖侧过度倾斜，足弓维持良好（B），但正位 X 线片显示距舟关节半脱位（C）

11 名在体育运动时疼痛，但日常活动不受影响；4 名无改善。术后腓骨肌痉挛组的平均距骨 - 第 2 跖骨角为 35°，其余非痉挛组为 26°，表明严重的前足外展是手术禁忌。附加手术包括副舟骨切除（8 名）、内侧楔形截骨（1 名）和腓肠肌部分延长（1 名）。每天进行小腿肌肉拉伸运动锻炼十分重要。尽管仍残余部分功能受限，但与术前比较都获得相对改善，81% 的患者对手术表示满意。

这项研究反映了笔者对关节制动术疗效评估的首次尝试，并促使笔者制订"足弓危象征"标准帮助选择关节制动术或跟骨延长术患者。在病例选择方面存在陡峭的学习曲线。理想的关节制

动术适应证如下：有症状且活跃的儿童，无"足弓危象征"，单纯跟骨外翻（距下关节过度松弛导致足跟外翻，但前足很小程度外展）。笔者不对无症状的平足患者进行手术治疗。

为获得较高的治疗满意度，外科医师仔细地选择病例并向患者及其家属解释关于关节制动术的局限性是很重要的。他们应该明白，如果关节制动术成功，可以避免更复杂的跟骨延长术；如果失败，则需要考虑移除关节制动的植入物，并行跟骨延长术矫正畸形。同时，医师也应考虑多种干预措施对儿童心理的负面影响。

跟骨延长术：笔者采用 Mosca 描述的技术（图 5-10）。笔者取髂嵴作为植入物，并用克氏针固定跟骰关节和髂骨块。因为手术并非"开放的楔形"截骨，而是"分离的楔形"截骨，内侧皮质分开的梯形骨块比三角形骨块更有效。虽然从外侧皮质植入三角形骨块可使外侧分离，但只能达到开放楔形的矫正效果。大、小型号的 Hintermann 撑开器分别是分离跟骨、楔骨的有效工具，同时，它们能为骨块的放置提供清楚的视野。

只有当足跟从过度外翻矫正到中立位时，马蹄畸形的真实情况才会显现出来。跟骨倾斜增加会进一步使跟腱挛缩加剧。由于跟骨延长术被用于较严重的畸形，所以几乎所有的病例都需要行腓肠肌部分延长。如果跟骨延长术后踝关节仍然不能真正背伸，那么就会迫使背伸和外翻的动作通过距下关节完成，导致平足复发。

虽然跟骨延长使足的负重即刻从内侧转移到外侧，但第 1 跖骨头的正常负重通常得不到恢复，因为大多数重度平足都存在隐藏的旋后畸形，在后足外翻纠正后便显现出来。尽管尸体研究显示，行跟骨延长术后舟骨向跖侧移动，对旋后有一定的矫正作用，但是压力研究证实负重应力向足外侧转移，而不是第 1 跖骨头负重。在行跟骨延长术后残余旋后畸形的病例，踝关节处于中立背伸状态时，触诊距骨处的横弓，可发现第 1 跖骨相对于第 2 跖骨抬高。根据笔者的经验，大多数病例需要行内侧楔骨背侧楔形开放截骨术以恢复第 1 跖骨头的负重，第 1 跖列的跖屈使足弓进一步改善。由于楔形植入物可紧密嵌入，通常无须固定。

（六）腓骨肌痉挛性平足与距骨前外侧副关节面

大多数腓骨肌痉挛的僵硬性平足存在跗骨联合，仅少数无此情况。所有腓骨肌痉挛患者都容易出现距骨外侧突与跟骨撞击引起的外侧跗骨窦疼痛和压痛。即使无跗骨联合，如果存在距骨前外侧副关节面且后足外翻严重，亦可出现该症状（图 5-13）。高体重指数也是发生外侧撞击的危险因素。

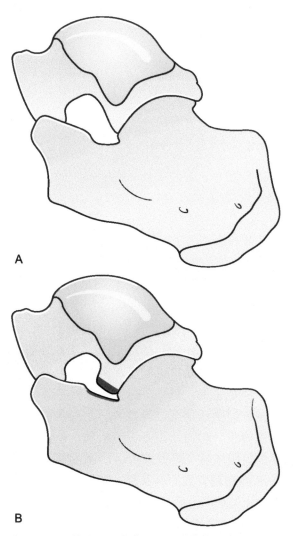

图 5-13　距骨前外侧副关节面 - 踝关节外侧示意图显示正常距骨（A）和存在前外侧副关节面的距骨（B）

副关节面在 X 线片上容易被漏诊，在 CT 或 MRI 上易被发现。MRI 能显示跗骨窦撞击处软组织和骨髓水肿的典型区域（图 5-14）。将类固醇激素和局部麻醉药注射到跗骨窦内是很有价值的诊断性试验，这些药物可使疼痛和痉挛暂时缓解。

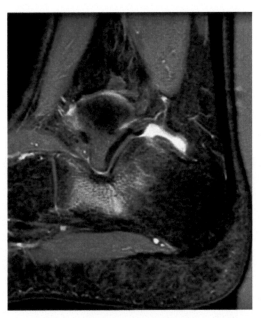

图 5-14　MRI T_2 加权像矢状面显示距骨前外侧副关节面，距骨、跟骨骨髓和周围软组织水肿提示外侧撞击

踇骨窦区的外侧疼痛应与更常见的由距腓前韧带张力升高引起的踝关节前外侧疼痛区分开。当矫正腓骨肌痉挛性平足时，距骨前外侧副关节面的切除十分重要。尽管存在行单纯切除术的报道，但根据笔者的经验，如果不同时行保留关节的平足矫形手术，对于缓解疼痛是无效的。

> 多数有或无症状的平足与跟腱挛缩有关。跟腱挛缩查体应在距下关节锁定状态下完成。使用从足跟至中足的支撑鞋垫和理疗可减轻症状。
> "足弓危象"是保守治疗的不良预后因素。
> 单腿提踵试验可用于鉴别柔性平足和伴跗骨联合和（或）腓骨肌痉挛的僵硬性平足。
> 跗骨窦植入物治疗的效果需要长期随访。目前笔者仅将其用于单纯跟骨外翻，而非外翻性平足。
> 目前笔者所采用的主要手术方式是跟骨延长植骨术、腓肠肌 - 比目鱼肌腱膜延长术、伴或不伴内侧楔骨开放的楔形截骨术。

六、跗骨联合

（一）概述

跗骨联合是 2 块或 2 块以上跗骨间发生的异常连接。大多数是胎儿跗骨发育过程中间质分化失败而导致的先天性疾病。文献报道其多为常染色体显性遗传。跗骨间的桥接可能是纤维性、软骨性或骨性的。一般估计人群发病率为 1% ～ 2%。然而，最近的影像学和尸体研究表明其发病率高达 13%。跗骨联合在约 50% 的病例中是双侧的，没有性别差异。距跟联合主要位于中间关节面，跟舟联合位于跟骨前突与舟骨之间，这两种类型占跗骨联合 90% 以上。除此以外，跗骨联合可以发生于任何其他 2 块相邻的足部骨骼之间。

跗骨联合是一种典型的孤立性病理改变，但也会与其他先天性疾病并存，包括腕骨联合、腓侧半肢畸形、关节粘连、短肢畸形、足畸形、关节畸形、Apert 综合征、Nievergelt-Pearlman 综合征等。在极少数情况下，跗骨联合也可以继发于外伤、退化性关节疾病（如炎性关节炎）、肿瘤、感染或医源性原因。

（二）症状及临床评估

虽然跗骨联合在出生时即存在，幼年时通常无症状，但随着联合处骨化和距下关节活动受限，在儿童后期和青春期会逐渐表现出症状。由于跗骨自然的骨化进程，跟舟联合（8 ～ 12 岁）通常比距跟联合（12 ～ 16 岁）出现症状更早。如果是双侧的，只有一侧出现症状的情况并不少见。

患者主诉模糊、弥漫的机械性疼痛，在运动中加剧，随着休息而缓解，并且可以由轻微外伤而诱发。患儿可能不愿意参加体育活动，变得更加久坐不动。

患者还可能出现以下任何一项症状。

1. 反复踝关节扭伤和前外侧踝关节韧带疼痛　在不平的地面上行走或跑步时，踝关节试图代偿距下关节活动减少而导致韧带拉伸并扭伤，尤其是距跟联合。跟舟联合很少会导致畸形和僵硬，因为它们没有桥接距下关节。

2. 联合部位疼痛　仅发生于继发于微骨折的软骨性联合（骨软骨病）。通常跟舟联合造成的疼痛局限于足背外侧、跗骨窦上方。距跟联合造成的疼痛发生于内踝下方。

3. 距下关节外侧剧烈疼痛　距跟联合是腓骨肌痉挛性平足最常见的原因。腓骨肌痉挛性平足是一种以后足僵硬性外翻、前足外展及腓骨肌腱明显的不由自主的疼痛痉挛伴足外翻为特征的综合征。这些反射性痉挛是足跟外翻引起适应性腓骨缩短的结果。这种表现通常与距骨外侧突副关节面和距跟撞击有关。腓骨肌痉挛性平足不是跗骨联合的病理学特征，可能见于其他形式的僵硬性平足畸形。而且，跗骨联合的患者也能呈现正常的足部力线，很少有僵硬的内翻畸形。

4.跟舟关节内侧上方疼痛和弹簧韧带疼痛 是由僵硬性平足的距骨跖屈导致的内侧超负荷引起的。

临床上，患者应该被全面评估，包括足部力线、步态模式、压痛点、小腿肌肉紧张度和后足关节活动范围。外翻平足和后足僵硬通常会被检查到。发生距下联合时，在站立足跟抬高试验时后足外翻无法纠正，或 Jack 跗趾抬高操作时足弓不能重建。长期距下关节僵硬时，Chopart 关节（跟骰关节和距舟关节）会出现代偿性过度活动，这可能与真正的距下运动相混淆。

（三）影像学检查

正位、侧位和 45°内斜位负重 X 线片被用于初步评估。

跟舟联合在 45°内斜位 X 线片上显示最佳（图 5-15）。对于软骨性和纤维性跟舟联合，普通的 X 线片很可能显示骨边缘不规则和硬化、软骨下囊肿，以及跟骨与舟骨之间间隙狭窄。跟骨前突拉长造成的"食蚁兽鼻征"和舟骨侧方拉长造成的"逆食蚁兽鼻征"是 2 个相当可靠的跟舟联合的标志。

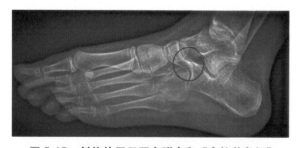

图 5-15　斜位片显示跟舟联合和"食蚁兽鼻征"

因为后足解剖结构的复杂性和多骨结构的重叠，所以距跟联合更难在标准 X 线片上显示。在侧位 X 线片上看到的"C"字征，即由距骨穹窿的内侧软骨下骨和跟骨载距突后下侧面因骨桥而汇合形成的一个连续的"C"形，是距跟联合的一种重要的影像学标志；然而它也能出现于其他疾病中，主要是严重的平足畸形。其他影像学特征

包括距下后关节间隙变窄，距骨外侧突过长和变圆，距下中关节缺失征，以及发病初期踝关节适应性"球窝"改变和有症状的距下僵硬性联合。背侧"距骨鸟嘴征"可出现在 2 种类型的跗骨联合中，由继发于距下力学关系改变导致的关节囊牵拉引起，不应误诊为关节炎变化（图 5-16）。

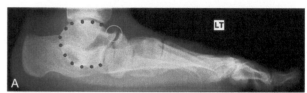

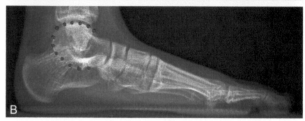

图 5-16　侧位 X 线片显示左侧距跟联合伴严重平足，以及"C"字征（红色点）和背侧"距骨鸟嘴征"（蓝色圈）（A）。距跟联合的足具有相对正常的排列（B）

当疑似跗骨联合诊断时，即便 X 线片没有任何明显的异常发现，也应采用横断面成像。二维和三维重建的 CT 检查对手术计划至关重要，并提供有关病变的精确位置、大小和范围、后足力线异常严重程度、关节退变迹象和其他跗骨联合的重要信息。MRI 有助于评估非骨性联合，可以评估骨髓水肿和伴随的软组织病理改变，并具有避免辐射暴露的额外益处（图 5-17）。在非典型跗骨联合病例中，单光子发射计算机断层成像 - CT（SPECT-CT）可以有助于识别疼痛的真正来源，从所有的影像学发现中鉴别出有症状的跗骨联合。

（四）治疗

治疗的主要目的是缓解疼痛。无症状的跗骨联合不需要治疗，因为没有文献证据表明其未来会导致残疾，切除偶然发现的跗骨联合也不能改善功能。

所有疼痛的跗骨联合患者应首先尝试将保守治疗作为一线治疗。这些治疗措施包括活动调整、非甾体抗炎药、皮质类固醇注射、缓冲平底矫形器及小腿拉伸和踝关节扭伤康复的物理治疗。佩戴将后足维持中立位的足靴或膝下行石膏短期固定 3 ～ 6 周。约 30% 的患者在移除石膏 6 周后症

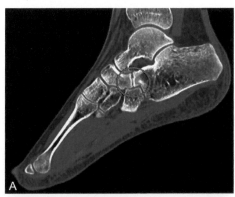
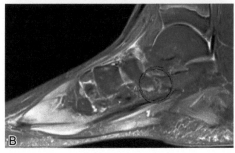

图 5-17　**矢状位 CT 图像显示跟舟联合（A）；MRI T$_2$ 加权像证实软骨性联合（B）**

状消失（或效果良好）。距跟联合通常比跟舟联合对保守治疗的反应更好。

在用尽所有适当的保守治疗后，顽固或复发的病例采取手术治疗。重要的是告知患者及其父母，手术的目的不是恢复正常的解剖结构，因为此类疾病的关节原本就不是完全正常的；任何手术干预的目的都应该是改善疼痛和活动能力。

文献中关于有症状的跗骨联合的理想手术治疗存在很多争议。手术方案取决于多种因素，如年龄、联合的位置和大小、同侧足部跗骨联合的数量、足部力线和退行性关节改变等。一般来说，手术包括切除联合伴或不伴间隙填塞、单关节或多关节融合术、畸形矫正截骨术或这些干预措施的任意组合。在患者年龄较小时切除纤维软骨性联合可能会产生更好的结果。

1. 跟舟联合的手术治疗　没有关节炎改变的孤立性跟舟联合最好通过切除桥接来治疗，文献报道无论采用何种移植物填塞，高达 90% 的病例预后良好。建议至少切除 1cm 厚的骨块以避免复发。距骨颈外侧缘是切除的内侧标志，骰骨内侧缘是切除的外侧标志。基于横断面影像的术前计划对确保充分切除和避免医源性软骨损伤至关重要。多项研究建议填入移植物以最大程度降低复

发风险并延长疼痛缓解时间。填塞的移植物包括趾短伸肌、脂肪、骨蜡、纤维蛋白胶和硅胶片。尽管与脂肪移植相比，移植趾短伸肌的效果较差，但没有确凿的证据支持使用某种类型的移植物优于另一种。即使像关节镜手术那样没有移植物填充，也报道了良好的结果。距舟关节和跟骰关节很少出现关节炎改变，但是这两个关节的关节炎被认为是联合切除术的禁忌证。在这些情况下，选择性关节融合术或三关节融合术。

2. 距跟联合的手术治疗　距跟联合的手术治疗仍然是一个争论相当大的话题，特别是切除和关节融合术之间的决策。

Wilde 等建议只有在冠状 CT 上测量的 3 个参数都满足时才应实施切除术（图 5-18）。

（1）中关节面距跟联合的关节面表面积与后关节面表面积之比不超过 50%。

（2）足跟外翻小于 16°，测量方法为 90° 减去冠状 CT 上测量的从距骨滑车表面中点到跟骨距侧表面中点连线与距骨滑车表面之间形成的角度。

（3）距跟后关节间隙正常，没有变窄、退行性改变或距骨外侧突撞击跟骨的证据。

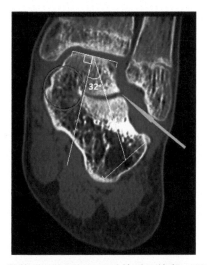

图 5-18　**冠状 CT 层面显示严重的后足外翻、距下关节间隙比踝关节间隙狭窄（蓝箭头）和较大的距跟联合面积**　测量的中关节面联合面积（红圈）与后关节面面积的比值约为 69%，因此不能通过单一 CT 层面评估

尽管这些测量方法已被广泛采用，但最近的研究发现，联合相对面积大于 50% 和更严重的后足外翻，但距下关节病变表现很少或没有的患者，切取手术取得了较好的效果。无论是通过内侧入路切

开手术还是关节镜技术均可切除距跟联合。但是关节镜技术为评估后侧关节面及确保完全切除联合提供了更好的视野，复发率更低，但学习曲线较长。

在大多数病例中，无论是否填塞移植物，单纯切除距跟联合就可提供令人满意的症状缓解、功能改善和低复发率。

跗骨联合和严重平足：伴严重平足的跗骨联合患者尤其是出现距舟关节下疼痛症状者，单独切除联合可能导致畸形进一步加重，因为畸形张力侧的内侧连接作用丧失。此外，外侧软组织挛缩和主要来自小腿肌肉和腓骨肌的持续性致畸力，会牵拉足跟导致外翻进一步加重。在一期手术中将联合切除与平足重建相结合可显著改善影像学参数和长期临床结果。

重建手术采用 Evan 跟骨延长截骨术和（或）跟骨内移截骨术、内侧楔形开放跖屈截骨术、腓肠肌或跟腱延长及腓骨肌腱延长（如果有临床指征）。据报道切除联合同时行距下关节制动术也取得可接受的结果。

对于广泛联合和严重平足畸形的患者，即使后关节面存在退行性改变的影像学证据，单纯行平足重建而不切除跗骨联合也被建议，因为疼痛被认为与畸形本身相关而非联合。

对于一期手术切除失败、多发联合或伴退行性改变的跗骨联合，关节融合是一种挽救性手术，实现后足外翻矫正。对于骨骼未成熟的儿童，首选关节外关节融合，如 Grice 手术或其任何改良术式，以避免潜在的后足生长障碍。鉴于有长期预后不佳的充分记录，三关节融合术应该作为最后的手段，尤其是在年轻患者中慎用。

> 跗骨联合由间质分化失败引起。
>
> 幼年时期跗骨联合无症状，但在儿童后期和青春期出现症状，因为联合逐渐骨化并且限制距下关节活动。
>
> 确定疼痛的来源/部位，如踝关节外侧韧带、联合部位、距舟关节（平足）。
>
> 影像学检查如 CT/MRI 确定导致撞击的异常距骨前外侧副关节面。
>
> 最初试行保守治疗。如果症状持续存在，考虑手术干预，如联合切除伴或不伴平足矫正。
>
> 关节融合术作为一种挽救性术式。

七、儿童踝关节骨折

（一）概述

儿童踝关节骨折比较常见，占所有骨折的 5%，约占儿童急诊就诊的 2%。对于生长板损伤，胫骨远端是第三常见骺板损伤部位，仅次于手指和桡骨远端。然而，该部位有更高的并发症和远期后遗症的风险，如纵向生长停滞和三平面畸形。这类骨折多数是由低能量扭转机制所致，如跖屈旋转，类似足球这类需要突然改变方向的体育运动。其他致伤原因涉及高能量损伤，如挤压伤和高处坠落伤，或者作为多发创伤的一部分。体重指数较高的儿童发生踝关节运动性骨折或扭伤的风险更高。

骺板的存在是儿童和成人损伤之间最大的区别。儿童时期的韧带和肌腱抗拉强度比骺板更大，因为它们有较高的细胞代谢率，损伤通常倾向于导致骺板骨折，而不是成人那样更常见的扭伤。但是，最近对腓骨远端损伤的研究表明，韧带损伤可能比以前的报道更常见。

胫骨远端次级骨化中心在 6 个月左右时出现，而腓骨远端骨化中心在 1 ~ 3 岁出现。胫骨和腓骨远端每年纵向生长 4 ~ 6mm，分别占胫骨和整个下肢生长的 40% 和 17%。因此，较小年龄儿童的骺板损伤可导致显著的成角畸形和肢体不等长。高能量骨折（如机动车损伤）和初始移位是与生长障碍相关的主要预测因素，手术固定似乎不能降低这些损伤中生长停滞的发生率。

（二）分类

Salter-Harris（SH）分型在解剖上将骺板骨折分为 5 种类型。该分型易于应用，重复性良好，且观察者间及观察者内可靠性良好，仍然是描述骺板损伤应用最广泛的方法。骺板早闭的风险随着骺板损伤 SH 分型严重程度增加而增加。Mercer Rang 增加了该分型的第 6 型以描述 Ranvier 区的压缩和撕脱损伤（表 5-2）。

Dias-Tachdjian 分型是成人 Lauge-Hansen 分型的改良并结合 SH 分型。该分型根据受伤机制通过描述受伤时足的位置和暴力的方向对儿童踝关节骨折进行分型。该分型有利于通过施加逆损伤方向力量复位骨折。但是，因该分型较复杂及观察者间一致性较差，应用相对较少（表 5-3）。

表 5-2 Salter-Harris（SH）分型

分型	发生率（%）	描述	
SH- I 型	5 ～ 15	骨折沿骺板横向延伸。这是一种纯骺板损伤，没有累及骨性部分。只有当生长板变宽或骺端和干骺端对位不良时，才能在普通 X 线片上看到	
SH- II 型	30 ～ 45	骨折至少累及部分骺板，并穿过干骺端，形成楔形 Thurston-Holland 骨块	
SH- III 型	25	骨折至少累及部分骺板，并穿过骨骺，常累及关节面	
SH- IV 型	< 25	骨折垂直延伸穿过骺板，累及骨骺和干骺端	
SH- V 型	1	轴向压缩对骺板造成挤压伤。这些通常是生长停滞后的回顾性诊断	
SH- VI 型	罕见	软骨膜环开放性损伤或手术期间（医源性）损伤，可导致干骺端和骨骺之间形成骨桥和生长畸形	

表 5-3　Dias-Tachdjian 分型

受伤机制		描述	治疗及预后	
旋后内收（SI）	1 度	外侧韧带牵拉会导致 SH-Ⅰ型或Ⅱ型损伤或外侧韧带扭伤 / 断裂	能够非手术治疗预后良好	
	2 度	1 度 + 内踝 SH-Ⅲ或Ⅳ型损伤。罕见情况下，整个胫骨骨骺 SH-Ⅰ型或Ⅱ型损伤并向内侧移位	因为有出现生长停滞而导致踝关节内翻畸形的风险，内踝需要解剖复位（闭合或切开）	
旋后外旋（SER）	1 度	胫骨远端 SH-Ⅱ型骨折，远端骨块向后移位和 Thurston-Holland 骨块向后内侧移位	胫骨远端干骺端需要解剖复位（闭合 / 开放）± 经干骺端螺钉固定35% 以下生长停滞风险	
	2 度	1 度 + 腓骨干骺端螺旋骨折，从内向上、后延伸		
旋前外展 - 外旋（PER）		胫骨远端 SH-Ⅱ型骨折伴后外侧 Thurston-Holland 骨块和腓骨短斜形骨折	胫骨远端干骺端需要解剖复位（闭合 / 开放）± 经干骺端螺钉固定> 50% 生长停滞风险	
旋后跖屈（SPF）		胫骨远端 SH-Ⅱ型骨折（SH-Ⅰ型罕见）伴干骺端后侧 Thurston-Holland 骨块。无腓骨骨折，但可能伴下胫腓联合损伤	胫骨远端干骺端需要解剖复位（闭合 / 开放）± 经干骺端螺钉固定预后良好	

（三）过渡期骨折

胫骨远端骺板闭合历经 18 个月的过渡期。这个过程女孩和男孩分别从 13 岁和 15 岁开始，并且遵循独特的、可预测的、偏心性闭合模式。闭合从中央开始，然后向前内侧延伸，再向后内侧延伸，前外侧部分（Chaput 结节）最后融合。骺板缓慢而渐进性骨化呈现出独特的生物力学特征，这导致了青少年独特的骨折模式，称为过渡期骨折。在闭合的早期阶段，患者常出现三平面骨折。这些损伤通常是由外旋机制导致的。过渡期骨折很少导致与骺板早闭相关的并发症，因为患者已经接近骨骼成熟；但是，骨折复位不良可能导致创伤性关节炎。

三平面骨折是多平面损伤，沿矢状方向延伸穿过骨骺，然后轴向（水平）行经骺板，于冠状面累及胫骨远端干骺端。它们在正位 X 线片上表现为 SH-Ⅲ型损伤，在侧位 X 线片上表现为 SH-Ⅱ型损伤（图 5-19）。骨折可分为 2 部分、3 部分甚至 4 部分。

Tillaux 骨折发生于闭合的后期阶段，此时只有骺板外侧部分未闭合。青少年 Tillaux 骨折是 SH-Ⅲ型损伤，是由强韧的下胫腓前韧带撕脱了未融合的胫骨远端前外侧骨骺所致（图 5-20）。

（四）影像学检查

X 线片是评估儿童踝关节损伤的标准影像学检查。医师应获得踝关节正位、侧位及踝穴位图像。踝穴位图像尤其有利于鉴别细微的关节内骨折，如三平面骨折或 Tillaux 骨折。骺板增宽是损伤的一个重要征象，因为它提示可能存在 SH-Ⅰ型损伤。如果临床检查存在任何疑惑，可利用负重位 X 线片评估下胫腓联合损伤，小腿全长 X 线片排除 Maisonneuve 型高位腓骨骨折。良好理解正常解剖变异，如胫骨远端副骨化中心及腓骨远端副骨化中心，是避免假阳性诊断的关键。

CT 被推荐用于精确评估骨折类型，并且应常规用于所有关节内和多平面踝关节损伤的评估。如果 X 线片上有任何疑问，CT 在尝试闭合复位之前和之后评估关节的匹配和对位至关重要。它还有助于术前制订手术方案并有助于骨块间螺钉精确置入。标准足踝 CT 的辐射剂量低于传统的 X 线检查。

MRI 的作用有限，但可能有助于诊断隐匿性骨折和骨软骨损伤，或排除感染和（或）肿瘤。然而，医师在审阅 MRI 时应特别注意，以避免将儿童正常骨髓信号与潜在病理性改变相混淆。

（五）治疗

儿童踝关节骨折治疗的主要目的是恢复骺板解剖结构，恢复关节面平整和关节匹配，以获得良好功能和无痛的关节，并最大程度减少远期畸形、肢体不等长及创伤后关节炎等并发症。

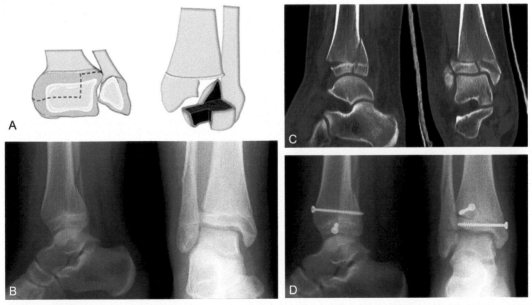

图 5-19　三平面骨折模式图（A）显示矢状面的 SH-Ⅲ型骨折线延伸入关节，横穿过骺板，冠状面的 SH-Ⅱ型骨折线通过后侧干骺端；三平面骨折的 X 线片（B）和 CT（C）；加压螺钉固定术后影像（D）

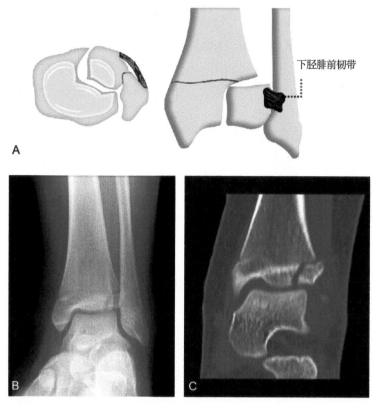

下胫腓前韧带

图 5-20 青少年 Tillaux 骨折示意图(A)。下胫腓前韧带导致胫骨前外侧骨骺撕脱骨折,该骨块对应于骺板尚未融合的部分。Tillaux 骨折的 X 线（B）和 CT（C）

按照总的原则,无移位且稳定的儿童踝关节骨折可以采取石膏固定和保护性负重 3 ～ 6 周非手术治疗。如果外科医师对旋转稳定性有任何顾虑,建议在膝关节屈曲位行长腿石膏固定。

1. 胫骨骨折　胫骨远端骨折移位超过 2mm 或不可接受的对位不良（任何内翻,外翻 / 后屈 / 前屈 > 10°）应进行闭合复位。不要尝试超过 2 次的闭合复位,以防止进一步的医源性骺板损伤。如果复位满意,骨折可采取石膏固定治疗,在初始 2 ～ 3 周应每周拍摄 X 线片以密切监测任何骨折再移位的迹象。闭合复位后骺板增宽超过 3mm 提示骺板处存在软组织嵌入（主要是骨膜）,有必要切开复位伴 / 不伴内固定。

复位后 CT 被推荐用于关节内骨折（如 SH-Ⅲ型、Ⅳ型、三平面骨折和 Tillaux 骨折）的评估。关节面台阶 > 2mm 或缝隙 > 3mm 是切开或经皮手术治疗的指征。必须避免在骺板处广泛分离和骨膜下剥离,因为这可能导致生长板进一步损伤。

骨折愈合后就可以取出螺钉,延迟拆除时部分螺钉可能取出比较困难。生物可吸收螺钉固定在一些骨折中可以安全使用,无须取出内固定植入物,但这些植入物的主要缺点是成本较高。

2. 腓骨骨折　孤立的腓骨骨折通常是低风险的轻度或无移位的 SH-Ⅰ型或Ⅱ型损伤,可进行膝下石膏固定和保护性负重治疗。对于怀疑腓骨远端 SH-Ⅰ型损伤的儿童,进行 MRI 检查发现严重的韧带扭伤发生率更高,而 SH-Ⅰ型骺板损伤的发生率反而较低,这与以往被广泛接受的理念相悖,即儿童没有韧带扭伤。这些扭伤可以采取可摘卸的支具固定治疗。

移位的腓骨远端骨折经常伴随胫骨远端骨折,如果腓骨骨折移位 > 2mm 且仍有 ≥ 2 年的生长潜力,或阻碍胫骨骨折复位,则可能需要闭合复位或切开复位。如果需要经骺板固定,则应使用光滑的钢针,而非螺钉。

3. McFarland 骨折　是指内踝的 SH-Ⅲ或Ⅳ型骨折。这种有别于其他类型的损伤可导致多达 50% 的患者生长障碍和成角畸形。如果 CT 显示初始位移超过 1mm,则应考虑手术治疗,且术前不要尝试闭合复位。

（六）监测

建议对仍有 2 年以上生长潜力踝关节骺板骨折的儿童每年拍摄 2 次 X 线片随访，直到有明确证据表明其恢复正常生长，呈现对称的 Park-Harris 生长停滞线，或其骨骺达到自然成熟。朝向骨折部位的呈帐篷状或成角的 Park-Harris 生长停滞线，提示存在生长停滞或骨桥形成。

> 踝关节骺板损伤可导致生长停滞和严重的成角畸形，应随访至少 1 年。
>
> 过渡期骨折（三平面骨折和 Tillaux 骨折）发生于临近骨骺成熟时期，如果复位不充分，可能导致创伤后关节炎。
>
> CT 对关节内骨折复位的术前计划非常有益。
>
> 无移位的踝关节骨折可采用石膏托固定治疗，而移位的骨折则需要解剖复位（闭合或切开）±螺钉固定。

要点

- 8 岁以下的儿童在跑步时可能会被绊倒，但随着旋转控制的改善，绊倒会逐渐消失。
- Ponseti 系列石膏固定矫正 "CAVE"（高弓、内收、内翻、马蹄）是治疗马蹄足非常成功的方法。
- 先天性垂直距骨应与较为常见的跟骨外翻足区分开，后者为良性且柔软的状态。
- "足弓危象" 是儿童平足非手术治疗预后不良的指标。
- 踝关节骺板损伤可导致生长停滞和严重的成角畸形，应至少随访 1 年。

（张中礼　陈兆强　译）

（徐桂军　杜俊锋　朱　彤　赵嘉国　校）

（张建中　审）

第6章 前足疾病

Rajesh Kakwani

一、引言

在门诊所见的前足病变中，大多数直接或间接与第 1 跖列相关。大多数前足疾病可以通过调整鞋子进行保守治疗。外科手术通常试图恢复足的力学功能，恢复第 1 跖列的负重功能。在术后最初的 6 周内，通常允许在保护性鞋内利用足跟承重。前足手术后的肿胀和不适可能需要 6 个月的时间才能得到改善。

二、姆外翻

（一）概述

姆外翻是临床门诊最常见的病变之一。第 1 跖列的手术是骨科手术教程的内容之一。治疗姆外翻的手术方式已有数百种，这本身就表明没有任何单一的手术可以解决所有类型的姆外翻畸形。

（二）病因

多达 1/3 的姆外翻患者有类似的家族史。穿窄鞋和高跟鞋也与姆外翻发生高度相关，且常合并平足和过度活动综合征。

（三）病理改变

Stephens 认为，由于姆趾跖趾关节内侧关节囊结构减弱，近节趾骨外翻，第 1 跖骨内翻，导致第 1 跖骨头向内侧突出。突出的跖骨头与鞋不断摩擦会导致跖骨头内侧形成滑囊结构。最终，姆长伸肌和姆长屈肌的作用线向第 1 跖趾关节外侧移动，使其与姆内收肌一起成为致畸力，加重了外翻畸形。跖骨头跖侧内外侧籽骨之间的矢状嵴被磨损变平，跖骨头越过籽骨向内侧半脱位。要注意的因素是籽骨的位置保持不变，而跖骨头向内侧发生半脱位。跖趾关节力的不平衡导致姆趾

旋前和第 1 跖列背伸，从而使第 1 跖列功能障碍。这导致外侧跖列负荷过重和转移性跖骨痛，以及第 2 趾畸形，如锤状趾或爪状趾等。

（四）临床评估

1. 临床表现　除疼痛外，姆外翻最常见的症状是近 2/3 的患者出现影响美观的畸形，约 40% 的患者出现转移性跖骨痛。疼痛可局限于跖骨头内侧突起处。当穿较紧的鞋时，疼痛加重；当脱掉鞋时，疼痛会缓解。患者努力寻找合适的鞋以适应足畸形。有时，患者主诉由姆趾背内侧皮神经受压导致其分布区神经性疼痛。患者也可以表现为其他足趾畸形和其他跖列汇聚（图 6-1）。

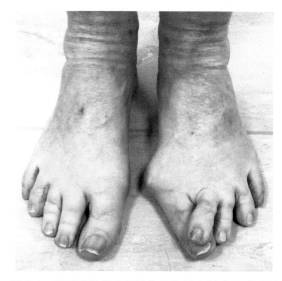

图 6-1　**严重姆外翻伴姆趾旋前和第 2 趾交叉趾畸形**

2. 体格检查

（1）站立位检查：患者负重时，畸形会加重，出现明显的姆外翻畸形，跖骨头向内侧突出（图 6-1）。常见的伴随症状包括扁平外翻足，其他趾畸形，特别是爪形趾或锤状趾，伴或不伴其他足

趾向外侧偏移。进行单侧提踵试验可以评估后足柔软性和胫后肌腱的完整性。步态检查明确足趾离地时足内侧纵弓是否恢复。

（2）坐位检查：通过将跖骨挤压到一起评估畸形的可复性。检查足底是否有胼胝形成，特别是其他跖骨头下方和姆趾内侧。检查趾骨间隙有无神经瘤、鸡眼或胼胝。在可能的情况下，必须记录姆趾跖趾关节在畸形位置和矫正位置的活动范围。

手法纠正畸形后，姆趾跖趾关节活动范围内的疼痛和摩擦感提示关节内病变。研磨试验阳性提示存在影响姆趾跖趾关节的关节炎。通过在内侧楔骨和第 1 跖骨基底之间进行冲击触诊式的 Lachman 试验评估第 1 跗跖关节是否存在不稳定。

第 1 跗跖关节活动超过 9mm 提示过度活动。如果发现以上情况，应该补充 Beighton 评分评价关节松弛情况。如果姆外翻畸形可以被动纠正，则可以分别在复位和畸形位置检查姆长屈肌肌力并进行比较。其他足趾畸形需要评估其柔软性。进行 Silfverskiöld 试验以排除任何腓肠肌紧张。在此阶段还应进行完整的神经血管检查。评估第 1 跖列背内侧皮神经支配区感觉是很重要的，特别是既往第 1 跖列手术中使用过弧形切口的患者。

检查鞋和鞋垫是否因第 1 跖骨头突出而磨损。

（五）影像学检查

足部负重正位和侧位 X 线片用于评估畸形程度并为制订治疗方案提供参考。注意第 1 跖趾关节的匹配程度。计算并记录以下角度（图 6-2），评估严重程度，以帮助选择最适合的治疗方法（表 6-1）。

1. 姆外翻角（hallux valgus angle，HVA） 第 1 跖骨长轴与姆趾近节趾骨长轴的夹角。

2. 跖骨间角（intermetatarsal angle，IMA） 第 1、2 跖骨间的夹角。

3. 跖骨远端关节角（distal metatarsal articular

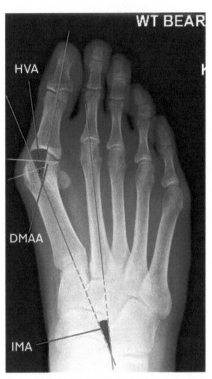

图 6-2 姆外翻负重正位 X 线片显示不同角度
DMAA. 跖骨远端关节角；HVA. 姆外翻角；IMA. 跖骨间角

angle，DMAA） 第 1 跖骨远端关节面连线与第 1 跖骨长轴垂线的夹角。

（六）治疗

1. 保守治疗 保守治疗的主要方法是健康宣教、安抚、调整活动方式、穿宽松的鞋及腓肠肌拉伸训练（如果 Silfverskiöld 试验呈阳性）。足部矫形器可用于缓解症状，可放置于姆趾与其他趾之间，或利用绑带内收姆趾近节趾骨。

2. 手术治疗 手术治疗的主要指征是保守治疗后疼痛无法缓解的患者。不建议因美观原因对姆外翻进行矫正。如果患者对手术矫正有不切实际的改善预期，医师应准备好说"不"。匹配患者和外科医师的期望很重要，手术只是共同决策过程的一部分。

表 6-1 姆外翻严重程度及相应治疗方法

	姆外翻角	跖骨间角	笔者推荐的手术
正常	不超过 15°	不超过 9°	
轻度	15°～19°	9°～13°	跖骨远端截骨术
中度	20°～40°	14°～20°	跖骨干截骨术
重度	＞40°	＞20°	Lapidus 截骨术或近端截骨术

畸形矫正手术的核心是恢复拇趾的力学特征，包括：

（1）将第 1 跖骨头复位至籽骨上方。

（2）减小跖骨间角使其恢复正常。

（3）匹配第 1 跖趾关节。

（4）矫正旋转畸形，如旋前畸形。

手术类型主要取决于拇外翻的严重程度。数百种截骨术可以用于矫正拇外翻畸形。

第 1 跖骨截骨术包括向外侧平移远端跖骨，使跖骨头重新位于籽骨上方。为了给跖骨头创造向外侧移动的空间，需要松解的软组织包括跖骨籽骨悬韧带（图 6-3）± 拇收肌腱。

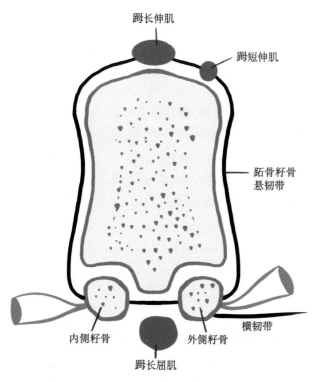

图 6-3　第 1 跖骨头在籽骨水平轴位解剖

拇长伸肌

拇短伸肌

跖骨籽骨悬韧带

内侧籽骨　　外侧籽骨

横韧带

拇长屈肌

第 1 跖骨头的血液供应来自外侧的第 1 跖背动脉和第 1 跖底动脉及来自内侧的足底内侧动脉的浅支。这些动脉通常形成一条血管带，紧贴跖骨头下关节面的近端进入第 1 跖骨头（图 6-4）。重要的是不要破坏第 1 跖骨颈跖侧的关键血管供应。

第 1 跖骨头血供破坏可能导致第 1 跖骨头缺血性坏死。因此，在进行跖骨远端截骨术时，重要的是应确保"V"形截骨的背侧和跖侧臂延伸至第 1 跖骨头的关节囊附着体的近端。而且，截骨操作不应超过第 1 跖骨的外侧皮质。

（1）远端 Chevron 截骨：Chevron 截骨是第 1 跖骨的"V"形截骨，尖端指向远端（图 6-4）。将第 1 跖骨头向外侧移位恢复第 1 跖骨头在籽骨上的位置。

Chevron 截骨术的主要并发症是第 1 跖骨头缺血性坏死，在某些研究中，这种情况的发生率为 20%，特别多发生于同时进行外侧松解的情况。

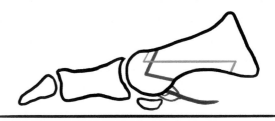

图 6-4　第 1 跖骨的血液供应
同时显示 Chevron 截骨术（紫色）和 Scarf 截骨术（绿色 / 蓝绿色）

（2）骨干 Scarf 截骨：Scarf 截骨术是对第 1 跖骨干进行"Z"形截骨。建议截骨向跖侧轻微倾斜，以便在远端骨块向外侧移位的同时，可以将第 1 跖骨头向跖侧移位，进而恢复第 1 跖列的负重。用 2 枚加压螺钉坚强固定截骨端。

主要并发症是截骨端的沟槽效应导致第 1 跖骨头向背侧移位，增加了转移性跖骨痛的风险。

（3）基底截骨：第 1 跖骨基底内侧开放楔形截骨术结合植骨具有较高不愈合的风险。

第 1 跖列底部外侧闭合楔形截骨术会导致跖骨短缩，增加了转移性跖骨痛的风险。

第 1 跖骨基底的新月形 / 穹窿截骨术在技术上比较困难，仅导致第 1 跖骨很小的缩短。新月形 / 穹窿截骨术在很多研究中都表现出了优异结果。

（4）Akin 截骨：在某些病例中，推荐对第 1 跖列近节趾骨进行内侧闭合楔形截骨以恢复力线，特别适用于存在趾间关节外翻和拇趾过度旋前的患者。

（5）第 1 跗跖关节融合（Lapidus 融合术）：Lapidus 融合术适用于第 1 跗跖关节不稳定和严重拇外翻的患者。不推荐用于第 1 跖骨基底部生长板未闭的青少年或伴有第 1 跖趾关节炎的患者。目的是恢复跖骨间角并避免第 1 跖列背伸。

（6）第 1 跖趾关节融合：第 1 跖趾关节融合适用于此关节存在明显骨关节炎和伴有严重畸形的类风湿患者（特别是老年患者）。存在 10% 的不融合率。

三、踻僵硬

（一）概述

踻趾跖趾关节炎常伴有疼痛、活动范围减小和骨赘形成。踻趾跖趾关节是足部关节炎最常见的发生部位。原发性骨关节炎是第 1 跖趾关节炎最常见的病因。其他原因包括代谢异常（痛风）、炎症（银屑病关节病和风湿性关节炎）、感染和创伤。

（二）临床评估

1. 临床表现　大多数病例双侧发病并有阳性家族史。踻僵硬的疼痛一般由关节炎引起。疼痛的其他原因有第 1 跖列背内侧皮神经压迫或骨赘与鞋的摩擦。夜间痛并不常见。跑步、上下楼梯和穿高跟鞋等都可加剧疼痛。步态改变可能引起足外缘疼痛。

2. 体格检查

（1）站立位：常见的发现是踻趾跖趾关节的背侧和内侧有大的痛性骨赘。覆盖在骨赘上的皮肤可能变薄、紧绷和发红，有的病例还会出现滑囊。患者倾向用足外侧行走。单侧提踵时患者为减少踻趾跖趾关节背伸而偏向足的外侧缘。

（2）坐位：检查足底可发现第 2 ～ 5 跖骨头下有胼胝。踻趾跖趾关节背侧骨赘触诊可有压痛。患者关节活动可能减少并伴有疼痛和摩擦感。踻趾背内侧皮神经的 Tinel 征可能体现一些神经相关的症状。重要的是检查近端关节（跗跖关节）和远端关节（趾间关节）的压痛和活动范围，如果这些关节存在关节炎，将会对最终治疗方案产生影响。

（三）影像学检查

足部负重 X 线片：正位及侧位 X 线片显示关节间隙狭窄、软骨下骨硬化和主要出现在背侧（近节趾骨和跖骨头上方）的骨赘。Harcup 和 Johnson 基于踻趾跖趾关节的 X 线表现对踻僵硬进行分级（图 6-5 ～图 6-7）。

（四）治疗

1. 保守治疗　大多数踻趾跖趾关节炎的患者可以采取保守治疗，包括调整活动方式、抗炎和调整鞋。应避免引起踻趾跖趾关节背伸（和疼痛）的活动。建议穿前足即跖趾关节下有弧度的硬底鞋，这样可以使患者在推进期避免踻趾跖趾关节背伸。

2. 注射治疗　踻趾跖趾关节注射类固醇可显著改善休息和行走时的疼痛，但维持时间最多 3 个月。

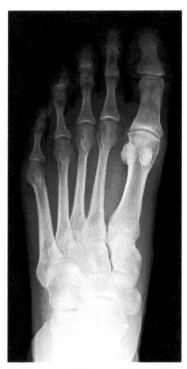

图 6-5　1 级踻僵硬，轻度 / 中度骨赘，关节间隙未见明显改变

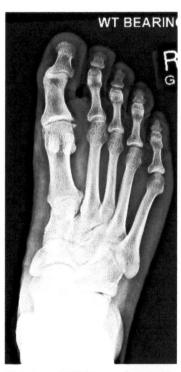

图 6-6　2 级踻僵硬，中度骨赘，关节间隙变窄

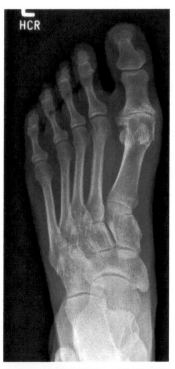

图 6-7　3 级踻僵硬，明显骨赘形成和严重的关节间隙减小

3. 手术治疗

（1）关节唇切除术：切除的范围包括沿着关节面背侧切除第 1 跖骨头和近节趾骨基底背侧的增生骨赘（图 6-8）。经该手术治疗的晚期关节炎患者，翻修手术的发生率很高。因此，应该对患者进行适当的告知。重要的是保留副韧带，避免造成成角畸形。微创和关节镜下关节唇切除术在短期随访时有良好的效果，恢复时间也更快。

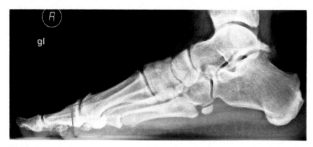

图 6-8　姆僵硬侧位 X 线片显示关节唇切除术和 Moberg 截骨术的范围

（2）Moberg 截骨术：近节趾骨基部背侧闭合楔形截骨能够改变姆趾跖趾关节的运动弧度，增加近节趾骨背伸。这种方法最大的缺点是如果再次手术行关节融合术时会存在困难，特别是在使用预塑型的跖趾关节钢板的情况下。

（3）Keller 关节切除成形术：该成形术切除近节趾骨基底部从而对跖趾关节减压，并维持姆趾跖趾关节的活动范围。然而，存在转移性跖骨痛、仰趾畸形及推进无力等并发症。最好将其用于功能需求较低的老年患者。

（4）跖趾关节置换术：存在多种类型的关节置换术，包括硅胶铰链植入物置换术、金属植入物置换术、半关节置换术、聚乙烯醇水凝胶半关节置换术。但是存在较高的骨溶解和内植物失败的风险。翻修融合通常需要结构性植骨融合维持第 1 跖列的长度。此外，骨桥融合存在延迟愈合或不愈合的风险。

（5）第 1 跖趾关节融合术：融合仍然是治疗终末期姆趾跖趾关节炎的金标准。各种技术和固定方法已被用于姆趾融合。关节表面的制备可以用骨凿、动力摆锯和阴阳锉来完成。融合的位置取决于患者的需求和职业。理想情况下，它应该允许合适的离地距离并易于穿鞋。

一般情况下，在中立位上旋转，5°～ 10°的外翻和相对于水平面 10°的背伸（相对第 1 跖骨长轴背伸 25°）。趾间关节屈曲时，姆趾趾腹应能触地。在术中，笔者建议在足下使用平板模拟负重状态，从而确保最佳的融合位置。第 1 跖列长度缩短可能增加转移性跖痛症的风险。固定方法包括皮质螺钉和部分螺纹松质螺钉固定，也可使用或不使用背侧接骨板。Brodsky 发现，姆趾跖趾关节融合后步态改善，踝关节活动范围增加，尤其跖屈增加明显。患者能够利用姆趾承重，足趾离地力量增加。2/3 以上的患者恢复了打高尔夫球、网球和徒步旅行等运动能力。

四、Morton 神经瘤

（一）概述

Morton 在 1876 年描述了一项病例系列研究，该系列的患者足趾疼痛，尤其是第 3 趾和第 4 趾，其中一些患者通过切除跖骨头使疼痛得到缓解。在此之后，趾间神经瘤通常称为 Morton 神经瘤。它不是真正的神经瘤，而是趾神经因神经周围纤维化、脱髓鞘和神经水肿而增厚。它主要影响第 3 趾蹼间隙。这可能是由于第 3 趾间神经是由足底内侧神经和外侧神经的分支汇合而成（因此活动性较差）。

（二）临床表现

最常见的表现是受累趾神经支配区疼痛（尤其是烧灼痛）和感觉异常。患者通常会描述一种鞋中有小石子的感觉，这种感觉在穿紧鞋时会更加严重。约 1/4 的患者会出现夜间痛和静息痛。Mulder 试验是指在足背伸时挤压跖骨头，产生一种伴随疼痛的咔嗒声。在受累的趾蹼间隙施加由足背向足底的压迫也能诱发症状。Greis 趾神经牵拉试验具体做法是极度背伸足趾以诱发 Morton 神经瘤的症状。

（三）影像学检查

超声和 MRI 对 Morton 神经瘤的诊断非常敏感，超声还可为超声引导的注射治疗提供机会。MRI 是诊断的金标准（图 6-9）。

（四）治疗

1. 保守治疗　使用跖骨下拱形垫可减轻负重时跖骨头下方的负荷，从而缓解症状。

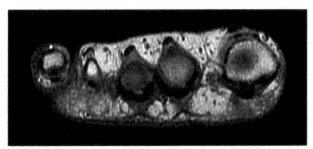

图 6-9 MRI T₁ 加权像上的 Morton 神经瘤

2. 注射治疗 在大多数情况下，在 Morton 神经瘤周围注射类固醇是主要的治疗方法。在一项随机对照研究中，Mahadevan 发现无论是否使用超声引导，对 Morton 神经瘤采取类固醇注射治疗的效果没有统计学差异。其他治疗方式包括乙醇 / 酒精注射或射频消融。此类治疗所引起的纤维化使症状反复发作的患者增加了手术困难。

3. 手术切除 背侧和足底入路均可用于切除 Morton 神经瘤。笔者首选背侧入路，患者可以在术后立即负重。足底入路手术可能导致足底痛性瘢痕和切口并发症。手术的关键是向近端切除神经瘤至足底神经分支，以降低神经瘤复发的风险。

（五）并发症

手术切除后症状复发 / 持续通常与以下原因有关：误诊、切除不完整、神经残端神经瘤复发、复杂区域疼痛综合征、趾间隙再次发生神经瘤和跖痛症。

五、跖痛症

（一）概述

第 2～5 跖骨头下方的疼痛称为跖痛症。其通常是步态周期中前足局部负荷集中所致。可分为原发性、继发性和医源性三大类。

1. 原发性跖痛症 患者解剖结构异常会导致受累跖骨负荷过重。这可能是由于与其他跖骨相比，受累跖骨不成比例的过长或跖屈。在这种情况下，第 2 跖骨最常受累。疼痛主要发生于行走时，即支撑相第 3 滚动期，前足受到力的冲击。患者可能在跖骨头下方出现胼胝 / 顽固性皮肤角化。其可以局限于单个跖骨或发生于多个跖骨。其他的致病因素可能是跖骨头或髁较大。腓肠肌复合体紧张也可以是原发性跖痛症的一个原因。

2. 继发性跖痛症 原因可能包括炎性关节病、跖趾关节不稳定、Morton 神经瘤、踝管综合征及

Freiberg 病。既往骨折引起跖骨跖屈畸形愈合也可导致跖痛症。炎性关节病导致跖趾关节向背侧半脱位 / 脱位，近节趾骨向下压迫跖骨头可导致跖痛症。足底脂肪垫萎缩或向远端移位也会导致跖骨头负荷过重。

3. 医源性跖痛症 跖骨截骨时，医源性短缩或力线不良可导致受累跖列的负荷减小，引起其他跖列的转移性跖痛。例如，第 1 跖骨截骨后发生背伸，会使第 1 跖列的负荷减小，导致其他跖骨头下方负荷增加，进而出现疼痛。跖列抬高可引起步态周期中支撑相第 3 滚动期跖骨痛，而跖列缩短可引起第 2 滚动期跖骨痛。

（二）临床表现

胼胝常见于受累的跖骨头下方。Silfverskiöld 试验可用于评估是否存在腓肠肌紧张。检查者对跖趾关节和趾骨间隙进行检查，分别排除跖趾关节半脱位 / 脱位和 Morton 神经瘤。触诊跖侧的跖骨头以评估任何跖侧髁突出。

（三）影像学检查

足部负重正位、侧位和斜位 X 线片有助于诊断本病。CT（特别是负重 CT）、SPECT、MRI 和足底压力图都有助于定位压力区。

（四）治疗

1. 保守治疗 穿改良鞋、应用改良鞋垫 / 选择性加用衬垫可以减轻压力区的负荷，包括跖骨下拱形垫和全接触式定制鞋垫。对于存在腓肠肌紧张的患者，建议进行拉伸锻炼，亦可以切除胼胝以缓解症状。

2. 手术治疗 手术目的是恢复跖骨抛物线，使负荷沿跖骨头的分布更加均匀。手术涉及跖侧髁切除术和跖骨远端截骨术，后者可以通过微创的方法完成（图 6-10）；或者在某些情况下还可以选择跖骨干截骨术或跖骨头切除术。第 2～5 趾关节不稳定可采用屈肌转位至伸肌进行治疗。

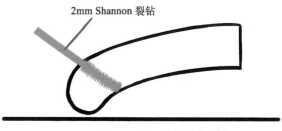

图 6-10 第 2～5 跖骨微创截骨术

六、Freiberg 病

（一）概述

第 2 跖骨头缺血性坏死是人体中第四常见的骨软骨病。Freiberg 病主要累及第 2 跖骨头（68%），有时也可累及其余跖骨头。Freiberg 病好发于青少年女性，男女发病比率约为 1 ∶ 5。

（二）发病机制

创伤、血供受损、全身性疾病（系统性红斑狼疮、高凝状态等）等均被视为危险因素。第 2 跖骨通常是最长的跖骨，第 2 跗跖关节的基石结构使其活动度最小。因此，可能会增加第 2 跖骨头的应力。穿高跟鞋伴反复背伸和跖趾关节背侧撞击可能是一个致病因素。

第 2 跖骨的血液供应来自足底内侧深动脉和跖背动脉。血液供应的任何改变都可能在第 2 跖骨头形成分水岭，从而使其易于发生缺血性坏死。

（三）临床表现

最常见的症状是第 2 跖骨头区疼痛，本质上是力学问题，疼痛在负重和行走时加重。患者可能偶尔有夜间疼痛史。第 2 跖趾关节区域会有压痛、肿胀，第 2 跖骨头背侧可能有骨赘。活动第 2 跖趾关节时可能触及摩擦感。Lachman 试验可以检查跖趾关节不稳定程度。

（四）分期

Smillie 将 Freiberg 病分为 5 期。

1 期：缺血的骺端出现裂隙（MRI 可见）。

2 期：跖骨头中央骨吸收导致软骨下骨塌陷（X 线片可见）。

3 期：持续骨吸收使软骨下骨进一步塌陷到头部中央，造成完整关节面周围不规则（跖侧关节面仍然完整）。

4 期：关节软骨外周骨赘和足底峡部骨折（整个跖骨头塌陷）。

5 期：跖骨头变平、畸形，伴关节炎。

（五）影像学检查

标准的足部负重正位、侧位和斜位 X 线片将有助于明确第 2 跖骨的相对长度和疾病的分期。斜侧位 X 线片通常显示跖骨头背侧的病变，也有助于识别游离体。MRI 可以早期发现和分类骨坏死。

（六）治疗

1. 保守治疗　包括调整活动、应用镇痛药、调整鞋垫减轻第 2 跖趾关节的负荷。一般建议穿前足下有弧度和内置跖骨下拱形垫的硬底鞋。

2. 手术治疗　保守治疗失败，症状持续者可能需要手术干预。下列术式的选择取决于患者的具体情况。

（1）关节清理：对第 2 跖趾关节进行关节清理，切除增生滑膜，清除游离体和任何不稳定的软骨片及骨赘，有助于改善症状。

（2）软骨下硬化骨钻孔：在少数回顾性病例研究中，软骨下硬化骨钻孔 ± 骨松质植入跖骨头缺损区均取得了良好的效果。

（3）骨软骨移植：该手术与跖骨头背侧闭合楔形截骨一样，也显示出良好的效果。

（4）跖骨截骨术：分为 2 种类型。

1）跖骨缩短约 4mm 可以减轻跖列的负荷，但也会导致令人不悦的短趾。

2）关节背侧损伤部分切除后背伸闭合楔形截骨使完整的足底侧软骨面与趾骨构成关节。该手术显示了良好的效果。

（5）关节填塞成形术：尽管该手术术后关节活动范围很少改善，但使用屈伸肌腱及关节囊填塞关节间隙的关节成形术已被证明可以很好地缓解疼痛。

（6）关节置换术：使用简单铰链插入式垫片的关节置换术优良率约为 60%。存在不匹配、材料强度差、松动和异物反应等相关并发症。

七、小趾囊炎

（一）概述

小趾囊炎是指第 5 跖骨头外侧面的痛性突出。席地盘腿的坐姿习惯导致小趾外侧和地面摩擦与该病相关，这种病通常又称为"裁缝趾"。

（二）分型

小趾囊炎根据如下特点进行分型。

1 型：第 5 跖骨头增大。

2 型：先天性第 5 跖骨弯曲，第 4/5 跖骨间角正常。

3 型：第 4/5 跖骨间角增大（最常见）（图 6-11）。

（三）临床表现

小趾囊炎最常见于女性、青少年和年轻成年人，多为双侧发病。疼痛发生于足的外侧缘，穿封闭的鞋时尤其明显。小趾囊炎常伴踇外翻 / 僵硬、

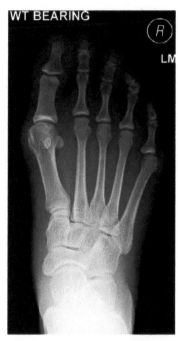

图 6-11 小趾囊炎伴第 4/5 跖骨间角增大

锤状趾、扁平足和足跟外翻。第 5 跖骨头外侧和足底侧常见胼胝。

（四）影像学检查

足部负重正位、侧位和斜位 X 线片可以用于指导治疗。需要计算的角度如下：第 5 跖趾关节角（平均 10.2°）和第 4/5 跖骨间角（平均 10.8°）。第 5 跖骨头的正常宽度为 11 ～ 14mm。

（五）治疗

1. 保守治疗　方法包括调整活动和鞋（宽头鞋）、在胼胝周围使用衬垫及修剪胼胝。

2. 手术治疗

（1）1 型：跖骨远端截骨术，"V"形 / 斜形 / 微创（图 6-10）。

（2）2/3 型：反向 Ludloff/Scarf 截骨术。

由于第 5 跖骨干骺端 / 骨干区血液供应不稳

定，应避免第 5 跖骨近端截骨。

八、第 2 ～ 5 趾畸形

第 2 ～ 5 趾畸形具有很高的发病率。根据瑞典的登记数据，1/4 的前足手术涉及第 2 ～ 5 趾畸形矫正。常见原因有外伤、鞋不合适、踇外翻、炎性关节病、糖尿病和神经功能障碍。

畸形可以发生于矢状面（爪状 / 锤状 / 槌状趾）或轴向平面（交叉趾）（表 6-2）。早期是柔性畸形，但随着时间推移，关节囊、副韧带和肌腱会紧缩，导致僵硬性畸形。非手术治疗措施包括应用趾套、在近侧趾间关节上方和跖趾关节下方添加衬垫。类固醇注射可用于治疗跖趾关节囊炎。

1. 交叉趾　足趾向内侧偏移比向外侧偏移更常见。这通常与踇外翻有关。第 2 趾最常受累（图 6-1）。

2. 槌状趾　通常与趾长屈肌腱挛缩有关，穿鞋过紧是常见病因。

3. 锤状趾　常与踇外翻和炎性关节病有关。跖板变弱可导致跖趾关节不稳定。

4. 爪形趾　一般是神经性病变导致。内在肌肌力下降导致跖趾关节稳定性降低。伸肌失去拮抗作用导致跖趾关节过伸，趾长屈肌导致趾间关节屈曲。

> **要点**
> - 踇外翻手术矫正的目的是恢复跖骨头在籽骨上的位置。
> - 对于轻度至中度踇僵硬，可采用关节唇切除术 ±Moberg 截骨术，而重度关节炎可采用跖趾关节融合术。

表 6-2 常见矢状面第 2 ～ 5 趾畸形汇总表

	跖趾关节	近侧趾间关节	远侧趾间关节	手术治疗	
				柔性	僵硬性
锤状趾	中立	屈曲	中立 / 过伸	屈肌腱转位至伸肌腱	切除成形或融合
爪形趾	过伸	屈曲	屈曲	屈肌腱转位至伸肌腱	融合
槌状趾	中立	中立	屈曲	屈肌腱切断	融合

- Morton 神经瘤不是真正的神经瘤,而是神经周围纤维化、脱髓鞘、神经水肿等导致的趾间神经增厚。
- Freiberg 病主要累及第 2 跖骨。MRI 有助于早期发现。可采用保守或手术方法降低第 2 跖列负荷。

- 大多数小趾囊炎患者可以保守治疗。当保守治疗不能控制症状时,可能需要截骨联合外侧髁切除术。

（王　佳　译）

（徐桂军　赖良鹏　张明珠　赵嘉国　校）

（张建中　审）

第 7 章　类 风 湿 足

Patricia Allen，Jasdeep Giddie

一、引言

类风湿关节炎（rheumatoid arthritis，RA）是一种慢性系统性自身免疫性疾病，主要表现为滑膜炎和关节周围骨质丢失。RA 主要影响活动关节，多发于手足的小关节，且通常为对称性发病。女性高发（女∶男 =4∶1），主要发病年龄为 35 ～ 45 岁。

约 20% 的患者最初表现为足和踝部的症状，在疾病的早期阶段通常更多累及前足。

治疗的目标是控制疼痛并保留活动度。多学科治疗是关键，应该包括风湿科医师、支具矫形师、外科医师、理疗师及职业治疗师。

本章旨在为外科医师评估 RA 患者治疗方案，包括常用抗炎药物、保守治疗措施及可采用的手术方式等提供指导。

二、诊断标准

2010 年，RA 分类标准进行了修改，目前包括多关节病、血清学检测、急性期反应物和症状持续时间（超过 6 周）。对称性关节受累、晨僵持续时间及出现类风湿结节已不再作为考虑因素。

三、临床评估

20% 的患者首诊于足踝门诊，详细的病史应包括症状持续时间、疼痛性质及加重与缓解的因素。通常多个关节会同时受累。评估时应记录活动能力的改变和基本功能，如穿鞋和系鞋带。RA 患者的僵硬经常出现在睡醒时，而且持续时间较长。简单了解全身相关病史，以便于排除任何 RA 的关节外表现，详见表 7-1。

表 7-1　类风湿关节炎及相关综合征的关节外表现

1. 心包炎
2. 肺部疾病
3. 类风湿脉管炎
4. 眼科炎性疾病

伴随的综合征
　Felty 综合征：白细胞减少合并脾大
　Still 病：急性发作的类风湿关节炎，有脾大、发热和皮疹

临床查体应从评估瘢痕、足姿态、下肢力线及步态开始。查看任何皮肤改变如类风湿结节。触诊每个关节确定疼痛可能的来源，并进行脉搏检查。评估任何畸形并判断是僵硬性还是柔性畸形。

对于可疑 RA 的患者，应行实验室检查，包括红细胞沉降率、C 反应蛋白、类风湿因子及抗环瓜氨酸肽抗体。

影像学评估应包括负重位足和踝关节 X 线检查（图 7-1）。疾病早期的轻微特征可能被漏诊，包括软组织肿胀、关节周围弥漫性骨质疏松及侵蚀。后期改变包括关节间隙变窄、半脱位及脱位。在疾病早期，MRI 可能有利于发现炎性改变、关节侵蚀和软骨溶解。CT 可以确定关节受累的程度，有助于制订手术计划及手术中畸形矫正。

四、病理生理变化

该疾病的病因尚不明确。但是，环境因素及遗传因素被认为共同发挥作用。目前认为，病毒感染可能直接或间接触发了炎症反应，激活人类白细胞抗原 HLA-Ⅱ位点，导致 T 淋巴细胞介导的免疫反应。T 细胞刺激和上调内皮黏附分子，白细胞向增殖性滑膜组织迁移，刺激软骨细胞和成纤维细胞释放降解酶。随后，关节软骨和周围软组织被破坏，导致严重畸形（图 7-2）。

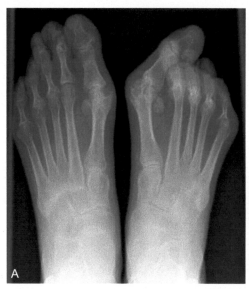

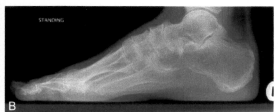

图 7-1   第 1 跖趾关节周围侵蚀，累及左侧中足和双侧后足

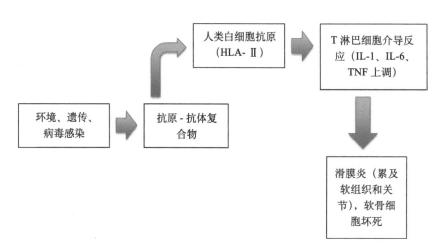

图 7-2   类风湿关节炎的病理生理改变

五、药物治疗

在过去 30 多年间，药物治疗不断变革，最初是缓解症状，当前发展到通过施行治疗方案减缓或抑制疾病进展和结构性关节破坏，进而降低需要手术的患者数量。

药物治疗起始于非甾体抗炎药、类固醇激素及改善病情抗风湿药（disease modifying anti-rheumatic drug，DMARD）。一些患者可通过单一用药获得很好的治疗效果，但其他患者可能需要联合用药。不同药物方案见图 7-3。

DMARD 在围手术期管理中具有重要作用，能确保手术风险最低并维持疾病缓解。生物制剂的停药和重新用药需要与风湿科医师协商后决定。暂停药物治疗仍然是有争议的话题，抗肿瘤坏死

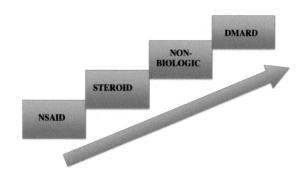

图 7-3   类风湿关节炎的阶梯药物治疗
NSAID. 非甾体抗炎药；STEROID. 类固醇激素；NON-BIOLOGIC. 非生物制剂；DMARD. 改善病情抗风湿药

因子 α（TNF-α）抗体的使用也存在分歧。表 7-2 总结了不同药物的类型、作用机制及当前围手术期用药的英国指南。

表 7-2 **抗关节炎药物的药理学**

药物	作用机制	围手术期	恢复用药
DMARD 非生物制剂			
甲氨蝶呤	叶酸类似物，可抑制嘌呤和嘧啶合成，减少抗原依赖性 T 细胞增殖，并通过腺苷介导的炎症抑制反应提高进腺苷水平	持续服用	
来氟米特	通过抑制线粒体酶二氢乳清酸脱氢酶抑制嘧啶合成的抑制剂	手术前停药 1～2d	切口愈合后再开始服用
羟氯喹	干扰巨噬细胞和其他抗原呈递细胞中的"抗原加工"，从而减少刺激 CD4$^+$ T 细胞所需的主要组织相容性复合体（MHC）-Ⅱ类蛋白形成	持续服用	
柳氮磺吡啶	作用机制不明确	持续服用	
DMARD 生物制剂和抗 TNF-α 抗体			
依那西普（Enbrel）	依那西普通过竞争性地与促炎性细胞因子结合并阻止与其细胞表面受体相互作用抑制 TNF-α 的活性	手术前停药 2 周	10～14d 后再开始服用
英夫利西单抗（Remicade）	人小鼠嵌合 α 单克隆抗体，与 TNF-α 结合，形成稳定的非分离免疫复合物，阻止 TNF 与其受体结合	手术前停药 2 周	10～14d 后再开始服用
阿达木单抗（Humira）	人抗 TNF-α 单克隆抗体，阻断 TNF 与 P55 和 P75 细胞表面 TNF 受体相互作用	手术前停药 2 周	10～14d 后再开始服用
白介素 1（IL-1）拮抗剂			
阿那白滞素（Kineret）	阻断 IL-1 受体 1，同时拮抗 IL-1α 和 IL-1β 的影响	手术前停药 1～2d	10d 后再开始服用
利妥昔单抗（Rituxan）	CD20 抗原单克隆抗体（抑制 B 细胞）	手术前停药 4～7 个月	
阿巴西普（Orencia）	通过与抗原呈递细胞上的共同刺激分子 CD80 和 CD86 相结合，阻断 CD28 在 T 细胞上相互作用，防止 T 细胞活化	手术前停药 1～2d	10d 后再开始服用
非甾体抗炎药			
非甾体抗炎药	抑制环氧合酶（COX-1 和 COX-2），阻止合成前列腺素	持续服用	
类固醇激素			
糖皮质激素	与细胞质内的糖皮质激素受体结合形成复合物，然后与特定的 DNA 位点结合，从而阻断炎症基因转录	持续服用	

六、物理治疗

随着下肢关节受累数量增加，步态评估、训练及行走辅助器具可能是维持独立行走的必要条件。此外，通过拉伸、被动和主动活动，锻炼治疗也有助于保持活动度。

七、矫形器

对于 RA 患者，由于他们已经失去了保护足底组织的脂肪垫，并伴有过敏和炎性皮肤及不稳定的关节，处方鞋是一种重要的辅助疗法。矫形器的功能是重新分布负重应力，降低垂直、剪切应力及足在冠状面的运动。

八、注射治疗

联合注射局部麻醉药和类固醇激素可控制局部症状。抗炎和镇痛作用可以改善功能。应告知患者注射治疗会产生不同效果，可能从症状完全消退到作用极小，并且多次持续使用后疗效降低。

在踝关节和后足，当注射治疗被用于诊断及暂时缓解滑膜炎或关节炎症状时，透视引导下注射已被证明优于盲法注射，有助于明确症状位于哪些关节，以便手术可以局限性地处理这些关节，从而尽可能保留活动度。

九、手术治疗

手术治疗的适应证：非手术治疗后，未能阻止畸形进展，以及不能维持患者的行走能力。

（一）围手术期准备

应对所有接受 DMARD 治疗的围手术期患者进行血液学检查，以便排除骨髓抑制和肝毒性。其他主要考虑的因素包括长期使用类固醇激素引起的肾上腺功能不全，这需要在围手术期静脉应用氢化可的松。应拍摄颈椎屈伸位 X 线片，以评估是否伴有寰枢椎不稳定。

（二）前足

1. 跖趾关节畸形病理生理改变　前足的病理特征是滑膜炎症，这会导致跖趾关节囊增生和肿胀。如果不进行治疗，肿胀将继续发展，进一步导致稳定结构（副韧带和跖板）的完整性破坏。

第 1 跖趾关节较小的接触面和近节趾骨的浅拱形关节面轮廓只提供很少的固有稳定性，其稳定性主要由关节囊韧带和关节周围的肌腱结构维持。姆趾跖趾关节囊完整性破坏造成内侧稳定结构缺陷，从而导致姆外翻畸形，或者不常见的背侧或内翻畸形。

关节软骨持续破坏会进一步加重关节不稳定和畸形发展。这影响了第 1 跖列的负重功能，导致应力向外侧跖列转移。

随着负重增加，以及外侧跖列跖趾关节囊和韧带结构破坏，近节趾骨会向背侧半脱位。行走、穿挤脚鞋及屈肌 - 伸肌肌力失衡造成外侧应力增大，会进一步加重跖趾关节畸形。跖趾关节的主要屈肌（骨间肌和蚓状肌）通过止于近节趾骨跖侧发挥作用。随着近侧趾骨向背侧半脱位，这些肌肉向背侧移位，骨间肌肌力下降，成为无功能的伸肌。跖骨头被迫向跖侧下沉，足底脂肪垫被牵拉向远端，显露突出的跖骨头，导致角化病变，从而可能引发溃疡。

屈肌 - 伸肌肌力失衡会加重畸形。随着跖趾关节长期背伸，伸肌肌腱功能会逐渐失效，无拮抗的屈肌会引起近侧趾间关节屈曲畸形。这些挛缩逐渐变为僵硬性畸形，进而导致近端趾间关节背侧胼胝形成。

手术矫正前足的目的应该是获得一个能够承担负重、力线良好且稳定的足。为了实现这一目标，一种可接受的治疗方法是进行第 1 跖列关节融合，并联合锤状趾矫形及跖骨头缩短或切除术。

2. 第 1 跖趾关节手术治疗

（1）跖趾关节融合术：可用于姆外翻和姆僵硬的治疗。Coughlin 等推荐采用关节融合术恢复第 1 跖列力线、稳定关节以获得持久的矫形效果。这为内侧柱提供了稳定性，将外侧跖趾关节的压力降至最低，从而保护它们。

跖趾关节融合可以采用许多不同的技术，包括 Coughllin 提出的制成杯形和锥形关节面的方式，他设计了穹窿形融合表面，其方法是通过手工处理创建圆顶表面，或进行水平切割创建平坦的骨表面。任何处理关节面的技术都是有效的，需要切除所有关节软骨，直至软骨下骨表面完全显露出骨松质，或部分显露骨松质（软骨下骨板多个钻孔），从而实现良好的骨面接触和加压。

各种内固定方法包括克氏针、斯氏针、骑缝钉、皮质螺钉、标准和解剖锁定板及钢板和螺钉的联合使用固定。对于退行性疾病伴姆外翻畸形的患者，第 1 跖趾关节融合术的骨不连风险较高。因此，无论使用哪种固定方式，都必须实现结构稳定。Politi 等的一项生物力学研究表明，联合使用背侧钢板和具有表面锥形扩髓作用的加压螺钉，可以提供最稳定的结构。

无论采用哪种固定方式，术后力线的恢复都是关键。为了评估术中力线，要进行模拟负重以确定融合的最佳位置。足趾旋转应纠正于中立位。不同患者的外翻和背伸程度不同。一般来说，姆趾的跖侧应该接触地面（或在术中用平板进行模拟负重）。

（2）关节切除成形术：第 1 跖趾关节切除成形术目前较少使用。尽管可以缓解早期症状，但患者经常会出现畸形复发、推进力差并产生疼痛等并发症。

（3）保留关节手术：随着 DMARD 取得了良好的效果，保留关节的术式也将得到更多的应用，并具有良好的长期疗效。适应证包括姆外翻畸形但关节软骨相对良好的患者。可以采用多种术式，包括 Scarf 截骨术和 Akin 截骨术，如果存在第 1 跖跗关节不稳定，可选择 Lapidus 术式。如果采用保留关节的术式，应该告知患者畸形复发的风险较高。许多研究都报道了这一点，可能是关节囊和韧带功能不全所致。然而，在较年轻的患者中，即使只能在畸形复发前的几年中保留活动度，只要患者理解后期可能会需要进行融合手术，这仍然值得尝试。

（4）第 1 跖趾关节置换术：跖趾关节置换假体的材料有很多种，包括金属、陶瓷和硅橡胶等。关节置换治疗姆僵硬的目的是保持屈伸活动，同时为关节提供稳定性。尽管一些研究显示了良好的预后，但并发症的发生率很高，尤其是微粒释放引起磨损导致内置物失败，继而引发滑膜炎和骨溶解。其他报道的并发症包括足趾背伸（"cock up"）畸形、僵硬及转移性跖痛。考虑到并发症和翻修手术困难，笔者不建议使用硅胶植入物作为 RA 患者跖趾关节置换材料。在类风湿患者中使用其他材料的假体进行第 1 跖趾关节置换的研究较少。

3. 外侧其他跖列

（1）滑膜切除术：外侧其他跖列跖趾关节的滑膜切除术可能适于在疾病发生早期治疗有疼痛症状的关节。清理肥厚的滑膜组织可以减轻跖趾关节肿胀，降低软组织炎症，并延缓关节退变。

（2）手术重建：足趾畸形常伴随第 1 跖趾关节病理改变，两者通常可以同时处理。

术式的选择取决于关节的受累程度。如果关节脱位不能复位，则该畸形只能通过骨切除矫正。这可以通过切除跖骨头或近节趾骨基底，切除近节趾骨近端和伸肌腱填充（Stainsby 技术），或者跖骨缩短截骨术来实现。后者只适用于跖趾关节保留较好的情况，一旦关节退变，则需要切除部分关节矫正畸形和控制症状。无论选择何种技术，所有的外侧跖列应该选择同样的术式进行治疗，以确保跖骨长度以平滑的弧度进行重建，这样可以提供均匀的前足应力分布并防止疼痛和畸形复发。

在过去的手术实践中，跖侧和背侧多种不同的手术入路被用于跖骨头或近节趾骨近端切除。跖骨头切除术通过跖侧切口实现，通常在足底皮肤处取弧形切口，尝试将足底脂肪垫拉向近端，使其位于跖骨颈下方；或者于背侧第 2 趾蹼和第 4 趾蹼处取纵向切口。近节趾骨切除术只能通过背侧切口实现。Stainsby 报道了一种利用 4 个单独"V"形切口的技术，顶端向内，跨过每一个跖列，以便进行切除术时能够显露近节趾骨近端的 3/4，并可利用伸趾肌腱进行关节成形术。跖板（以及跖侧脂肪垫）可以被重新复位至跖骨头下方，然后用克氏针将足趾固定至跖骨干。需要仔细保护软组织，以避免切口并发症。跖骨头是足部负重系统的一部分，保留它们有助于恢复足部正常的负重功能，以及重建横弓系统。

基于 Coughlin 的里程碑研究，切除外侧跖趾关节已被认为是前足重建的标准治疗方案。切除的量应允许进行畸形矫正，提供前足负荷的均匀分布，能够关闭切口，并且允许复位足底脂肪垫。跖骨头或近节趾骨切除术，联合第 1 跖趾关节融合术，可以在缓解症状和矫正畸形方面获得良好的长期预后。

随着现代药物治疗增加和早期使用，患者可能表现为早期的畸形，而外侧跖列跖趾关节面损伤较轻。在这些情况下，单独关节松解（+/－矫正近/远侧趾间关节），或跖骨缩短截骨术可以被用于实现外侧跖列重建。远端跖骨截骨术（Weil 截骨术）可以通过切开或经皮的方式完成。与第 1 跖列一样，其优点是保留了关节本身，从而更好地恢复正常的前足功能。同样，必须充分告知患者疾病进展的风险，以及日后可能需要进行传统的前足重建手术。患者也必须被告知保留关节后通常会使外侧跖趾关节变得僵硬（图 7-4 和图 7-5）。

（3）足趾：如有必要，在处理跖趾关节后应矫正近端和远端趾间关节畸形。柔性畸形可通过伸肌腱进行"Z"形延长处理，而僵硬性畸形则通过关节融合、切除关节、置换或截骨（使用或不使用克氏针固定）处理。在外侧跖趾关节切除成形术后，建议将克氏针固定至跖骨干至少 6 周。

（三）中足

病理生理改变：虽然影像学检查显示中足受累的发生率很高，但这似乎与临床症状无关。因此，关于类风湿关节炎患者中足手术预后的报道很少。

距舟关节和楔舟关节最常受累，从而引起中足塌陷（扁平足）。随着中足塌陷，后足的外翻畸形随之而来。随着疾病和畸形进展，距骨头向内侧和跖侧移位，支撑距骨头的内侧结构（弹簧韧

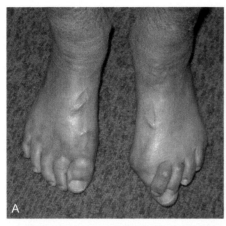
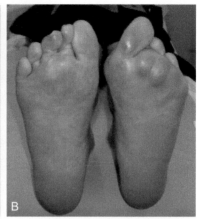

图 7-4　左前足跖侧胼胝，典型类风湿关节炎畸形；右足行第 1 跖趾关节融合和第 2 ～ 5 趾 Stainsby 术，术后畸形和胼胝均得到恢复

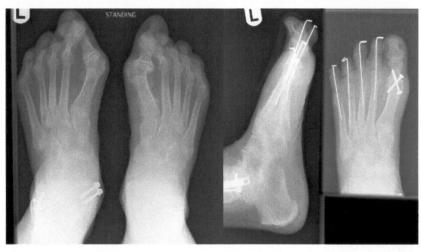

图 7-5　与图 7-4 为同一患者，术前双足站立位 X 线片，以及行左侧第 1 跖趾关节融合和第 2 ～ 5 趾 Stainsby 术后即刻 X 线片

带和关节囊）功能失效，从而加重了足弓塌陷。此外，由滑膜炎引起的胫后肌腱功能不全很可能进一步加重平足外翻畸形（图 7-6）。

（四）后足

1. *病理生理改变*　慢性疾病的患者常累及后足。距下关节、距舟关节及跟骰关节都是滑膜关节，因此可能受累而导致关节破坏、半脱位和脱位。由于其关节囊和韧带结构受到了破坏，距下关节出现不稳定，进而使后足出现平足外翻畸形。由于三角韧带被牵拉及继发功能不全，进行性距骨脱位可导致踝关节不稳，最终导致骨关节炎。伴随后足外翻畸形，腓肠肌和比目鱼肌出现挛缩。这些畸形不仅引起疼痛，还会改变肢体的机械轴线，影响行走能力。

仔细查体是确定后足关节受累的关键，应包括对腓肠肌紧张程度的评估（Silfverskiöld 试验）。医师需要评估踝关节内侧和外侧韧带的完整性，因为一旦后足融合，在较多近端韧带受累的情况下任何残留畸形都将不可避免地导致进行性踝关节畸形。

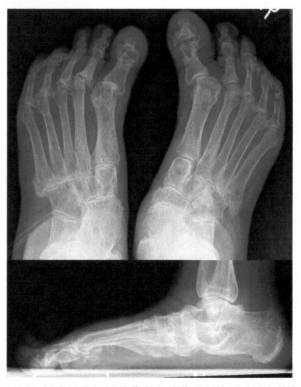

图 7-6　继发于类风湿关节炎多关节受累的严重平足外翻畸形

外科医师同时必须评估腓骨肌腱和胫后肌腱的功能。放射学成像和选择性关节腔注射可能有助于提供结论性诊断,并确定哪些关节导致症状。

2. 手术治疗 手术方式包括软组织松解和矫正性关节融合术,关节融合术联合截骨术,或踝关节置换术。如有必要,可进行腓肠肌松解或跟腱延长术。

(1) 三关节融合术:僵硬性后足外翻畸形伴前足外展和旋后畸形需要行三关节融合术。据报道,融合率为 92%～98%。与距舟关节和跟骰关节相比,距下关节的融合率更高。并发症包括畸形愈合(这是由于畸形矫正不足)和踝关节炎进展。三关节融合术后至少需要固定 12 周。这对多关节受累特别是上肢受累的患者具有挑战性,因此首选早期负重方案,允许患者从术后 2 周开始部分负重。

(2) 距舟关节融合术:指征包括单关节破坏和胫后肌腱功能障碍且伴有柔性/可复性后足畸形。距舟关节融合术可将距下关节活动度降至自身活动度的 8%,从而增强后足的稳定性。这样间接稳定距下关节意味着可能避免距下关节融合术。

融合率为 63%～97%,这可能是切开和显露关节困难,以及周围关节对融合处产生的应力所致。细致处理关节面是关键,固定可以通过螺钉和(或)骑缝钉实现,或使用钢板固定。

(五)踝关节

据报道,在有记录的患者中,踝关节炎的患病率为 9%～70%。晚期类风湿胫距关节炎患者的治疗方案仍有争议,踝关节是否应该融合或置换仍然是一个有争议的问题。在本部分中,笔者将详细探讨这两种治疗方案。

1. 踝关节滑膜切除术 踝关节滑膜切除术的治疗作用有限,并不常用。适应证为无骨性关节炎表现的滑膜炎。虽然在早期可以缓解症状,但它并不能阻止疾病进展或踝关节炎发展。

2. 踝关节融合与置换术 多年来踝关节融合术一直是手术治疗的金标准。在类风湿关节炎患者中,由于存在后足关节僵硬,胫距关节融合术后后足代偿活动的能力有限。这反过来又会增加相邻关节的应力,同时增加前足负重。关节融合术后长时间固定需要使用助行设备。尽管早期负重可以最大程度缩短恢复时间,但对上肢受累的患者来说可能是一种挑战。

踝关节置换术的倡导者认为,踝关节置换术恢复速度更快,并且保留关节活动度,可以降低相邻关节的应力。从长远看,这是否会对后足骨关节炎的进展产生影响仍有待证实。缺点包括术中踝部骨折、持续疼痛和假体组件松动。

很难将关节融合术和关节置换术进行对比,因为这两种手术的最终目标和结果评估指标不同,并且这一点在对两种术式进行比较时通常被忽略。踝关节置换术后的步态分析显示,患者的步态更加对称;而关节融合组的行走步态更快,步幅更长。

(1) 踝关节融合:踝关节融合术的融合率为 60%～95%。最近的研究结果表明,由于器械的改进和手术经验的积累,融合率更高。平均融合时间为 10～12 周。

关节融合术的关节对位是至关重要的。理想的融合位置是矢状面的中立位,外翻 5°,外旋 5°～10°。在某些情况下,融合的位置可能需要改变,如对于中足非常僵硬的患者,融合时首选背伸 5°;而对于小儿麻痹症患者,踝关节融合时必须跖屈一些,否则由于股四头肌无力,膝关节过伸而会丧失推进力量。

外科手术医师可以使用一系列不同的手术技术、入路和固定方式。踝关节镜下融合和固定已被推荐用于畸形较轻的患者。使用刨刀和磨钻清理关节软骨直至出现骨松质,在透视引导下使用 2 枚或 3 枚加压螺钉进行固定(6.5mm)(图 7-7)。这种技术避免了大的切口。较严重的畸形很难通过关节镜技术处理,学习曲线陡峭;但一旦熟练掌握,严重的畸形也可以采用这种方法进行治疗,从而避免切开关节融合术引起的切口并发症。

切开关节融合术可能更适合于严重畸形。可应用空心螺钉或实心加压螺钉(6.5/7/8mm)或解剖钢板进行加压和固定。

(2) 踝关节置换:踝关节假体设计与固定方式的改进促使假体寿命延长,近期全踝关节置换术的应用也逐渐增多。第一代踝关节假体是由骨水泥固定的限制性假体,早期临床疗效不佳,失败率高(22%～75%)。第二代踝关节假体由非限制性假体组件构成,可以获得更多正常范围的活动度,临床疗效较为满意,8 年的假体存活率为 84%。

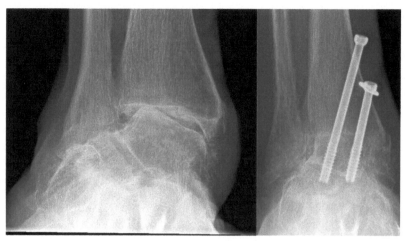

图 7-7　类风湿关节炎患者的严重外翻型踝关节炎，经关节镜踝关节融合矫正畸形

Ng 等学者的论文对适合行全踝关节置换术的理想类风湿关节炎患者进行了描述：具有中等活动量，踝关节和后足力线良好，踝关节有合适的活动度，以及类风湿关节炎处于稳定期的患者。根据这些描述，我们可以理解为：并非每名患者都是全踝关节置换术的"理想"适合者，为了获得成功的预后，需要满足一定的先决条件。

与任何后足手术一样，力线评估非常关键，这应该利用临床和影像学检查进行评估。良好的后足力线可减少假体的过度"边缘负重"，从而防止假体断裂和松动。术后的活动范围取决于术前踝关节的活动度，术前踝关节非常僵硬的患者不太可能在全踝关节置换术后获得较大的活动度。

类风湿关节炎患者特有的手术禁忌证包括：疾病控制不佳且反复发作，皮肤条件差，血管炎，骨质差，软组织受损伴三角韧带功能不全及冠状面严重畸形（大于 10°的内翻或外翻）。不能实施全踝关节置换术的放射学特征包括：严重的骨量不足和较大的骨内囊肿，由假体下沉导致失败的风险较高（图 7-8）。

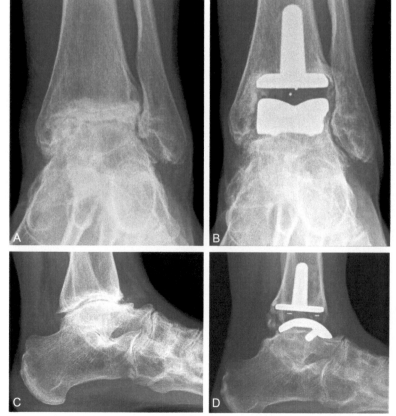

图 7-8　踝关节力线正常的类风湿关节炎患者，全踝关节置换术前及术后多个关节受累

（3）距骨周围关节广泛融合：对于类风湿关节炎患者，应尽可能避免距骨周围关节融合，否则会造成严重僵硬。但是，有些情况下我们别无他选。适应证主要包括：后足和踝关节严重受累的多发关节炎，伴有明显畸形和（或）僵硬而不适合全踝关节置换术者。应告知接受距骨周围关节广泛融合术的患者，术后会出现显著的步态改变，这会增加前足负重。各种稳定和加压装置可被用于固定，包括后足髓内钉、预塑形钢板和螺钉。融合率为 84% ～ 86%。

要点

- 类风湿足的多学科团队处理是必要的，每名患者的处理都应该从一个更加整体、全面的角度考虑，包括可能受累的其他关节，以及疾病和所用药物的全身影响。

- 尽管治疗类风湿足的方法多样，且取决于症状，但笔者提倡涉及不同进展期治疗选择的流程，应该从改变生活方式、使用支具和应用镇痛药物开始，将手术作为最后的选择。
- 手术干预的适应证包括畸形进展和（或）在非手术治疗失败后不能无痛行走。
- 手术医师应对整个肢体进行详细检查以排除近端畸形，应该首先处理近端畸形。
- 类风湿关节炎患者的治疗目标应该是获得一个无痛的有功能的跖行足，并且可以穿上鞋。
- 医师在制订后足手术治疗方案时，应始终牢记评估踝关节周围的韧带和软组织完整性。

（杨　杰　译）

（尹建文　张明珠　赵嘉国　校）

（张建中　审）

第8章 外翻性平足

Manuel Monteagudo，Pilar Martínez de Albornoz，Maneesh Bhatia

一、引言

外翻性平足（pes plano valgus，PPV）是足踝门诊最常见的情况之一。约 30% 的平足并无症状，不会影响日常活动，因此无须治疗。在英国疼痛性 PPV 的发病率约为 6%，许多患者可能没有获得确诊。

尽管最初 PPV 被认为是胫后肌腱功能障碍（posterior tibial tendon dysfunction，PTTD）的最终常见结果，但是这种疾病进展是多种因素共同作用的结果。有症状的 PPV 可能源于原先存在的平足，或正常的足逐渐变平并在成年出现疼痛，即成人获得性平足畸形（adult acquired flatfoot deformity，AAFD）。文献当中 PPV、PTTD 和 AFFD 经常混用。

常见的表现为足内侧弓塌陷、包含 PTT 在内的内侧软组织疼痛并逐渐出现中足和前足畸形。PPV 更多见于女性，发病高峰年龄为 55 岁。大多数患者原先就存在平足，其他危险因素包括肥胖、糖尿病、高血压、类固醇激素治疗和剧烈运动。体格检查是诊断 PPV 的关键，但影像学研究有助于排除关节炎，后者可能影响治疗的选择。尽管分类有助于指导治疗，但是没有任何 2 名 PPV 患者是一样的类型，每名患者需要根据其畸形的类型和危险因素进行个性化保守治疗和手术治疗。

历史上，多位学者分享了他们治疗 PPV 的经验，可以让我们理解其病理机制、分类及治疗（表 8-1）。

表 8-1 **外翻性平足的描述、治疗及分类的历史演变**

年份	作者	描述
1936	Kulowski	首次描述 3 例 PTT 病变
1950	Lapidus/Seidenstein	首次描述 2 例 PTT 滑膜炎，并进行减压手术
1953	Key	首次描述 PTT 断裂
1969	Kettelkam/Alexander	首次描述对 4 例外翻性平足患者进行 PTT 切开清理的结果
1974	Goldner	首次描述 FDL 或 FHL 转位治疗 PTT 完全断裂同时紧缩弹簧韧带的结果
1982	Mann/Specht	手术治疗 8 名 PTT 完全断裂患者
1982	Jahss	报道了包含 10 名 PTT 断裂合并外翻性平足患者的病例系列
1983	Johnson	详细描述 PTT 断裂后的症状和体征
1986	Funk	描述与副舟骨相关的 PTT 肌腱病
1989	Johnson/Strom	AAFD 三期分类
2007	Bluman/Myerson	增加了第四期（对踝关节的影响）
2012	Raikin	基于足分段的 RAM 分类

注：AAFD. 成人获得性平足畸形；FDL. 趾长屈肌；FHL. 跨长屈肌；PTT. 胫后肌腱。

视觉步态分析对分析和理解 PPV 病理机制具有重要价值。在步态周期第一滚动期的最初几毫秒，距下关节超过其生理性旋前，导致内侧软组织负荷异常。内侧软组织过度负重导致应力异常，进而出现三角韧带、弹簧韧带（跟舟跖侧韧带）、胫后肌腱、趾长屈肌及姆长屈肌疼痛。反复距下关节异常旋前最终导致结构性破坏，引起上述内侧结构发生部分甚至完全断裂。在步态周期第一、二滚动期的过渡阶段，足背伸肌腱受到刺激后限制距下关节旋前，此时在小腿和踝关节的前侧和外侧可能出现疼痛。在第二滚动期末，足放平接触地面，内侧弓塌陷，所有内侧软组织结构受到应力并被拉长，而外侧结构（外侧距下关节和腓骨肌腱）被挤压。外侧挤压解释了为什么某些患者会主诉腓骨下疼痛。当内侧和外侧疼痛同时存在时，患者会经历环距骨周围的疼痛，这是长期 PPV 患者的常见表现。距腱膜也会受到异常的拉伸，生理性卷扬机机制逐渐丢失，连同第二滚动期中的跗骨旋前共同作用，使腓骨长肌腱不能在正常的位置充分跖屈第 1 跖骨。此时，腓骨长肌继续跖屈第 1 跖骨，却不能完成该动作。最终导致腓骨长肌止点性肌腱病，触诊第 1 跖骨足底近端时会有压痛。长期平足、距下关节旋前及中前足外展会逐渐导致前足僵硬性旋后。这就是姆外翻畸形会见于严重 PPV 患者的原因（图 8-1 和图 8-2）。

只要下肢、踝和足在代偿机制下正常工作，很多 PPV 患者不会出现症状，患者可以完成提踵。但有时由于距下韧带（颈韧带和距跟骨间韧带）逐渐退变，所有的代偿都耗竭之后，步态变得推进无力，患者需要对侧肢体的支撑才能行走。步速和节律变慢，步幅也变短。在此机械作用失效的情况下，负荷会转移到邻近节段，导致患者出现膝、髋和腰椎的疼痛。在充分的临床检查过程中可能发现所有这些表现。

二、临床检查

患者最常见的主诉是活动时踝关节内侧及足弓疼痛。一些患者会提及行走时足塌陷。严重畸形患者可能出现由腓骨撞击导致的外侧疼痛。临床检查应从视觉步态分析开始，患者赤足并显露双侧膝关节和踝关节。十分重要的事情是要排除近端畸形，有时 PPV 可能是代偿膝关节内翻的结果。

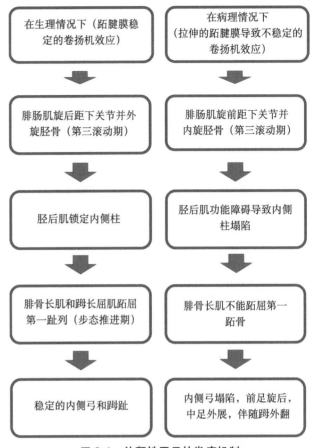

图 8-1 外翻性平足的发病机制

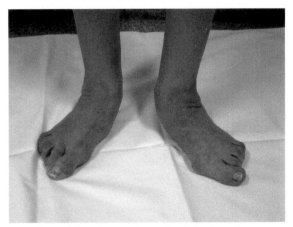

图 8-2 在长期畸形的患者中，同时存在外翻性平足和姆外翻通常意味着会出现推进无力性步态

从前、侧及后方观察双足，明确足的哪个部分存在畸形。

患者取坐位，双足悬于检查床外，触诊可发现疼痛主要位于踝关节周围的内侧软组织。胫后肌腱（PTT）可能在内踝后方至舟骨止点的不同节段出现肿胀和疼痛。随着畸形进展，大多数内侧结构受牵拉导致弹簧韧带、三角韧带、PTT、趾长屈肌和跚长屈肌周围出现压痛。在严重畸形中，由于腓骨撞击，腓骨肌腱、跗骨窦和距下关节被压迫，可引起踝关节外侧疼痛。这类患者可出现环距骨周围的疼痛。徒手被动纠正后足外翻和前足外展畸形有助于评估前足的旋后程度。在前足僵硬性旋后畸形中，前足无法被动恢复至跖行位。这是手术重建计划中增加内侧楔骨跖屈截骨的指征。

动态检查应包括双侧和单侧提踵试验。双侧提踵试验有助于判断后足外翻是柔性的（提踵时距下关节外翻纠正到内翻）还是僵硬的（提踵时外翻固定不变）。不能完成重复单足提踵提示 PTT 无力。用于评估 PPV 的各种临床体征和试验总结于表 8-2。

三、影像学检查

理想的影像学研究应包括双侧足和踝的负重 X 线片。PPV 的 X 线片特征如下（图 8-3）。

1. 跟骨倾斜消失。
2. 距骨跖屈导致距骨 - 第 1 跖骨角（Meary 角）异常。
3. 距下关节间隙消失。
4. 楔骨高度降低。
5. 距跟角增大。
6. 距舟关节未覆盖。

有趣的是，一些 PPV 患者可能存在影像学表现与临床表现不一致的现象。除非所有代偿机制均失效，否则畸形的真正程度在负重 X 线片并不能体现出来。患者可能在 X 线片投照时存在"荣耀时刻"，屈肌腱和内翻肌腱发挥作用代偿足弓塌陷，结果导致影像学检查结果相对"正常"。只有当所有代偿机制均失效时，X 线片才能真实地反映临床情况（图 8-3）。因此，鉴于距骨移位或距舟关节未覆盖等指标可能受患者动力储备的影响，不建议基于这些指标制订手术计划。

超声特别适用于胫后肌腱早期腱鞘炎，当明

表 8-2 外翻性平足临床查体时部分体征及试验

体征 / 试验	描述
多趾征	检查者从患足后侧视诊可见后足外翻、中 / 前足外展呈"多趾"征（≥ 2 个）
单侧提踵试验	患者被告知进行单足站立抬起足跟。当代偿机制失效时，患者不能完成单侧提踵。PTT 无力的患者不能完成重复性单侧提踵
双侧提踵试验	患者被告知进行双足站立抬起足跟。医师检查患侧足跟是否向内翻倾斜（柔性距下关节）或保持在外翻位（僵硬性距下关节）
第 1 跖骨上抬征	患者完全负重站立，检查者一手握住患侧小腿并外旋，或者一手握住患侧足跟并使其被动转向内翻位。PTT 功能障碍时第 1 跖骨头抬高，功能正常时第 1 跖骨头紧贴地面

注：PTT. 胫后肌腱。

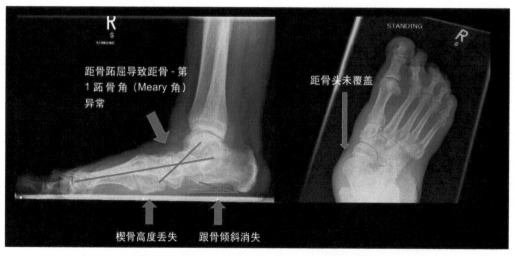

图 8-3 严重外翻性平足患者所有代偿机制均失效时的负重位 X 线片

确没有肌腱撕裂时，可以在超声引导下进行类固醇激素注射（图 8-4）。

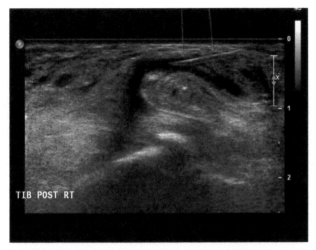

图 8-4　Ⅰ期病变在超声引导下进行类固醇激素注射

MRI 可以反映距骨周围受累关节的炎症情况。关节炎的诊断可能影响手术决策（存在关节炎时考虑进行关节融合）。胫后肌腱走行于内踝后方并在内踝尖转位约 90° 向前终止于舟骨。这种突然的方向改变可能导致 MRI 信号异常，出现很多部分或完全断裂的假阳性或假阴性解释。MRI 的表现与临床表现之间的关联较差。因此，MRI 上的 PTT 表现不应指导我们制订手术决策。MRI 还可以显示距骨内侧骨软骨损伤，这可能解释为三角动脉（一个胫后动脉分支）旋前导致的缺血性扭转效应。这些内侧损伤大多数是无症状的，也无须特殊治疗。CT 有助于更好地判断关节炎改变及邻近关节的状态。负重 CT 可以提供有关距下关节形态的有价值信息。SPECT/CT 可能有助于确定隐匿的关节炎和伴随的距骨骨软骨损伤的活跃情况。

四、分类

1989 年，Johnson 和 Strom 开创性地对 PTTD 进行了分类，他们将畸形分为三期。1997 年 Bluman 和 Myerson 增加了第Ⅳ期，此时畸形累及胫距关节。可根据这一改良分期确定手术指征和选择手术方式，因而得到广泛应用（表 8-3）。2007 年，根据距舟关节覆盖（中足 / 前足外展）的程度，Ⅱ期被细分为ⅡA 和ⅡB 期；根据是否出现踝关节僵硬及关节炎将Ⅳ期细分为ⅣA 和ⅣB 期。其他学者根据 PTT 的 MRI 表现区分了不同的 PPV 情况。Raikin 等开发了一种新的分类（即 RAM 分类），这一分类考虑了畸形位于后足、踝及中足的不同节段。近期，弹簧韧带（跟舟足底韧带）被认为是在足弓塌陷早期可能受到损伤的结构之一，一些学者创立了一种以弹簧韧带解

表 8-3　**根据 Johnson 和 Strom 分类及 Bluman/Myerson 等的改良的分类，成人外翻性平足的临床分期和手术干预（手术选择包括文献报道最常见的术式）**

分期	临床表现	手术选择
Ⅰ	足和踝部内侧疼痛、肿胀、轻度无力，肌腱长度正常，无畸形（经常出现先前存在的相对平足）	切开腱鞘切除术 ±FDL 转位或肌腱镜下清理
ⅡA	中度柔性畸形（经距舟关节的轻微外展，距舟关节未覆盖率＜ 30%） 内侧、外侧或双侧疼痛，"多趾征"阳性，患者不能进行重复性单侧提踵 肌腱拉长且功能不全	跟骨内移截骨联合 FDL 转位或跟骨内移截骨联合 Cobb 术 +/- 弹簧韧带修复 +/- 跟腱延长 / 腓肠肌滑移术
ⅡB	重度柔性畸形，经距舟关节的完全外展畸形（距舟关节未覆盖率＞ 30% ～ 40%）或距下关节撞击	外侧柱延长（Evans 截骨术）± 内侧楔骨跖屈截骨（Cotton 截骨术）
Ⅲ	僵硬性畸形（涉及三关节复合体） 跟 - 腓外侧接触性疼痛	后足关节融合（单关节、双关节或三关节）
ⅣA	后足外翻，踝关节柔性外翻，无显著踝关节炎	后足关节融合（单关节、双关节或三关节）+/- 三角韧带重建
ⅣB	后足外翻，踝关节僵硬性外翻或踝关节柔性畸形伴显著关节炎	三关节融合联合全踝关节置换或距骨周围广泛（胫 - 距 - 跟 + 距舟关节）融合

注：FDL. 趾长屈肌。

释 PPV 的不同临床情况的分类（表 8-4）。

表 8-4　**基于弹簧韧带的外翻性平足的临床分期和畸形**

分期	畸形
0	弹簧韧带松弛，无 PTT 肌腱病或外翻性平足畸形
1	弹簧韧带松弛或失效，同时伴 PTT 肌腱病，但肌腱长度正常，无畸形
2	弹簧韧带失效，PTT 拉长，柔性外翻性平足畸形
3	弹簧韧带失效，PTT 拉长，僵硬性外翻性平足畸形

五、保守治疗

针对 PPV 保守治疗尤其是物理治疗的高质量临床研究较少。超声引导下的类固醇激素注射可考虑用于Ⅰ期（腱鞘炎）没有肌腱撕裂的患者。对于Ⅰ期病变，存在急性内侧疼痛及肿胀的患者可以考虑使用石膏或足靴固定 6 周。

在 PPV 的治疗中，矫形支具治疗通常是最有效的保守治疗措施。规律使用恰当的支具后，约80% 的患者可以获得明显好转。PPV 理想的矫形支具应是定制的内侧足跟楔形垫（至少 10～12mm），从而在第一滚动期的最初几毫秒（恰好在足跟触地后）对抗后足旋前。内侧纵弓支撑不应高于内侧足跟楔形垫，否则会在距舟关节区域产生剪切效应，加重内侧疼痛，如矫形器具有较高的内侧纵弓支撑，但内侧足跟楔形垫较低，步态第一滚动期时，距下关节旋前会因距舟关节区域撞击矫形器的内侧弓而突然中断。这就解释了为什么一些患者佩戴不正确的矫形支具后会感觉症状加重。调整足跟区域的旋后梯度会明显缓解疼痛，提高大多数患者的功能。无论平足畸形处于哪个阶段，矫形支具对大多数患者都十分有效。柔性 PPV 的患者比僵硬性平足的效果更好，但即使有关节炎的平足，也可以较好缓解疼痛并改善功能。

六、手术治疗

当所有保守治疗均不能缓解疼痛，患者的日常活动受到严重限制时，手术治疗可能矫正畸形、明显改变足和踝的外形及功能。PPV 是一组复杂的病理改变，手术决策应该因人而异。临床检查和影像学检查可以使我们了解畸形是柔性（考虑

截骨）还是僵硬性的畸形（考虑融合）。

大多数 PPV 患者存在小腿三头肌短缩，因此跟腱延长（经皮）是一种常用的辅助手术。然而，跟腱延长可能导致小腿三头肌无力，因此近几年跟腱延长的指征较前更为严格，仅在骨性手术之后仍残留马蹄足时才进行延长。如果 Silfverskiöld 试验发现存在腓肠肌紧张（参见第 1 章），腓肠肌筋膜滑移术也是一个好的选择。

1. 柔性平足　手术治疗柔性痛性 PPV 的目的是矫正畸形，恢复跖行足。理想的情况下，所有被动（关节囊、韧带和关节）和主动（肌腱 / 肌肉）结构应以最小的能量消耗协调高效工作，并保持 Chopart 关节和距下关节最大的活动范围。矫正水平位和矢状位畸形，可以恢复距腱膜的张力，恢复卷扬机效果（抗塌陷作用）。柔性痛性 PPV 可呈现不同的形式，需要不同的手术用于矫形。

Ⅰ期（胫后肌腱腱鞘炎，无畸形）：切开（图 8-5A）或镜下（图 8-5B，图 8-5C）PTT 滑膜切除术。对于存在畸形进展高风险（类风湿关节炎、过度运动和病态肥胖）的患者，可以额外进行"预防性"跟骨内移截骨，用于防止畸形进展。

ⅡA 期（单纯后足外翻畸形，未合并中足和前足畸形）：跟骨内移截骨（Koutsogiannis 效应）10mm 通常能明显改变小腿三头肌的功能，将经过距下关节的外翻 / 旋前力矩转化为内翻 / 旋后力矩。即使截骨能降低负荷，也可以采用 PTT 肌腱镜评估潜在的滑膜炎、纵行或部分断裂，这些情况都可能导致疼痛。三角韧带、弹簧韧带或 PTT 损伤可以经切开手术进行修复。对于严重损伤的肌腱（广泛的部分或完全断裂，图 8-6），除骨性手术外，最常用的手术技术是趾长屈肌转位（伴或不伴肌腱固定术）至 PTT，随后将其固定于足舟骨。

部分学者发现可通过跗骨窦内植物阻断距下关节旋前，距下关节制动术可用于矫正成人 PPV 畸形。这种操作具有微创的潜在优势，但是降低了距下关节的活动度，且容易将后足过度矫正至内翻位（这种情况难以耐受，且该并发症通常很少发生于跟骨截骨）。其他用于ⅡA 期的技术已有报道，但不如趾长屈肌肌腱转位常用。这些技术包括自体肌腱移植重建 PTT 和 Cobb 术，后

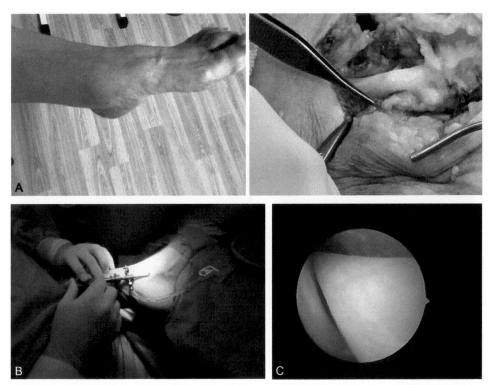

图 8-5   左足临床照片显示明显后内侧肿胀（左侧），同一患者术中照片显示明显的 PTT 腱鞘炎（右侧）（A）；PTT 肌腱镜，第 1 入路靠近肌腱的足舟骨止点处（B）；外翻性平足早期最常见的 PTT 肌腱镜下表现，即肌腱完整伴轻度滑膜炎（C）

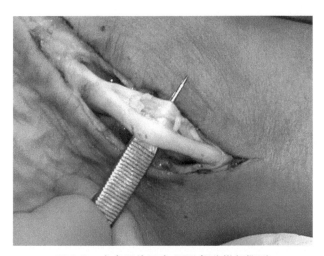

图 8-6   术中照片证实 PTT 部分纵行撕裂

者需要采用部分胫前肌腱，经内侧楔骨转移至 PTT 近侧残端。柔性痛性 PPV 的手术治疗过程见图 8-7。

ⅡB 期（后足外翻畸形和中／前足外展，距舟关节覆盖异常）：通过 Evans 跟骨截骨延长外侧柱（图 8-8）。Evans 截骨及其变异形式有三平面效果。在 Evans 截骨后应该评估前足的旋后。如果前足能容易被动纠正（柔性旋后），跟骨结节内移和外侧延长截骨两者联合即可达到预期的矫正。

当存在前足僵硬性旋后时，Cotton 截骨有助于实现跖行足。Cotton 截骨是内侧楔骨的背侧开放楔形截骨，可以使内侧柱跖屈（图 8-9）。建议该手术在第 1 跖跗关节没有显著关节炎时采用。如果存在第 1 跗跖关节炎，需要进行 Lapidus 术（第 1 跖跗关节融合术）。如果没有获得前足跖行，则会导致腓骨长肌腱慢性止点性肌腱病，并且在步态周期第三滚动期缺乏推进力量。恢复跖腱膜的卷扬机作用是最重要的抗塌陷机制，从而获得强壮的足，并预防畸形复发。

2. 僵硬性平足

Ⅲ期（后足僵硬性畸形）：大多数僵硬性痛性 PPV 有一定程度的距下关节炎。一旦出现关节炎，截骨不能解决疼痛和僵硬。关节融合是处理僵硬性畸形合并距舟关节炎、距下关节炎和（或）跟骰关节炎的手术选择。根据关节炎累及的关节数量，可行单纯距下关节融合、双关节融合（距下关节和距舟关节）或三关节融合（距下关节、距舟关节和跟骰关节）。有时需要融合术与截骨术联合进

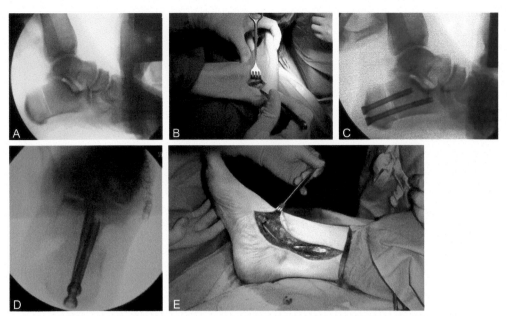

图 8-7　柔性痛性 PPV 最流行的手术治疗包括跟骨截骨和内侧软组织重建

A. 跟骨后侧截骨；B. 内移约 10mm 调整后足外翻；C. 应用 2 枚 6.5mm 空心螺钉进行稳定固定；D. 术中影像显示跟骨结节内移；E. FDL 转位至 PTT，转位的肌腱固定于足舟骨

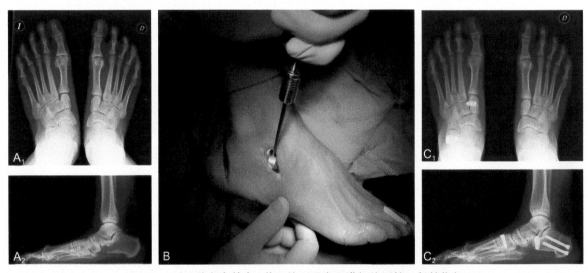

图 8-8　后足外翻合并中 / 前足外展通常是进行外侧柱延长的指征

A. 痛性 PPV 患者负重位 X 线片，显示中足 / 前足外展和距舟关节未覆盖；B. 跟骨双截骨，即内移截骨和外侧柱延长，使用金属楔形块试模评估需要延长的程度；C. 矫形重建术后的负重 X 线片，显示跟骨内移截骨（10mm，并用螺钉固定）和外侧柱延长截骨（9mm，Evans 截骨）、内侧楔骨跖屈截骨（8mm，Cotton 截骨）（Evans 和 Cotton 截骨采用多孔钛楔块固定）

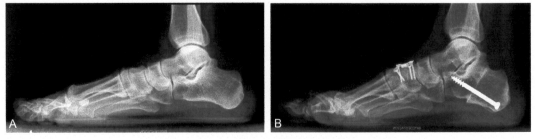

图 8-9　Cotton 截骨的跖屈效果

A. 第 1 跖骨相对第 2 跖骨上抬显示前足旋后；B. 跟骨内移截骨后，通过 7mm Cotton 截骨并用钢板和螺钉固定实现内侧柱跖屈

行，以获得跖行且无痛的足。在不同阶段，联合采用不同的融合术通常会导致足明显僵硬且功能较差。

如果后足外翻伴中/前足外展及明显的距舟关节未覆盖，则可通过内侧入路进行双关节融合，可以使内侧柱短缩，矫正畸形。偶尔出现跟骰关节炎时也可予以融合。如果关节炎改变和塌陷位于内侧柱的其他关节（楔舟关节或第 1 跖跗关节），选择性融合这些受累关节可以恢复内侧纵弓的高度和距腱膜的卷扬机作用。僵硬性痛性 PPV 的手术治疗见图 8-10。

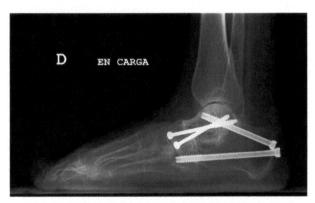

图 8-10　**长期 PPV 通常合并严重畸形和致残性关节炎**
三关节融合包括距下关节、距舟关节和跟骰关节融合，适用于僵硬性关节炎性 PPV

Ⅳ期（长期 PPV 出现胫距关节炎和外翻畸形）：手术的选择取决于踝关节炎改变的程度。如果关节炎改变轻微（Ⅳ A 期），可以应用同种异体移植物或人工线带修复三角韧带，这样可以获得更好的力线及踝关节功能。如果存在严重的关节炎（Ⅳ B 期），内侧软组织修复需要联合踝关节融合，或距骨周围融合，即胫 - 距 - 跟融合联合距舟关节融合，或全踝关节置换术。

PPV 患者矫正性手术的结果通常很好，大部分患者可获得更好的功能和疼痛缓解。应评估长期效果，大部分患者的足和踝需要花费一年多的时间适应新的空间位置和功能。截骨治疗的柔性 PPV 的结果一般优于融合治疗的僵硬性平足。一项长期随访研究发现，16.8% 的患者需要额外手术，去除金属物是最常见的手术（57.4%），紧随其后的操作是失败的截骨术转为三关节融合术（16.7%）。单纯柔性后足外翻畸形（Ⅱ A 期）不伴中/前足畸形采用跟骨内移截骨术和内侧软组织修复，这是功能最好的 PPV 类型。

要点

- 成人平足畸形是一组机械情况的总和，其共同的病理改变是跗骨病理性旋前导致痛性平足伴各种功能障碍。
- 诊断主要基于临床检查，包括视觉步态分析及体格检查。影像学研究可以评估距骨周围关节炎，有助于制订手术计划。
- 保守治疗包括使用带有内侧足跟垫和内侧纵弓支撑的矫形支具，大部分患者可以获得良好的疼痛缓解及整体功能恢复。
- 柔性外翻性平足的手术矫正可选择截骨和软组织重建，而僵硬性和（或）关节炎性外翻性平足选择关节融合术。
- 重建手术的长期效果通常很好，大部分患者可以获得较好的功能和疼痛缓解。截骨术可比融合术获得更好的结果。

（王　佳　译）
（徐桂军　赖良鹏　赵嘉国　校）
（张建中　审）

第 9 章　高弓内翻足

Rick Brown，Rajesh Kakwani

一、引言

足像是一项了不起的工程。它是一个复杂的三维结构，由内在和外在肌肉的微妙平衡保持其形状。它不仅可以传递重量，还具有减震功能，可适应不平坦地面，以及增加步态效率。

足的内侧纵弓可以从扁平到高拱变化。高弓足见于 10% ～ 20% 的人群，其与平足一样常见。在早期阶段，高弓足是柔性的，可以通过矫形支具或恰当的肌腱转位获得矫正。一旦成为固定性畸形，则需要应用矫形鞋垫或进行调整力线的骨性手术。

二、生物力学

1. 一个简单的类比　想象一下你驾驶着一辆四匹马的战车。如果四匹马的力量相等（平衡），你将沿着直线前进。如果你左边的两匹马比右边的两匹马强壮，你就会顺时针旋转。同样地，如果右边的两匹马更强壮，你将按逆时针旋转。

一个非常类似的问题发生在高弓足，当内翻肌和跖屈肌分别比外翻肌和背伸肌更强时，足部变形为内翻和跖屈。

2. 足的机械稳定性　认识足和踝部周围存在各种拮抗肌非常重要，这有助于我们理解高弓足形成的病理生理过程。

（1）矢状面：足的第 1 序列受腓骨长肌牵拉发生跖屈，受胫骨前肌牵拉发生背伸。当平衡被打破时，如果胫骨前肌较弱，而腓骨长肌正常或相对增强，第 1 序列发生跖屈。

在矢状面，足的背伸主要由胫骨前肌、姆长伸肌和趾长伸肌牵拉产生，相反跖屈则主要由腓肠肌 - 比目鱼肌复合体牵拉产生。胫骨前肌无力和腓肠肌 - 比目鱼肌复合体相对过强可导致足下垂畸形和腓肠肌 - 比目鱼肌复合体挛缩。

（2）后足冠状面：后足内翻主要由胫骨后肌提供动力，胫骨前肌也在一定程度上发挥作用。足外翻主要由腓骨短肌牵拉产生，腓骨长肌也发挥一小部分作用。腓骨短肌无力和胫骨后肌相对较强会导致后足内翻畸形。

（3）前足：跖趾关节的动态稳定器是足的内在肌。足趾内在肌无力和长屈 / 伸肌相对较强会导致爪形趾。这与手部的畸形非常相似，尺侧爪形手由手的内在肌无力引起。在大多数情况下，可能下肢和足的所有肌肉都无力，但相对较强的肌肉导致了畸形发生。高弓足畸形可以由前足驱动或后足驱动或两者共同作用。

（4）足是一个三脚架：站立位的足通常被认为是一个三脚架，体重分布于足跟、第 1 跖骨头和第 5 跖骨头之间。在此类比中，如果第 1 序列发生跖屈（前足驱动的畸形），那么后足必须向内翻的方向发生扭转，从而维持三脚架直立。因此，这就是第 1 序列跖屈驱动的高弓内翻足畸形。这形成了 Coleman 木块试验的基础，本章后续将给予讨论。

3. 生物力学畸形的意义　在前足驱动的高弓内翻足中，早期的临床问题可能来自第 1 跖骨头区域的过度负荷，其导致足底胼胝、籽骨疾病或早期姆僵硬。在步态周期的中期，第 1 序列跖屈需要后足代偿性内翻。后足过度内翻锁定了距下关节，降低了足减震的能力，出现足痛，最终导致后足关节早期退变。

三、病因学

高弓足（pes cavus）包括了不同程度的内侧

足弓抬高，并主要合并后足内翻、踝关节马蹄及前足内收和跖屈。几乎 2/3 有症状的成年高弓足患者存在潜在的神经系统疾病。其余足弓升高被认为是特发性疾病。一些神经学家则认为这些患者可能存在一些尚未被诊断的、不重要的、潜在的轻微神经系统疾病（表 9-1，表 9-2）。

表 9-1　高弓足原因分类

神经源性

先天性

　先天性马蹄足

　关节挛缩症

创伤

特发性

表 9-2　高弓足神经性原因

缺陷水平	疾病
皮质	脑瘫、脑卒中
小脑	Friedreich 共济失调
脊髓	脊髓空洞症、脊髓肿瘤
脊柱末端	脊柱裂、椎管闭合不全
脊神经前根神经节	脊髓灰质炎
周围神经系统	遗传性运动感觉神经病、多发性神经炎
肌肉	肌肉萎缩

　　高弓足最常见的神经性原因是遗传性运动感觉神经病（hereditary motor and sensory neuropathy, HMSN），其中夏科 - 马里 - 图恩（Charcot-Marie-Tooth，CMT）病最常见。然而，神经系统疾病可以影响控制肌肉力量的中枢神经系统至周围神经系统的任何水平。这就需要对高弓足患者的脊柱和神经系统进行彻底检查。

　　双侧高弓内翻足患者被诊断为 CMT 病的可能性约为 78%。CMT 病有多种类型，每一种类型的表现形式均不同。理解精确的亚型可以判断预后，允许外科医师预测手术的效果（表 9-3）。

　　CMT 1 型常染色体显性遗传性脱髓鞘症状出现在青少年时期，但 25% 的患者可出现于更早的儿童期。通常患者的父母可能有足趾畸形、轻微疲劳或无力症状。神经传导速度测定发现传导速度降低可确诊该疾病。

表 9-3　CMT 病的亚型

CMT 1	第 17 号基因复制引起的常染色体显性遗传性脱髓鞘改变，占所有病例的 50%
CMT 2	周围神经细胞轴突异常
CMT 3	严重的脱髓鞘神经病变
CMT 4	常染色体隐性遗传性运动神经和感觉神经脱髓鞘性病变
CMT X	X 连锁显性遗传，X 染色体连接蛋白 32 基因突变

　　CMT 2 型发展缓慢，大多数患者在 20 或 30 多岁时就医，此时患者伴有严重的无力、三头肌萎缩和周围神经感觉减退。

　　肌肉受累通常由远端到近端，影响足的内在肌、胫骨前肌和腓骨短肌。这可能导致胫骨后肌和腓骨长肌相对较强，从而驱动足跟内翻和第 1 序列跖屈。相对较强的长伸肌和足内在肌的稳定作用丧失导致跖趾关节过伸，对距骨头产生活塞作用，跖趾关节向背侧半脱位。相对较强的趾长屈肌引起爪形趾。跖屈的距骨头引起跖痛症，并加重前足马蹄内翻畸形。如前所述，第 1 序列跖屈迫使后足内翻。后足起初保持柔软，但随着时间推移逐渐变得僵硬。随着后足内翻，跟腱成为第 2 个足内翻致畸力，并随着时间推移逐渐挛缩。

四、临床表现

高弓足患者的最常见临床表现如下（表 9-4）。
- 慢性疲劳和疼痛（90%）。
- 足趾问题（62%），如爪形趾、足趾摩擦鞋。
- 跖痛症（52%）。
- 慢性踝关节不稳定和打软腿的感觉（31%）。
- 足外侧缘疼痛（11%）。
- 后足痛（9%）。
- 溃疡（1%）。

表 9-4　高弓足临床表现

后足	前足
马蹄内翻畸形	跖痛症
慢性踝关节不稳定	足外侧缘疼痛
足背骨性突起	第 5 跖骨应力性骨折
腓骨肌腱损伤	足底溃疡
踝关节内侧疼痛	爪形趾
足下垂	足趾锤状趾
	籽骨病变

临床查体应集中于如下方面：①评估畸形程度；②评估下肢的神经功能；③评估潜在病因。

1. **鞋**　检查患者的鞋，其可能存在外侧缘非对称磨损。检查鞋垫，判断其是否适合患者的畸形。

2. **站立位检查**　系统检查对评估后足力线和足弓的高度十分重要。

从前方观察："躲猫猫"征（peek-a-boo sign），即足跟沿着足内侧边缘突出，第5跖骨基底区域突出，足趾呈明显的爪形。

从后方观察：可注意到足跟内翻。

3. **步态**　患者通常有轻微足下垂。他们通常利用趾长伸肌让前足离开地面。这进一步加剧了足趾的爪形。在步态周期的站立相，有些患者每次后足承重时，可能会出现向内的推动力。

4. **特殊检查：Coleman 木块试验**　Coleman木块试验（图9-1）可以提示畸形是否源于前足驱动。为了平衡起见，笔者建议在双足同时放置等高的木块。一开始，整个足都放在木块上。此时可见后足内翻。然后将第1序列转至木块外使其跖屈。从后方观察，在第1序列跖屈后，评估后足内翻是否被纠正为生理性外翻。如果呈阳性，这表明畸形由前足驱动，后足是柔性畸形。

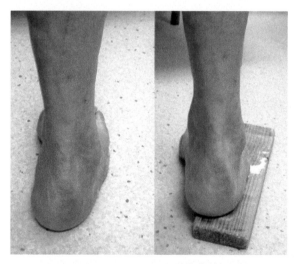

图 9-1　Coleman 木块试验

5. **坐位检查**　检查距骨头及第5跖骨基底下方的胼胝（图9-2）。触诊发现任何局部骨压痛表明可能是过度负荷造成的应力性骨折。Silfverskiöld 试验可被用于评估有无腓肠肌紧张。记录踝关节、距下关节和中足关节的被动活动范围。评估畸形被动可矫正程度。利用前抽屉试验和内

翻倾斜试验评估踝关节外侧稳定性。

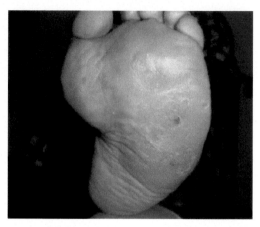

图 9-2　临床照片显示第 5 跖骨头和基底下方的胼胝

6. **神经功能检查**　记录所有下肢肌肉的肌力极其重要（胫骨前肌、胫骨后肌、腓骨长肌、腓骨短肌、腓肠肌 - 比目鱼肌复合体、踇长伸肌和趾长伸肌），尤其需要观察胫骨前肌。本体感觉减退被认为是感觉检查中首先受影响的感觉模式。

7. **评估隐匿的原因**　脊柱查体包括记录任何脊柱闭合不全的皮肤表现。检查手部是否存在虎口区失用性表现，其常见于 CMT 病患者。

现在停止查体并按顺序思考高弓内翻足的潜在原因。有五组最常见的肌腱失衡，见表9-5。

表 9-5　高弓内翻足畸形的肌腱失平衡

畸形	肌力弱	肌力强
马蹄足	胫骨前肌	腓肠肌
内收 / 内翻	腓骨短肌	胫骨后肌
第 1 序列跖屈	胫骨前肌	腓骨长肌
足趾畸形	足部小肌肉	长屈肌
爪形踇	足内在肌	踇长伸肌和踇长屈肌

五、影像学检查

负重位足和踝部的 X 线检查可显示跟骨倾斜增加，通常跟骨 Pitch 角大于 30°（图9-3）。由于第 1 序列跖屈，距骨 - 第 1 跖骨角（Meary 角）受影响的幅度超过 4°（图9-4）。在负重足侧位 X 线片上（条件允许时行负重位 CT 检查）计算畸形的成角旋转中心（center of rotation of angulation CORA），这将有助于尝试在 CORA 水平纠正畸形，制订手术计划。侧位 X 线片通常可见扁平的距骨穹窿。由于后足发生旋转，可在侧位 X 线片

上清楚看到距下关节后侧关节面及 Chopart 关节（图 9-3，图 9-4）。腓骨远端显得较大并位于后侧。负重侧位 X 线片可显示舟骨和内侧楔骨抬高。最后，足跟力线片可确定足跟内翻的程度。

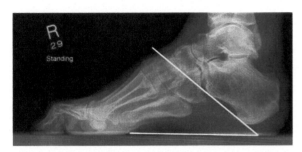

图 9-3　高弓足负重侧位 X 线片显示跟骨倾斜角（Pitch 角）增大

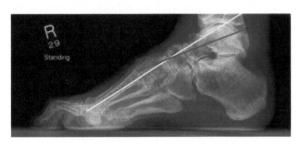

图 9-4　高弓足负重侧位 X 线片显示异常的距骨 - 第 1 跖骨角（Meary 角）

通过观察 Harris McBeath 垫墨迹分布可显示重力在足底的功能性分布（图 9-5）。另外，可利用足压计客观测量足底压力，可能有助于设计矫形器。正式的步态分析通常是不需要的，尽管它有助于决定是否对更复杂的神经系统患者进行肌腱转位。

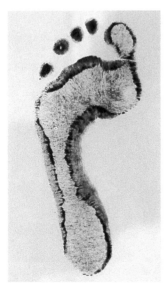

图 9-5　Harris McBeath 足垫显示负重模式

神经传导研究有助于明确诊断并指导治疗。此外全脊柱和头部 MRI 检查有助于评估神经情况。来自神经学家的意见有助于判断畸形在将来是否进展。

六、治疗

治疗目的：重建可穿鞋的无痛跖行足。

1. 非手术治疗

（1）物理治疗：腓肠肌拉伸锻炼，加强所有无力的肌肉和关节活动度的锻炼。虽然有些患者可通过物理治疗保持肌肉的力量，但对于更严重的患者，由于其神经系统病变逐渐加重，物理治疗可能会逐渐失效。

（2）调整鞋：前足较宽的鞋适用于足趾畸形患者。轻微抬高后足跟可使距骨跖屈，从而增加踝关节背伸。

（3）矫形器：美国加利福尼亚大学伯克利分校的矫形鞋垫可维持足跟中立至轻微外翻位，在第 1 跖骨头下留有切口的足弓支撑允许第 1 序列跖屈，可用于柔性畸形。全接触矫形器有助于将前足压力分布于更大的足底面积。跖痛症患者可以通过增加一个跖骨拱或条获得改善。后足和中足外侧楔形垫通常可帮助轻症患者缓解症状。保持鞋垫的侧面不倾斜能提供一个更稳定的平台，并提高了鞋垫对抗内翻力的能力。随着畸形加重，需要调整鞋垫增加矫形能力。皮肤感觉异常的患者在使用很硬的矫形器时应加以注意，避免发生压迫性坏死。踝关节支具适用于合并踝关节不稳定的患者。足下垂患者可能需要踝 - 足矫形器。

（4）在某些机构，神经科医师可能会通过注射肉毒杆菌毒素作为治疗痉挛的一部分来削弱过强肌肉的力量以控制畸形，推迟手术干预的需要。

2. 手术时机　当非手术治疗不能控制患者的症状时，需要手术治疗。然而，了解预后和当前不平衡的肌力，可以预测畸形将不可避免的加重。在这种情况下，应进行预防性手术。儿童和青少年也需要预防性手术，以防止生长中的骨骼受到异常力量的影响，后者将会导致骨骼畸形和终生畸形。

3. 手术治疗　手术治疗目的是重建无痛稳定的跖行足，同时尽可能多地保留关节。文献中描述了很多可能的手术方式，多得令人望而生畏。需要为每名患者制订其合适的手术方案。手术在逻辑上可以分为 3 个主要原则（图 9-6）：①恢复小腿下方足跟的力线；②通过在 CORA 处矫正畸形重建跖行足；③平衡肌力。

在特定患者可能需要额外的手术，如腓肠肌筋膜松解、跖腱膜松解等。

每一项提到的分类都可能需要软组织和骨性手术的结合。

A. 恢复足跟力线
　　跟骨外移截骨 ± 距下关节融合或三关节融合

B. 重建跖行足
　　第 1 跖骨背伸截骨或中足融合
　　Jones 手术
　　足趾趾间关节融合 ±Hibbs 肌腱悬吊术

C. 平衡肌力
　　胫后肌腱转位
　　腓骨长肌向腓骨短肌转位
　　胫骨前肌腱劈开转位

D. 额外的手术
　　改良 Broström 重建术
　　跟腱延长、Strayer 松解、腓肠肌复合体松解
　　跖腱膜松解

图 9-6　高弓内翻足畸形矫正流程

（1）恢复小腿下方足跟的力线：Coleman 木块试验提示后足的可矫正性。然而，Coleman 木块试验并非二元结果。虽然后足是柔软的，但是在手术时如果后足僵硬，仍然需要行跟骨截骨。临床查体可赋予外科医师预测未来病程的能力。如果只部分矫正且病情进展，大多数患者更喜欢确定性手术，而不是频繁手术。对于柔性后足畸形患者，跟骨外移截骨可以保留距下关节（图 9-7），可以通过切开手术用锯或通过微创技术用磨钻进行截骨。对于严重复杂的畸形，手术医师应考虑畸形需要三维矫正。在跟骨内翻畸形中，滑动后侧结节时可以增加垂直向上的滑移，从而降低跟骨 Pitch 角。如果畸形严重、外侧皮肤张力过大，可采用 Dwyer 描述的跟骨外侧楔形闭合截骨或"Z"字楔形截骨。

如果后足关节发生退变并引起疼痛，后足内翻力线不良可以通过距下关节融合术或三关节融合术纠正。最严重、僵硬且退变的高弓内翻畸形可能需要去除一个梯形骨块进行 Lambrinudi 三关节融合术（图 9-8）。矫正性三关节融合术的长期效果并不理想。Wetmore 和 Drennan 对 16 名遗传性运动感觉神经病患者的 30 次三关节融合术进行了长达 21 年的随访。不幸的是，只有 7% 的患者保持了症状的缓解，47% 的患者出现了踝关节或中足关节炎。

对于患有此种终生疾病的患者，保关节是一个关键原则。

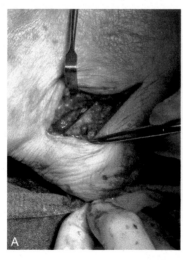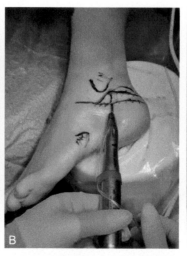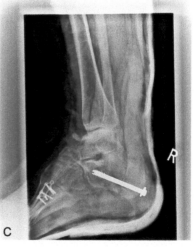

图 9-7　两种不同的跟骨截骨方式
A. 切开截骨；B. 微创截骨；C. 跟骨外移截骨术后的 X 线片

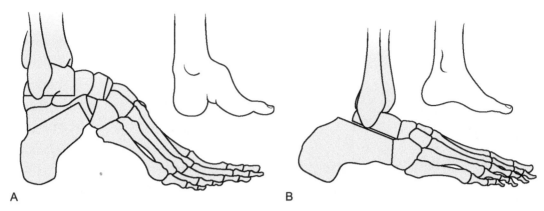

图 9-8　Lambrinudi 三关节融合术

（2）重建跖行足：最常见的高弓内翻畸形源于第 1 序列严重跖屈。这可以通过在第 1 跖骨基底做闭合楔形背伸截骨得到矫正。斜形背侧楔形截骨术可以提供最大的稳定性，可以根据个人喜好选用螺钉、门形钉或钢板进行固定（图 9-9）。在手术台上选择矫正的程度：当跟骨位于中立位时，重量通过 5 个跖骨头平衡分布于一个平坦表面（模拟地板）上。对于儿童，尽量避免在第 1 跖骨基底进行手术，直到骨骺闭合。

严重的僵硬性中足高弓畸形且无任何显著后足内翻的患者可能需要楔形截骨。可通过切除一个梯形骨块更容易地矫正畸形（图 9-10），这样可缩短纵弓，并放松周围结构。这是一个困难的手术操作：在畸形的 CORA 点进行截骨的同时，应避免损伤其他关节。临床实践中，不损伤中足关节几乎是不可能的事。矫正该畸形并无正确的截骨水平，中足骨松质处截骨比跗骨处截骨更容易愈合。

（3）爪形趾：踇趾爪形趾可以通过 Jones 手术进行再平衡，该手术包括将踇长伸肌腱转移到第 1 跖骨颈，融合固定趾间关节于伸直位。踇长伸肌腱转位至第 1 跖骨颈可增强足的背伸力并矫正第 1 序列跖屈。足趾锤状趾可进行相似的肌腱悬吊术，长伸肌腱转位到跖骨颈，即采用 Hibbs 术进行矫正。Vlachou 等在 2008 年的研究随访发现，在缓解足趾症状和跖痛症方面能达到 87% 的优良满意率。

（4）平衡肌力：矫正足部力线和结构之后，作用于足部的肌力必须得到平衡。这可能是高弓内翻足矫形术中最重要的环节。这包括改善被正常肌腱压迫的无力肌腱，或被更强的肌腱压迫的正常的肌腱。平衡肌力最常用的肌腱转位手术如下。

1）腓骨长肌转位至腓骨短肌：切断腓骨长肌腱可以削弱第 1 序列跖屈，将其缝合至邻近的腓骨短肌腱在技术上十分容易。该技术可以增强后足外翻肌力。

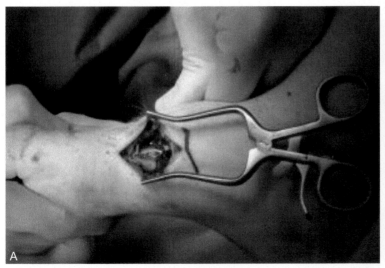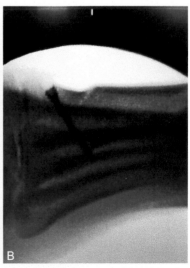

图 9-9　第 1 跖骨背伸截骨（A）；第 1 跖骨背伸截骨术后 X 线表现（B）

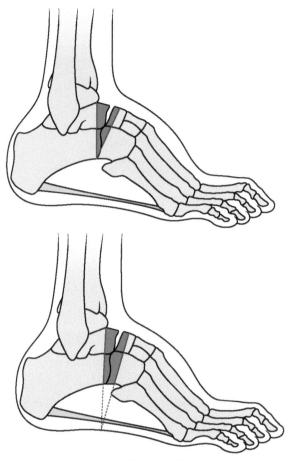

图 9-10　楔形骨块切除矫正僵硬性中足高弓畸形

2）胫后肌腱转位（图 9-11）：大多数高弓足患者有足下垂和胫骨前肌无力。胫骨后肌肌力相对增强造成后足跖屈和内翻。有些患者需要经骨间膜将胫后肌腱转位至足背。这样可以增强背伸肌肌力并去除内翻力。有些医师担心切取全部胫后肌腱会导致足弓塌陷而引起扁平足。他们建议将深部的趾长屈肌转位至胫后肌腱的止点，或劈开胫后肌腱，仅将其一半转位至中足背外侧。

获得足部平衡对减少畸形复发是至关重要的。

（5）其他手术

1）改良 Broström 重建术：该手术被用于外侧韧带严重损伤的慢性踝关节不稳定患者。高弓足患者的后足可逐渐进展为内翻，踝关节容易受到内翻性损伤，导致外侧韧带永久性损伤。治疗这一症状的手术包括先前描述的跟骨外移截骨和利用 Broström 重建术修复距腓前韧带。笔者会建议利用人工韧带（如 Internal Brace 人工韧带等）进行增强。

2）跟腱延长：患者通常会有腓肠肌 - 比目鱼肌复合体紧张。如果 Silfverskiöld 试验发现其紧张来源于腓肠肌挛缩，可以在腘窝皮肤皱褶处松解其内侧头，即可满足大部分患者。还可以采用 Strayer 延长技术在小腿中段进行松解。在临床实

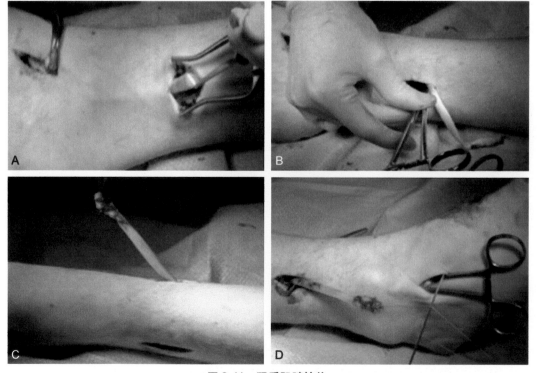

图 9-11　胫后肌腱转位

践中，跟腱挛缩通常涉及比目鱼肌，需要在跟腱远端的体部进行延长。通过"Z"形延长技术可以获得显著延长。Hoke 方法可以通过更微创的方式进行延长，具有手术创伤小的优势。一项重要的原则是减小手术创伤并缩短后续术后康复时间。跟腱延长术的缺点是减弱了患者小腿后侧肌力，他们起初就是肌肉无力导致的畸形。

3）跖腱膜松解：儿童可能需要额外进行 Steindler 描述的广泛跖腱膜松解（图 9-12），此项操作中需要松解跖腱膜和踇短展肌筋膜。这些结构经常随着儿童生长再次发生粘连和紧张。

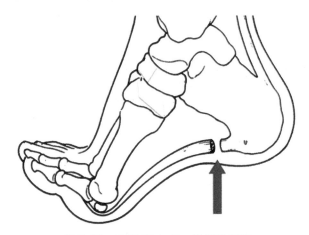

图 9-12 儿童 Steindler 松解示意图

要点

- 准确诊断有助于预测可能的预后和预期的加重。
- 确保非手术治疗已得到优化，因为它们通常足以解决问题。
- 根据特定的主诉选择特定的手术治疗方法。尽可能多地保留关节。
- 靠近 CORA 点矫正骨性力线。
- 评估足部周围肌腱的力量并通过手术加以平衡。

（高　翔　徐桂军　译）
（赖良鹏　张明珠　赵嘉国　校）
（张建中　审）

第 10 章　跟　痛　症

Dishan Singh，Shelain Patel，Karan Malhotra

一、引言

跟痛症是一种常见的足踝部疾病。其好发于所有年龄段的人群，50 岁以上患者中致残性疼痛的患病率接近 8%。在英国，转诊至足踝专科的患者中约 12% 的患者与跟痛症有关，其中 7.5% 可能归因于跖腱膜炎。年轻新入伍军人的跖腱膜炎患病率接近 12.5%。

跟痛症的病因通常为跟骨、周围神经和周围软组织病变。确切病因大多不明，但其可能是多因素共同作用的结果。公认的危险因素包括体重指数 > 30kg/m²、长时间站立 / 冲击、前足 / 中足旋前和踝关节背伸受限。值得注意的是，研究证明这些不同的危险因素与跟痛症有明确相关性，但并不存在因果关系。跟痛症的症状呈自限性，但约 10% 的患者可能发展为慢性疼痛。许多有症状的顽固性难治性患者很可能被误诊，并接受了错误的治疗，因此获得正确的诊断至关重要。

跖腱膜炎是导致跟痛症最常见的原因，但很多情况下患者都可以表现出与之类似的症状。在明确病因之前，详细的病史采集和仔细查体至关重要，如果患者存在非典型症状，则有必要完善进一步检查。笔者在文中相关部分描述了不同诊断中各自特有的症状和体征。详细了解患者功能活动情况、疼痛性质变化、疼痛持续时间和加重时间、影响症状加重或减缓的因素和痛点的确切位置（图 10-1）至关重要。实际上，正如英国医学院的教学内容一样，缩写"SOCRATES"是评估跟痛症的实用工具（表 10-1）。临床查体应包括检查有无伤痕、足的姿势和力线、跟腱 / 腓肠肌紧张度和压痛部位。

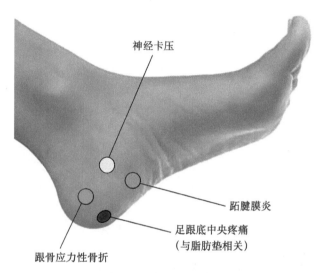

图 10-1　跟痛症不同部位的压痛和可能的诊断

表 10-1　诱发跟痛症的相关病史特征（SOCRATES）

首字母缩写词	特征
部位（Site）	疼痛最严重的部位（图 10-1）
发作类型（Onset）	突发或渐进性，加重或缓解
疼痛特点（Character）	烧灼痛、绞痛、钝痛等
是否放射（Radiation）	局限，沿足底放射
伴随症状（Associations）	感觉异常，温度变化，麻木
何时发作及持续时间（Time/Duration）	晨起或活动后加重，症状持续时间
加重 / 缓解因素（Exacerbating/Relieving）	休息、应用镇痛药或夹板固定后疼痛缓解
严重程度（Severity）	如视觉模拟评分法

跖腱膜炎的非典型症状见表 10-2。一项回顾性研究发现，24% 的顽固性跟痛症患者和 29% 的非典型症状的患者具有其他替代诊断。该研究发现，71% 的夜间痛患者存在跟骨水肿，44% 的急性疼痛患者有跖腱膜撕裂。因此，深入研究具有

非典型症状或顽固性症状的病例十分重要，MRI是首选的检查方法，它可以评估骨组织和软组织情况。

表 10-2 跖腱膜炎的非典型跟痛症特征

跖腱膜炎的非典型症状	
非典型症状	备选的诊断
夜间痛	肿瘤 / 感染
年轻患者存在双侧症状	系统性炎症
神经炎性症状	神经压迫
急性疼痛	跖腱膜撕裂
无力	神经根病变
中央 - 近端部位	与足跟脂肪垫相关

大致而言，引起跟痛症的原因可分为 4 类，包括骨骼（跟骨）、周围神经、周围软组织和跖腱膜本身的问题（图 10-2）。这些内容将在本章的相关部分中详细阐述。

本章旨在对跟痛症的各种病因、相关解剖结构、病史和查体及治疗方案进行概述。希望本章内容能够为读者提供指导，并将这些知识应用至他们的日常骨科临床工作中。

二、跟痛症的骨性病因

1. 跟骨应力性骨折 应力性骨折是一种过劳性损伤，骨骼反复承受低于其极限抗拉强度的力量时可发生应力性骨折。然而，骨小梁结构的微骨折一直在发生，如果达不到愈合条件，它们就会扩展，最终产生疲劳骨折或应力性骨折。这种骨折线可能不会贯穿整个骨的长度。

应力性骨折表现为活动时疼痛，特别是在跑步或长距离行走过程中。这与跖腱膜病变的经典描述"第一步疼痛"正好相反。应力性骨折的疼痛因一整天的活动而加重，并随着休息而缓解。相关因素包括最近活动量变化、长跑、体重指数升高、近期穿鞋变化和低骨密度。维生素 D 缺乏通常被认为是一个危险因素，但没有证据表明它是跟骨骨折的独立危险因素。临床查体显示跟骨体有压痛，如图 10-1 所示。这种疼痛尤其可以通过进行"挤压试验"诱发，即检查者同时从内侧和外侧对跟骨施加压力（图 10-3）。在慢性 / 确诊的病例中，X 线片可能显示放射透光线或硬化带，但 MRI 对早期 / 隐匿病变更敏感（敏感度几乎为 100%）。MRI 表现包括骨膜和（或）邻近软组织水肿，T_2 序列出现的骨髓水肿和 T_1 序列上可见的低密度骨折线（图 10-4）。

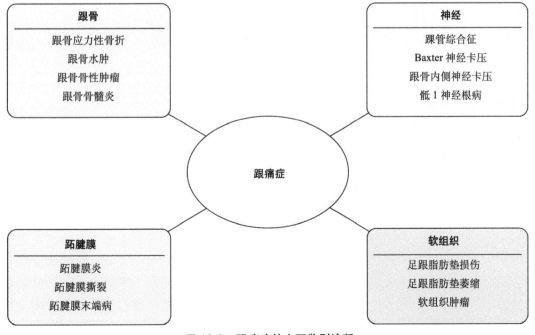

图 10-2 跟痛症的主要鉴别诊断

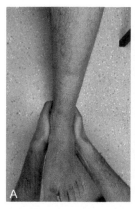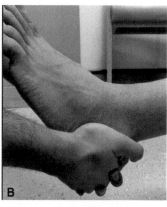

图 10-3　从上方（A）和侧面（B）展示挤压试验的临床照片。跟骨侧向压力在跟骨应力性骨折的情况下引起疼痛

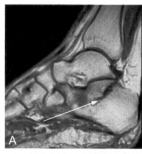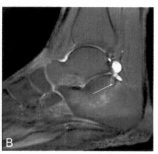

图 10-4　跟骨的 MRI T_1（A）和 T_2（B）加权像
白色箭头表示应力性骨折骨折线

在大多数情况下，笔者建议休息和限制活动 6～8 周或以上以促进骨折愈合。对于症状严重的患者，可能需要使用夹板、足靴或石膏固定。调整鞋和矫形器有助于防止复发，但患者需要渐进回归到剧烈运动。同时我们需要查明患者的任何诱发因素，如骨质疏松症或代谢性骨病。

2. 跟骨水肿　跟骨骨髓水肿可发生于跖腱膜止点部位（图 10-5）或跟骨结节部位。它可能与反复应力（即应力性骨折的前兆）或跟骨腱膜止点病有关，但也可以是炎症反应、代谢紊乱或全

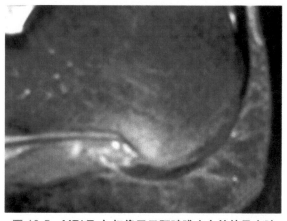

图 10-5　MRI T_2 加权像显示跖腱膜止点处的骨水肿

身特发性骨髓水肿综合征的一部分。

跟骨骨髓水肿的临床特征为夜间痛，且 MRI T_2 加权像和脂肪抑制像显示高信号。治疗方法是休息和使用缓冲鞋垫。有文献描述了冲击波治疗此类疾病的潜在优势。

3. 感染　是跟痛症的一个可能病因，这一点不容忽视。虽然感染可能发生于任何患者，但以下患者的风险更大：糖尿病患者、免疫功能低下患者、有外伤史患者及儿童。跟骨在解剖学上主要由松质骨和薄的皮质骨壳组成。在行走过程中，它需要承受相当于 1.5 倍体重的负荷，这可能导致骨皮质表面微破坏，从而产生潜在的感染通道。

夜间痛是其特点，且血液学检查通常会显示炎性标志物升高。如果病史超过 3 周，X 线片可能显示骨膜反应。大多数慢性患者可能显示局灶性硬化或骨破坏。在影像学检查中骨扫描虽然敏感，但已在很大程度上被 MRI 取代。MRI 不仅敏感，还可以发现早期感染、脓肿和周围软组织受累情况。钆增强扫描在怀疑有脓肿或窦道时可能有特殊价值。

急性骨髓炎需要使用抗生素治疗。最常见的致病菌是金黄色葡萄球菌。常见致病菌还有多种，其中铜绿假单胞菌常见于出现溃疡情况。因此，采集微生物样本十分重要，从而进行针对性治疗。发热患儿血培养中可能出现细菌；然而，在大多数病例中，需要在影像引导下取活检或行切开清创手术。多个样本（至少 5 个样本）将提高检查准确性。根据所涉及的微生物，可能需要延长抗生素使用时间，通常至少需要 4～6 周静脉注射，具体时间需要与当地微生物/传染病研究组讨论后决定。

慢性顽固性骨髓炎的治疗涉及多个学科，并取决于患者的合并症、外科医师的偏好和经验、血管状态和软组织条件等因素。治疗方案包括需要终生治疗、单纯清创或联合局部皮瓣转移软组织覆盖术、跟骨次全切/全切术或膝关节下截肢术。保留跟骨的手术通常会导致感染控制不良和患者满意度差。另一方面，尽管部分或全部跟骨切除术的并发症发生率高达 40%，但如果患者成功避免了并发症，他们便保留了继续步行活动的功能。

4. 骨肿瘤　肿瘤是跟痛症一个少见但重要的

鉴别诊断，可为良性或恶性。恶性肿瘤可能表现出危险信号的症状，如持续疼痛或夜间疼痛，体重减轻或全身症状。当怀疑肿瘤时，X 线片和 MRI 是初步诊断中主要的检查方法。

对骨肿瘤的完整描述超出了本章的范围，但良性病变包括单房性骨囊肿、动脉瘤性骨囊肿、内生软骨瘤、骨样骨瘤、成骨细胞瘤、骨纤维发育不良和骨内脂肪瘤等。最常见的恶性肿瘤仍然是转移性肿瘤，原发性恶性肿瘤包括软骨肉瘤、尤因肉瘤和骨肉瘤。

肿瘤需要进行分期和分级，治疗取决于化疗和放疗的敏感性、肿瘤位置、扩散情况和肿瘤的性质。怀疑为恶性肿瘤的患者不应再进行局部活检，应转往当地肿瘤中心进一步检查和治疗。

三、跟痛症的神经性原因

1. 踝管综合征　是胫神经或其分支受压的一种情况。踝管内包括胫后肌腱、趾长屈肌腱、胫后动脉和静脉、胫神经和姆长屈肌腱。这些结构走行于内踝到中足的纤维 - 骨隧道中。隧道的"地板"由近至远由内踝后缘、距骨、载距突和跟骨体构成。踝管近端的"屋顶"由屈肌支持带构成。踝管远端隧道逐渐变窄并与姆展肌筋膜融汇。胫神经位于动脉后侧并分为足底内侧神经、足底外侧神经和跟骨内侧神经。三分叉位置存在个体差异，但通常发生于踝管内或其近端。足底内侧神经和足底外侧神经分支于足深部进入姆展肌（图 10-6）。

在踝管内或邻近处，胫神经分支可能会受到压迫。胫神经因位于封闭的踝管隧道内而特别脆弱，任何占位性病变或肿块都可能压迫胫神经；最常见的是腱鞘囊肿，也可能是骨突或外生骨疣。图 10-7 是一例占位性病变引起的踝管内压迫。

踝管综合征的症状通常难以表述且定位不明，除了足跟痛外，可能还包括足底内侧或外侧感觉异常、触痛及麻木。全天内症状可能会加重，有的可能被描述为痉挛，也可能是放射性疼痛。

客观地说，踝管综合征患者足底感觉可能会减弱，Tinel 征可能会在踝管处被引出，然而这些症状经常是变化的。相关症状也可能通过进行"背伸外翻试验"引出，即踝关节最大程度被动外翻，

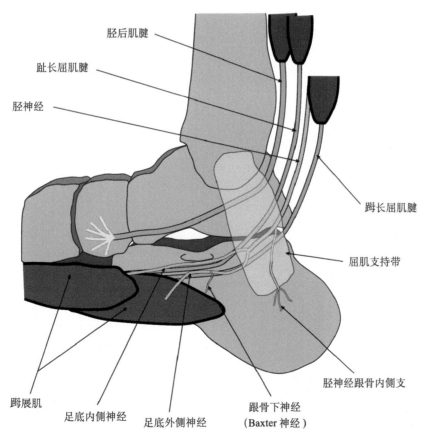

胫后肌腱
趾长屈肌腱
胫神经
姆长屈肌腱
屈肌支持带
胫神经跟骨内侧支
姆展肌
足底内侧神经
足底外侧神经
跟骨下神经（Baxter 神经）

图 10-6　**踝管的边界和内容物（为清楚起见，尚未绘制动脉和静脉）**
图示描绘了胫神经分支可能的解剖学变异

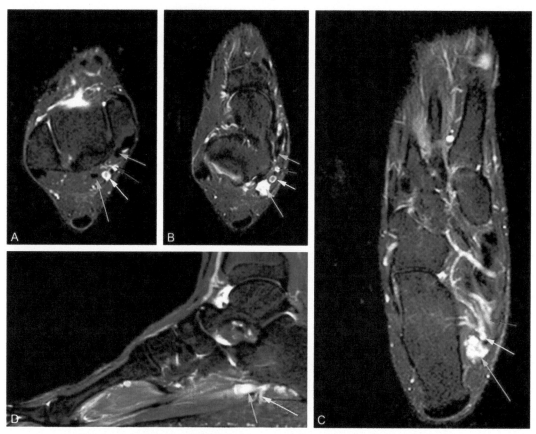

图 10-7 踝管占位病变的轴位（A ～ C）和矢状位（D）MRI STIR 序列

图 A 至 C 为从近端到远端。血管扩张始于内踝后方，并延伸至足底。图像上的箭头代表：姆长屈肌腱（绿色箭头）、趾长屈肌（灰色箭头）、胫骨后动脉（红色箭头）、胫神经 / 其分支（黄色箭头）和占位病变（蓝色箭头）

同时保持跖趾关节最大背伸。MRI 检查和电生理检查有助于确诊占位性病变引起的踝管综合征。

对于占位性病变，保守治疗通常无效。保守治疗失败时可能需要手术干预。尽管注射皮质类固醇对神经有效，但仍然应该首先切除占位性病变。对于其他致病原因引起的踝管综合征，也可以进行踝管减压术。这应该在止血带下进行，以便于充分观察神经及其分支。该过程包括松解屈肌支持带，并应延伸到姆展肌的浅层和深层筋膜。内镜和超声引导下松解也有报道，但术后病程和效果存在争议，且复发率高。

2. Baxter 神经卡压（跟骨下神经卡压）　如上一节所描述，足底内侧神经和足底外侧神经于足部深层穿过姆展肌。足底外侧神经通过肌腹到达足部的外侧（图 10-6）。足底外侧神经的第一分支（跟骨下神经）为小趾展肌提供运动神经支配，并支配跖腱膜止点区域感觉。该神经走行如图 10-8 所示（神经压迫位置分别被圆圈标记为 1、2、3）。

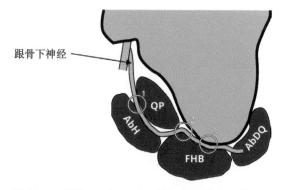

图 10-8 跟骨下（Baxter）神经走行的冠状横截面

AbDQ. 小趾展肌；AbH. 姆趾展肌；FHB. 趾短屈肌；QP. 足底方肌。圆圈代表 3 个可能的神经受压部位

Baxter 神经卡压的疼痛可能会出现在跟骨下方和内侧，症状比跖腱膜炎严重，然而并非全部如此，且其症状多有不同，有可能合并跖腱膜炎。小趾展肌肌力减弱可能与其有关。MRI 显示小趾展肌的急性或慢性失神经支配（萎缩）有助于诊断。非手术治疗包括矫形器和（或）注射皮质类固醇。如果这些方法都失败，手术减压可能会是成

3.跟骨内侧神经卡压　如图 10-6 所示，胫神经跟骨内侧分支穿过屈肌支持带，并为跟骨内侧提供感觉神经支配。解剖结构多变，但跟骨内侧神经通常源自踝管区域。它的病变可能会导致足跟内侧感觉异常或疼痛，但这种情况罕见。跟骨内侧神经卡压可能与跖腱膜炎有关。矫形器和限制活动等保守治疗是主要的治疗方法，但偶尔可能需要手术。手术选择包括松解术或神经切断术。后者神经残端须深埋以防复发。超声引导下射频消融术也有成功的相关报道。

4.椎间盘突出　有神经症状的患者可能源于椎间盘或脊柱的病变对 S_1 神经根的激惹。因为 S_1 神经根体表支配区包括足跟底部。提示这一诊断的其他特征包括背痛、既往椎间盘突出史、坐骨神经痛症状及相关位置的感觉减退 / 感觉异常。临床症状可能包括坐骨神经牵拉试验阳性、踝反射减弱和踝关节跖屈力量减弱。然而，腓肠肌 - 比目鱼肌复合体由 S_1 和 S_2 神经根支配，因此可能会保留部分力量和（或）反射。椎间盘突出可通过腰骶部脊柱 MRI 检查确诊。

四、由跖腱膜病变引起的跟痛症

跖腱膜起源于跟骨结节跖侧，其纤维束来自小腿的腓肠肌 - 比目鱼肌复合体。如图 10-9 所示，它分成 3 个纤维束（外侧、中央和内侧），并向远端延伸。跖腱膜在一些书籍中与跖筋膜可互换使用，而在其他一些书籍中只将中央束称为跖腱膜。跖腱膜外侧束称为跟跖韧带，止于第 5 跖骨基底部，覆盖于小趾展肌的跖侧面。跖腱膜中央束最厚，强度最大，起源于跟骨结节的内侧突和趾短屈肌起点表面。它在跖骨头附近分为五束（每个足趾一束），每束都分为浅层和深层。浅层止于趾横纹处，将足趾与足底分开。深层分为 2 条，并分别附着于各自趾屈肌腱腱鞘两侧。跖腱膜内侧束覆盖于拇收肌跖侧，与背内侧筋膜融汇到一起。跖腱膜的主要功能是维持内侧纵弓和发挥卷扬机效应，即跖趾关节的背伸导致后足内翻。

25% 的人长有跟骨骨刺。重要的是，虽然跟骨骨刺很有可能出现于跖腱膜病变患者，但一般都是偶然发现，它并不是导致疼痛的原因或病变特征。骨刺通常位于跖腱膜深处趾短屈肌的附着点。

因此，对于单纯跖腱膜病变患者，不需要切除骨刺。

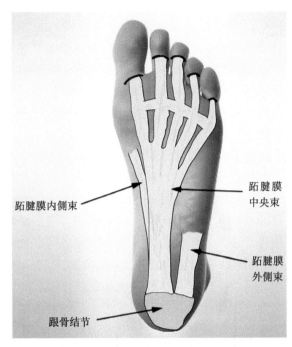

图 10-9　跖腱膜起点和组成束的示意图

1.跖腱膜炎　是影响跖腱膜最常见的疾病，但是此术语并不恰当，因为有症状患者的组织学检查显示的是退变而不是炎症。跖腱膜附着点过度、重复拉伤导致筋膜起点细微撕裂，抑制正常的修复过程，引起纤维异常排列、黏液基质增加、血管成纤维细胞增生和钙化。这种过度负荷意味着筋膜炎在三类患者中更常见：肥胖患者、跑步者和职业涉及长期站立的人群。后侧肌群紧张（腘绳肌和腓肠肌 - 比目鱼肌复合体）在跖腱膜炎患者中更常见。这种情况加重了前足负荷，从而通过卷扬机效应增加了跖腱膜应力。

根据病史和查体通常足够得出明确诊断，超声和 MRI 的作用在于可进一步证实诊断。女性比男性更容易发病，平均发病年龄为 60 ～ 70 岁。在肥胖人群中，肥胖的程度与功能障碍程度显著正相关。疼痛通常发生于足跟内侧，可能辐射到整个足跟周围或跖腱膜走行方向。疼痛偶尔发生于内侧足弓。疼痛通常在晨起更严重，因为睡眠时足的马蹄状态使跖腱膜和跟腱处于挛缩状态。白天活动中通常会使疼痛得到改善，在一天结束时或剧烈运动后疼痛会加重。

典型的查体是确定跖腱膜内侧起点有压痛，

并且因踇趾背伸而加重。应采用 Silfverskiöld 试验评估腓肠肌 - 比目鱼肌复合体的紧张程度，并完成全面检查，以排除跟痛症的其他鉴别诊断。

X 线片对诊断跖腱膜炎没有帮助。超声和 MRI 有所帮助，但不是必需的检查。跖腱膜的正常厚度为 2.3 ～ 4.3mm，在临床表现支持的情况下成像厚度大于 4mm 符合跖腱膜炎诊断。影像学检查也可显示筋膜周围水肿、跟骨骨髓水肿和跖腱膜撕裂。

跖腱膜炎通常是自限性疾病，18 个月内 95% 的患者可自行痊愈，但早期诊断和治疗可以使患者在 6 周内症状改善。国际上没有统一的治疗流程，常见的治疗包括口服药物、功能锻炼、减少活动和使用矫形器。除此之外，临床医师之间在如何治疗顽固性疼痛病例方面有很大的差异。

口服镇痛抗炎药物可以缓解症状，但没有高级别的证据量化其益处。改变活动习惯可消除诱因，如对于职业要求长期站立者，需要工作中多取坐位；而跑步者应该减少跑步和其他冲击性活动。减重将会对肥胖患者有所帮助。

足跟垫可以通过减少对足跟的压力缓解疼痛。有的医师也会建议使用预制或定制的矫形器，但是最近的一项系统评价和荟萃分析发现，它们在治疗跟痛症方面并不比安慰剂组或其他保守疗法好。夜间夹板的工作原理是保持在睡眠时足背伸，从而减轻了足部马蹄状态时的跖腱膜紧张。但夜间夹板大而笨重，因此患者通常依从性不佳，但其作为多种治疗方案的一部分使用时，对清晨足跟疼痛的患者有效。

功能锻炼作为早期治疗的一部分，其成本低廉，3/4 的患者在锻炼 2 个月内会症状改善。功能锻炼可以是跖腱膜、腓肠肌 - 比目鱼肌复合体和腘绳肌的拉伸活动，也可以是加强足部固有肌肉锻炼，后者最近被证明与前者相比，虽然没有更好的效果，但通常能收到相似效果。

体外冲击波治疗（extracorporeal shockwave therapy，ESWT）通过将高能波作用于跖腱膜进行治疗。由于冲击波数量、强度和疗程频率没有统一的标准，这无疑增加了各个冲击波疗法研究之间的异质性。从理论上讲，冲击波通过两种方式发挥作用：首先，在神经生长方面，它促进轴突过度激活，从而影响疼痛通路，并破坏无髓感

觉神经纤维。其次，促进分泌生长因子创造促炎环境用于组织修复，通过血管生长因子改善血液循环，并提高一氧化二氮水平导致血管扩张。最近一项纳入 1185 例患者的 13 项临床试验荟萃分析发现，ESWT 优于许多其他治疗方法。

药物注射治疗有很多种选择。最广泛使用的药物是皮质类固醇，它在治疗后的前 3 个月内有良好的效果，然而 6 个月后效果不佳，除非与拉伸练习相结合，否则有复发的风险。它们应注射到筋膜的深处，以降低脂肪垫萎缩的风险，超声引导可能有助于准确注射。跖腱膜断裂也是注射皮质类固醇的一个风险，这将在本章中进行讨论。

富血小板血浆（platelet rich plasma，PRP）注射理论上可以导致促炎性细胞因子合成。医师对这种注射治疗很感兴趣，因为它避免了脂肪垫萎缩的风险，而且不会像皮质类固醇注射一样增加跖腱膜断裂风险。然而，来自不同制造商的 PRP 制作方法存在很大的差异，这意味着我们应谨慎归纳其积极或负面的结果。中期疗效似乎与糖皮质激素在疼痛和功能上相当。

最近一项关于肉毒杆菌毒素注射的随机研究显示，与安慰剂相比，肉毒杆菌毒素注射腓肠肌内 1 年后可改善跖腱膜炎的症状。肉毒杆菌毒素注射被推荐为腓肠肌松解手术的替代治疗。如果不是前瞻性研究，其他注射技术如干针疗法、自体血疗法和增生疗法等因证据有限，不推荐使用。

跖腱膜炎在绝大多数病例中通过保守治疗而治愈。只有保守治疗无效，症状持续超过 12 ～ 18 个月的患者，才考虑手术治疗。肥胖者，需要减重，因为只有诱发因素被消除，手术才会取得成功。

手术策略包括跖腱膜切开松解术、腓肠肌 - 比目鱼肌复合体延长术或两者联合手术。一些研究表明，腓肠肌内侧头松解对症状有改善，但尚未进行随机研究。筋膜切开术可以通过经皮、切开和内镜技术完成。建议最多松解 50% 的跖腱膜，因为超过此值会增加内侧足弓塌陷和外侧柱超负荷的风险。最新文献表明，一般来说这三种手术技术都可明显改善患者症状。腓肠肌 - 比目鱼肌复合体延长可以在沿肌腱的多个平面上完成。最近的一项随机对照试验表明，跖腱膜切开松解术

和腓肠肌后内侧松解术结果评分相比，后者能使患者康复更快。

2.**跖腱膜撕裂** 通常表现为足跟或内侧足弓突然出现疼痛，随后出现屈趾困难和站立困难。于跖腱膜局部注射皮质类固醇是一个已知的危险因素，它最常发生于跑步或其他类似的运动后。X 线片可以显示内侧弓扁平导致的跟骨倾斜角减少，但超声或 MRI 可以更可靠地证实诊断（图 10-10）。治疗包括用石膏或可拆卸足靴固定 6 周或直到症状改善。

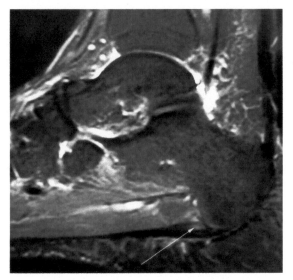

图 10-10 MRI T$_2$ 加权像显示增厚的跖腱膜伴轻微撕裂（白色箭头所示）

3.**跖腱膜末端病** 是一个不容易理解的术语，因为跖腱膜炎是一种跖腱膜起点的疾病。然而，

它被区分为"跖腱膜末端病"，是因为它不是由重复性外伤引起的，而是作为全身性关节炎的一部分表现，如强直性脊柱炎、银屑病关节炎、反应性关节炎和 Reiter 综合征。患者症状同样是足跟疼痛，但仔细询问病史，包括双下肢和其他疾病的症状，将有助于诊断。血液检测炎症标志物和风湿病学筛查可能会有所帮助。该疾病应由风湿病专家进行专科诊疗。

五、其他导致跟痛症的软组织疾病

1.**足跟脂肪垫损伤 / 萎缩** 跟骨脂肪垫的作用是承受压力和分散负荷。它由被纤维隔膜束包围的脂肪组织组成，纤维隔膜束固定于跟骨上（图 10-11）。纤维隔膜束完整性破坏会导致脂肪分散和缓冲功能丧失，可由创伤或皮质类固醇注射导致，其结果是损伤、疼痛，最终导致萎缩和移位。

疼痛通常位于足跟底部的中央和跖腱膜区疼痛部位的后方（足跟底部的中央疼痛，图 10-1）。主要的治疗方法是保守治疗，重点是通过鞋垫和减震材料缓解症状。硅胶足跟垫可以用于这种情况，能够包裹足跟脂肪垫。另一种报道的保守治疗方法是"白贴"，但其效果有待商榷（图 10-12）。很少有需要手术的情况。

2.**软组织肿瘤** 局部软组织肿瘤可能表现为跟痛症，并应作为鉴别诊断的一部分。MRI 和超声检查可能有助于这种非典型病例的诊断。它们可能与局部肿胀或皮肤变化有关，然而并非全部如此。

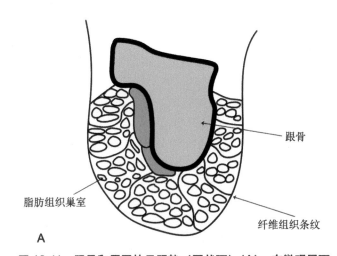

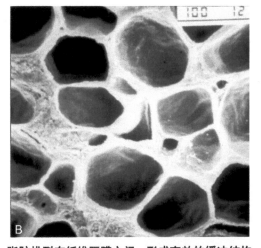

图 10-11 跟骨和周围的足跟垫（冠状面）（A），在微观层面（B），脂肪排列在纤维隔膜之间，形成高效的缓冲结构

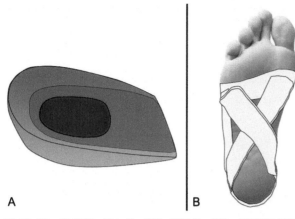

图 10-12　足跟垫（A）和 "8" 字贴扎（B），可用于缓解足跟疼痛

这些肿瘤可能是良性的，也可能是恶性的。良性肿瘤包括异物反应、皮下囊肿和足底纤维瘤病。然而，足底纤维瘤病通常发生于跖腱膜远端，因此不太可能是跟痛症的原因。足部最常见的恶性软组织肿瘤是滑膜肉瘤。

如为恶性肿瘤或诊断存疑，则不应尝试局部活检；患者应转至区域肿瘤 / 恶性肿瘤中心接受专家建议和进一步治疗。

要点

- 足跟痛是一种常见的主诉，有多种病因。
- 需要仔细询问病史和检查确定病因。
- 对于症状不典型或持续的病例，需要进一步检查（如 MRI）。
- 足跟痛的病因可能包括骨骼、神经、跖腱膜或周围软组织的病变。
- 保守治疗对大多数跖腱膜疾病有效，但少数患者可能需要进一步侵入性治疗；然而，目前尚不清楚哪些患者将从手术治疗中获益最多，以及最佳的治疗方案是什么。

（刘 林 译）
（王 杰 邓先见 赵嘉国 校）
（张建中 审）

第11章 踝关节炎

C Senthil Kumar，Robert Clayton，Mansur Halai

一、引言

踝关节炎患者的功能受限通常是很严重的。一级证据显示踝关节炎患者的精神评分、患侧肢体功能评分和总体健康评分显著低于髋关节炎患者。因此，终末期踝关节炎患者的精神和肢体失能不应被低估。本章介绍踝关节炎的病理生理过程及其治疗方法等。

二、病因

在所有关节中，踝关节在每平方厘米面积上承受了最大的压力，也是最容易受伤的关节。但是，与年龄相关的有症状的踝关节炎的发病率却只有髋和膝关节炎的 1/9。踝关节炎的患病率很难确定，但多个国家关节登记中心发现，髋/膝关节置换术的数量是踝关节置换术数量的 30 倍。踝关节炎最常见的病因是创伤，其约占 75%（表 11-1）。原发性关节炎（可能继发于力线不良）约占所有患者的 10%。其他原因包括炎性关节病（5%）、血色病（3%）、血友病、距骨骨坏死和败血症。

创伤作为主要病因应加以细化。软骨的直接损伤与致伤能量和关节面粉碎程度（如 Pilon 骨折）成正比。一项经常被引用的研究报道旋转性 Weber A、B 和 C 型踝关节骨折中有症状的踝关节炎的发生率分别为 4%、12% 和 33%。累及后踝的骨折增加了踝关节炎的可能性。这些骨折的精准复位和内固定十分重要，有研究显示距骨向外侧移位增加 1mm，胫距关节接触面积会下降约 42%，关节匹配度降低，局部胫距关节接触应力增加，最终导致软骨破坏和关节炎。

表 11-1 踝关节炎病因

病因	特定因素 / 原因
创伤	损伤软骨表面、残留的关节不匹配或不稳定 距骨或胫骨远端骨折后缺血坏死
机械轴力线不正	原发性 继发于髋关节、膝关节、胫骨或足的力线不正
韧带性不稳定	外侧韧带、三角韧带、下胫腓联合韧带功能不全 Ehlers-Danlos 综合征
炎症	类风湿关节炎、银屑病关节炎、强直性脊柱炎 结晶性关节病（痛风、假性痛风）
败血症	关节败血症、骨髓炎
出血性疾病	血友病、血色病（铁过量沉积） 复发性创伤性关节积血
神经源性疾病	酗酒、Charcot 糖尿病性神经病变、淀粉样变性
肿瘤	良性（多发绒毛结节性滑膜炎）或恶性肿瘤
褐黄病	缺乏尿黑酸氧化酶导致尿黑酸在软骨中累积
戈谢病	缺乏葡糖脑苷脂酶导致葡糖脑苷脂累积引起骨坏死 / 骨折

三、病理生理改变

踝关节关节软骨的独特属性在关节炎的预防和易感性方面发挥了重要作用。踝关节的软骨厚度相对均匀（1～1.7mm），而膝关节软骨的厚度差异较大（1～6mm）。软骨厚度与其压缩模量成反比，如较薄的踝关节软骨具有较高的压缩模量。与髋关节相比，距骨软骨的抗张强度仅随年龄增长轻微下降。此外，载荷会增加匹配性。

踝关节软骨由软骨细胞和细胞外胶原基质构成。最初，软骨损伤通过模式识别受体（PPR）激活固有免疫系统。Toll 样受体（TLR）家族也属于这种受体。在巨噬细胞、软骨细胞和成纤维细胞样滑膜细胞（FLS）上发现 PPR。PPR 识别提示存在病原体或表明组织损伤的信号，它们分别称为病原体相关分子模式（PAMP）和警报素（alarmins）。警报素和 PAMP 统称为损伤相关分子模式（DAMP）。DAMP 引起滑膜和软骨细胞来源的炎症介质和脂肪来源的炎症介质激活，它们共同包含细胞因子（TNF-α 和白介素）、生长因子（TGF-β）、趋化因子和前列腺素。此外，踝关节不会产生基质金属蛋白酶 8（MMP8）的 mRNA，这种酶在正常的膝关节软骨中表达，会导致软骨退化。

组织损伤、DAMP 和炎症介质引起局部炎症，导致血管生成和血管通透性增加，从而引起血浆蛋白、补体、细胞因子和脂肪因子从血管内向滑膜液渗漏。炎症影响骨内神经末梢，导致骨关节炎患者特有的疼痛。血浆蛋白也作为 DAMP 发挥作用，进一步促进炎症介质释放，引起慢性炎症，最终导致踝关节炎。此过程总结于图 11-1。

四、影像学检查和分类

评估关节炎的严重程度对制订治疗方案十分重要。在诊断方面，英国国家卫生与临床优化研究所（National Institute for Health and Care Excellence，NICE）的骨关节炎指南指出：如果患者符合以下 3 个标准，无须任何影像学检查就可以做出临床诊断。

（1）45 岁及以上。

（2）关节晨僵超过 30min。

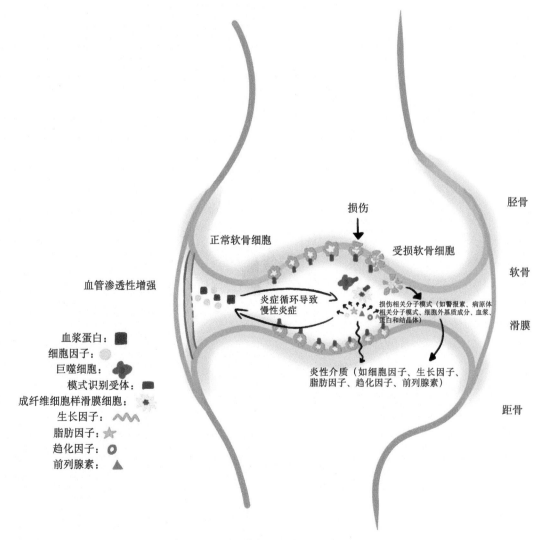

图 11-1　踝关节炎在软骨层面的炎症通路

（3）活动后关节疼痛。

影像学方面，推荐负重正侧位 X 线检查。部分患者可能需要额外 X 线片评估中足和前足关节。Tanaka 改良的 Takakura 踝关节炎分期可以用于评估踝关节炎（表 11-2）。

表 11-2　Tanaka 改良的 Takakura 踝关节炎分期

分期	前后位 X 线片表现
1	骨赘和早期硬化，没有关节间隙变窄
2	踝关节内侧间隙变窄，无软骨下骨接触
3a	踝关节内侧间隙消失
3b	软骨下骨接触延伸至距骨穹窿
4	踝关节间隙完全消失，骨与骨完全接触

- 1 期：早期硬化、骨赘形成，没有关节间隙变窄。
- 2 期：内侧关节间隙变窄。
- 3a 期：内侧关节间隙消失，软骨下骨接触，但仅限于内踝。
- 3b 期：软骨下骨接触延伸至距骨穹窿。
- 4 期：全踝关节间隙消失，骨与骨完全接触。

该分期方式特别适用于监测踝关节炎进展情况，但不能指导手术治疗，也没有考虑周围关节病变的分期、跟腱挛缩及其他畸形。加拿大足踝矫形学会（Canadian Orthopaedic Foot and Ankle Society, COFAS）近期提出的分类方法被证实有效，且具有可重复性。该分类系统没有考虑系统性合并症，但是考虑了后足关节的畸形和关节炎（表 11-3），能可靠地用于术后效果评估和指导治疗策略。

对比健侧或病变较轻的对侧踝关节，有助于定量判断踝关节间隙减少的程度，但这种方法一般很少使用。当怀疑剥脱的骨软骨病变是疼痛的潜在原因，或需要对肌腱进行检查时，磁共振成像（MRI）通常更有价值（图 11-5）。CT 可被用于确定距骨囊变的骨量。SPECT/CT 多用于评估退行性改变的程度及其生理活动性，也有助于评估后足和中足周围关节的任何骨性关节炎改变。负重 CT 是一种新的影像学检查方法，首次实现了足踝部三维负重成像，也可以用于对侧足对比。

五、非手术治疗

非手术治疗的目的在于减轻踝关节的负重压力，包括减轻体重，避免跑步等冲击踝关节的运动，以及使用助行器。踝关节支具或踝 - 足矫形器可以增加踝关节的刚度（图 11-2）。患者难以长时间忍受使用这些装置，但有助于缓解早期踝关节炎短期症状。理疗可以使其他关节保持柔软并维持力量，两者均有助于进一步提高任何手术治疗的效果。

除了非处方镇痛药，还有 COX-2 抑制剂，但由于具有一定的副作用，其应用仍存在争议。NICE 建议关节内注射皮质醇，可以获得约 3 个月的短期益处。许多外科医师建议采用超声引导或放射透视，以确保准确置入注射针头。尽管关节腔注射皮质类固醇的风险较低，但应告知患者可

表 11-3　加拿大足踝矫形学会终末期踝关节炎术前及术后分类系统

	1 型	2 型	3 型	4 型
术前分类	单纯踝关节炎	踝关节炎伴关节内翻或外翻畸形，踝关节不稳定和（或）跟腱挛缩	踝关节炎合并后足畸形、胫骨畸形愈合、中足外展或内收、中足旋后、第 1 序列跖屈等	1 ～ 3 型外加距下关节炎、跟骰关节炎或距舟关节炎
术后分类	踝关节融合或全踝关节置换，无须第二切口，除非需要融合下胫腓联合	踝关节融合或全踝关节置换，需要第二切口进行软组织手术	踝关节融合或全踝关节置换，联合额外的截骨包括中足融合	踝关节融合或全踝关节置换，联合后足融合
后续措施	无，去除内固定物	三角韧带松解、韧带重建、跟腱延长、腓肠肌松解、肌腱转位、关节囊松解、前足重建、距骨截骨、神经血管结构剥离、距腱膜松解、下胫腓联合重建	腓骨截骨、跟骨截骨、胫骨截骨、跗骨间融合	关节融合：三关节、距下关节、距舟关节、跟骰关节

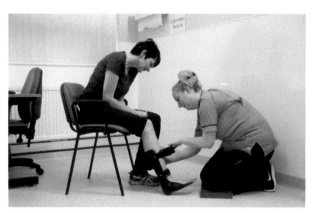

图 11-2　踝关节炎的非手术治疗
该例显示踝 - 足矫形器通常用于限制矢状面的活动

能存在如下风险：感染、疼痛难以缓解、效果维持的时间较短、症状短期加重和脂肪萎缩引起皮肤色素沉着等。尽管尚无确切证据，但是大多数外科医师每年注射次数不超过 3 次。任何拟进行的手术操作应在皮质类固醇注射 3 个月后再安排。

尽管关节注射透明质酸最初很受欢迎，但自从 NICE 质疑其疗效后，该方法的使用已经减少。注射富血小板血浆已经初步显示出一些有希望的效果，但还需要说服力更强的研究，因此目前还不能推荐其常规使用。荷兰正在进行的一项多中心随机试验比较富血小板血浆与生理盐水注射，其结果令人期待。干细胞注射还在早期研发阶段，

将来可能是一种有效的治疗方法。

六、手术治疗

作为整体治疗的一部分，如果非手术治疗未解决踝关节炎症状，可以考虑手术治疗。从关节镜到截骨、关节融合再到关节置换，这些手术治疗的侵入性有所不同。

1. 踝关节镜　在踝关节炎的早期有其特殊适应证，包括前侧撞击性胫距骨赘、单纯骨软骨损伤和游离体（图 11-3）。前瞻性研究支持关节镜清理，其尤其适用于 1、2 期踝关节炎，75% 的患者改善了功能。

细微差别来自踝关节镜检查者的经验。应标记腓浅神经的解剖走行，以避免在外侧入路手术时发生医源性损伤，这是最常见的并发症。将足旋后并跖屈第 4 趾，可使腓浅神经易于触及，多见其恰好位于第 3 腓骨肌的内缘（图 11-4）。可使用自制的牵引装置牵开踝关节，但是在一些患者，牵引可能拉紧踝关节囊从而阻碍前侧"接吻样"骨赘的显露。小关节镜具有便于操作的优点，其缺点是视野较小。医师应逐步检查胫距关节、内外侧沟和下胫腓联合。关节镜下影像（图 11-5）有助于指导患者知晓其疾病的严重程度，也是告知患者需要进一步手术的有价值的辅助工具。

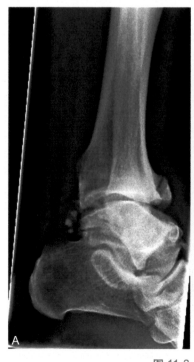
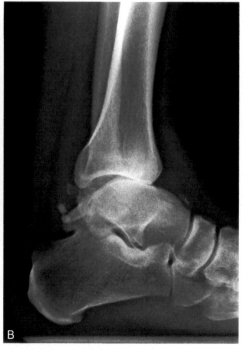

图 11-3　右踝侧位 X 线片
A. 术前胫骨远端和距骨前侧存在骨赘；B. 利用关节镜清理后这些骨赘消失

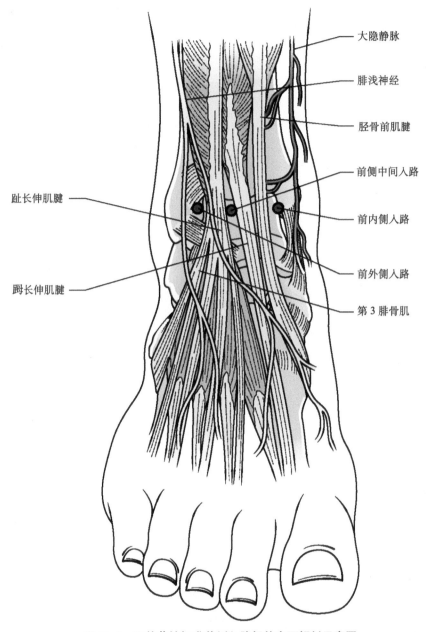

图 11-4 踝关节镜标准前侧入路相关表面解剖示意图

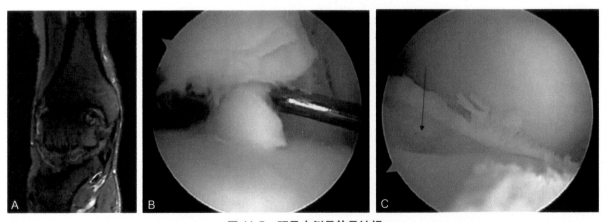

图 11-5 距骨内侧骨软骨缺损

A. 术前 MRI 表现；B. 关节镜下表现；C. 术中清理和微骨折（箭头）术后

2. 胫骨远端截骨　负重位后足力线不良可以在一段时间之后导致点载荷增加，引起踝关节炎。胫骨远端截骨可在年轻患者中作为保关节手术，最常见的技术是踝上截骨，如内侧开放楔形截骨矫正关节外的踝关节内翻畸形（图 11-6）。矫正膝关节内翻的胫骨高位截骨术也可以用来恢复踝关节的力线。为详细测量需要矫正的角度，术前需要拍摄下肢站立位全长 X 线片和进行 CT 检查。站立位下肢全长 CT（髋关节、膝关节、踝关节）可辅助评估多平面畸形。

当畸形位于踝关节以远时，跟骨截骨发挥了重要作用。当考虑进行踝关节置换时，跟骨滑移截骨尤其重要。当外翻畸形时，可行跟骨后结节内移截骨，内翻畸形时可行跟骨后结节外移截骨。后足中立位对将来踝关节置换或关节融合的长期寿命极其关键。

3. 踝关节牵张成形术　这种治疗使用环形外固定架将踝关节牵开，其通常约为 1cm。其目的是矫正畸形的同时促进软骨再生。该方法适用于希望在治疗过程中能够负重的年轻爱好活动的患者（图 11-7）。有限的研究已显示了该方法的益处，约 50% 的患者在随访 8 年时无须进一步手术。该方法的缺点是将来可能需要再次手术及长期使用外固定架治疗加重心理负担。

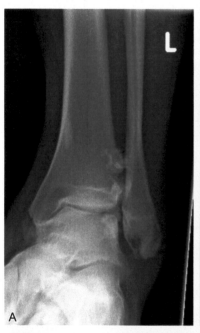
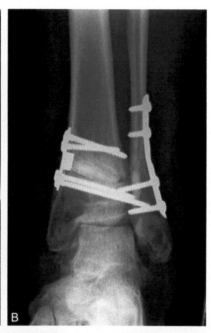

图 11-6　**胫骨远端踝上截骨**
A. 站立位踝关节前后位 X 线片显示踝关节内翻畸形；B. 同踝的胫骨远端开放楔形截骨和植骨纠正力线不良

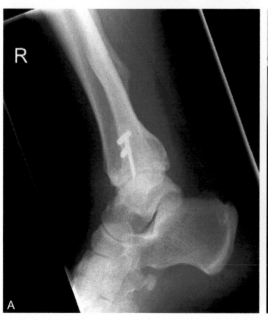
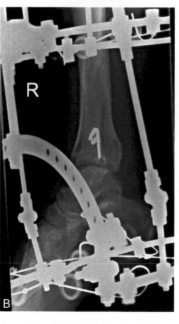

图 11-7　**左踝关节侧位 X 线片显示使用 Ilizarov 外固定架辅助的踝关节牵张成形术**
A. 术前位置；B. 使用外固定架后的位置

4. 踝关节融合　在所有的治疗方式中，关节融合术是治疗终末期踝关节炎的金标准。该手术可以实现超过 90% 的融合率，能够持续减轻疼痛。关节融合术通常用于 50 岁以下的劳动者，或严重畸形（冠状面超过 30°）无法进行踝关节置换的患者。

距下关节复合体功能正常的患者踝关节融合后，其步态很少受影响，其步长和步速轻微下降。平稳行走过程中，耗氧量增加 3%，步态效率为正常的 90%。与之相反的是，髋关节融合术对步态具有更大的不利影响，耗氧量增加 32%，步态效率下降到正常的 53%。踝关节融合之后，一些患者快走和跑步较困难，其原因在于这些活动需要3 个滚动期的全部功能。

踝关节融合的理想位置是中立位、跖行足、外翻 5°并外旋 5°。距骨应在胫骨下方有一定的向后移位。这一点很重要，因为距骨前移（继发于腓肠肌 - 比目鱼肌复合体的较短杠杆臂）可导致跳跃步态模式。类似地，跖屈融合的关节会导致膝关节过伸，内侧副韧带和后侧关节囊松弛。

踝关节融合可以通过传统切开方式或在关节镜下完成。后者具有住院时间短、融合时间短、出血少等优势，能够实现相似的影像学和临床结果。切开技术通常被应用于更复杂的患者，我们必须认识到，由于固有的选择偏倚，切开融合术和关节镜下融合术之间的比较价值有限。

关节镜下踝关节融合术适用于存在较高切口裂开风险的患者（糖尿病、使用免疫抑制剂或有踝关节创伤史的患者）。许多外科医师认为该手术是具有良好骨量且畸形较轻患者的金标准。一些有限的冠状面畸形和距骨移位可以通过关节镜下融合加以纠正。然而，对于畸形较大且难以纠正或需要植骨的患者，建议进行切开融合。医师应熟悉关节镜及相关设备。重要的技巧包括对关节面和内侧沟进行细致制备，深达出血的软骨下骨松质。仔细清理前侧骨赘对避免融合在跖屈位十分关键。笔者建议至少使用 2 枚平行的 6.5mm 骨松质螺钉（图 11-8），并将螺钉轻微指向距骨内侧。矢状面的第 3 枚螺钉有助于控制旋转。几项研究认为无须制备外侧沟。一种常见的担忧是拧入加压螺钉后透视发现透亮带和间隙。这是正常现象，生长因子和免疫调节剂的混合物渗入关节腔后可以促进融合，该间隙在术后 3 个月即可被骨可靠填充。

切开融合术常被用于治疗创伤后踝关节炎，这些患者通常存在畸形，需要植骨的空腔和需要去除先前的金属内固定物。两种最常见的入路包括前侧入路（在胫前肌腱和踇长伸肌腱之间）和外侧经腓骨入路。

外侧入路具有很多优势，切开的腓骨可以用作自体骨移植，还可以很容易地显露距下关节，从而进行更广泛的胫 - 距 - 跟融合。然而，随着关

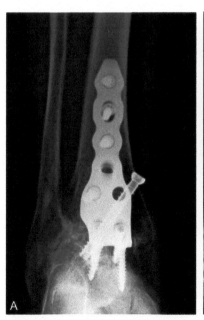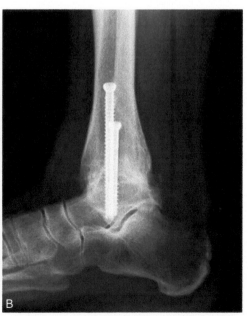

图 11-8　**左侧踝关节前后位（A）和侧位 X 线片（B），显示关节镜下胫距关节融合，利用 2 枚 6.5mm 螺钉固定**

节置换术后结果的改善，可以考虑将更多融合的踝关节转化为全踝关节置换，其前提条件是保留完整的踝关节。一些医师选择前外侧入路，无须进行腓骨截骨。

前侧入路可以安放钢板，辅以空心螺钉固定，已被证实可以提高结构刚度并降低微动，但其代价是需要为钢板显露较多的接触面（图11-9）。由于踝关节前方既往手术史可能增加切口裂开的风险，可在患者俯卧位时采用经跟腱后方入路充分显露踝关节和距下关节。

所有关节融合术后需要固定一段时间（通常6～8周）。许多医师建议非负重6周，其他一些医师现在建议早期负重，特别是在关节镜下融合并用平行螺钉固定之后，负重有助于促进融合处加压。笔者建议在此期间进行风险评估以预防深静脉血栓栓塞。不融合率为5%～10%，已知确切的危险因素如下：控制不佳的糖尿病、吸烟、维生素D缺乏、固定结构较差和同侧距下关节融合。同侧距下关节融合的原因是踝关节较大的杠杆力臂和距下关节融合之后导致距骨血供部分破坏。应告知患者在踝关节融合术后可能出现相邻关节的关节炎，可能需要后续进行融合术。

5.踝关节置换　外科医师越来越多地支持全踝关节置换治疗终末期踝关节炎，其基础在于内植物设计和工具的发展。与早期病例系列相比，假体设计、辅助植入的器械和手术技术的进步显

著改善了结果。近期COFAS的多中心数据库研究显示：与踝关节融合术相比，有明显畸形或同侧距骨周围关节炎的患者行踝关节置换术的预后可获得统计学上的改善。

随着假体设计和全踝关节置换术的不断改进，传统的禁忌证已成功地受到挑战，以至于现在有一大组"相对"禁忌证。它们包括冠状面畸形大于15°、肥胖、糖尿病、踝关节败血病史和吸烟史。在做出整体决策时，必须考虑这些因素。我们必须记住，不适合全踝关节置换术的患者同样也不适合踝关节融合术。踝关节融合术后的主要并发症通常比全踝关节置换术后的主要并发症更容易处理，这一事实应在术前与患者进行讨论。

就像在髋关节和膝关节置换术领域的同事一样，足踝外科医师在更复杂的术前畸形中成功地实施了全踝关节置换术（图11-10）。这些畸形应在术前负重位X线片上进行评估。在前后位X线片，医师应评估冠状面的距骨畸形、踝关节匹配度、创伤性改变和踝的方向。匹配的畸形通常更加僵硬，可能需要踝上截骨等关节外矫正。对于距骨内翻倾斜的患者，长期距骨力线不良可能导致内踝塑形不良，有可能需要移位截骨或预防性螺钉固定以防止术后骨折。对于距骨外翻倾斜的患者，由于过度向外的力导致腓骨塑形不良，跟骨撞击可能会导致应力性骨折。如果十分严重，需要进行腓骨截骨恢复力线。在侧位X线片评估距骨位

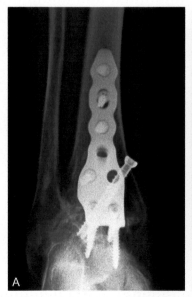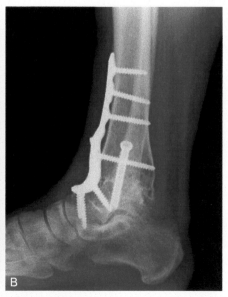

图 11-9　切开踝关节融合术

前后位（A）和侧位（B）X线片显示应用钢板和冠状面额外的空芯螺钉实现关节融合

置。通常在外翻畸形时距骨后移，内翻畸形时距骨前移。事实上，有些全踝关节置换植入物在矢状面能够调整，可以解决这一问题。评估骨质量、囊腔或旋转畸形时，需要 CT 检查。站立位 CT 能为术前计划提供额外信息。MRI 很少需要，但在怀疑或存在缺血性坏死或韧带损伤的情况下可能有所帮助。

除了一种经外侧入路的踝关节置换术，其他关节置换经前侧入路完成。如果存在先前切口，最好利用该切口，除非它妨碍手术显露。如果该区域曾经进行过皮肤移植或取过肌皮瓣，笔者建议术前咨询整形外科医师。全踝关节置换术的主要术中并发症是截骨时导致医源性骨折和组件位置

不良。笔者经常发现医师多关注胫骨截骨的高度，较少关注旋转。这两方面同等重要，应在手术过程中进行常规检查。术中多透视，特别对于处于学习阶段的医师，推荐使用克氏针来保护踝。

术后报道的切口并发症发生率约为 10%，在此领域并不少见。如此高的发生率并不奇怪，不同于髋关节，踝关节前方仅有很薄的皮肤覆盖在很表浅的肌腱上，而且血供很不稳定。但是如果谨慎处理软组织，避免使用自动牵开器及进行其他过度牵拉，仔细关闭切口，通常可以减少切口并发症。既往创伤史、免疫抑制剂的使用及长时间手术操作，理论上可以进一步增加术后切口问题的可能性，进而导致较差的结果。笔者建议将

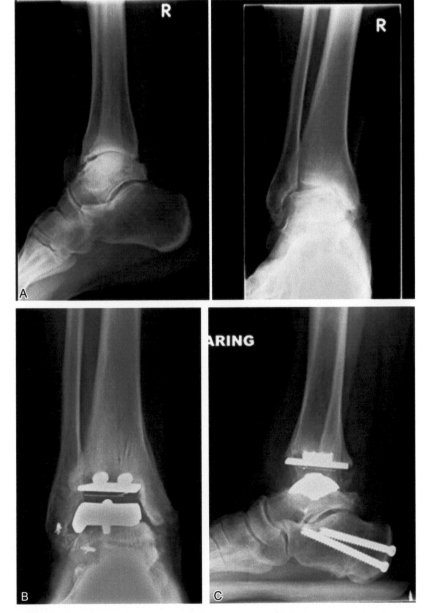

图 11-10　**冠状面内翻性踝关节畸形**
创伤性关节炎的术前前后位和侧位 X 线片（A）；术后前后位（B）和侧位（C）X 线片提示处于中立位的全踝关节置换术

止血带的使用时间限制在 2h 内，其原因在于已有研究发现手术时间越长，切口裂开的可能性越大。如果需要矫正复杂的畸形，需要进行辅助操作，如跟骨或踝上截骨、距下关节或中足融合及外侧韧带重建，应该考虑一期完成手术还是分期完成。

假体下沉松动、假体周围深部感染或假体定位不良导致的不稳定是置换术后主要的远期并发症。可能需要小的辅助操作，如清理内外侧沟、囊肿植骨和更换聚乙烯垫。近年来，大型研究显示 5 年的主要并发症发生率为 15%。但是，医师必须向患者强调：约 20% 的患者可能在置换术后需要进行二次手术，以优化全踝关节置换。这通常是由于邻近关节疾病进展。只有少数假体在非设计中心发表了长期研究结果，来自世界各地的联合登记累积数据表明，全踝关节置换术的 10 年生存率为 81%（95% CI：74% ～ 88%）。

6. 关节置换还是关节融合　大量的三级和四级证据表明，尽管关节置换的翻修率或二次手术率较高（15%），但关节置换术与融合术的结果具有可比性。该结论在一项近期的 Meta 分析中得到证实，两种手术在临床结局和患者满意度方面没有显著差异。也许在骨科领域最受期待的结果之一是全踝关节置换术与踝关节融合术对比（total ankle replacement versus ankle arthrodesis, TARVA）试验。TARVA 试验是一项随机、非盲的平行试验，在英国多个中心比较上述两种治疗。其主要结局指标是术后 1 年曼彻斯特 - 牛津足部问卷中的行走/站立评分。次要结局指标包括疼痛、社会互动、身体功能、生活质量和活动范围的测量。希望 TARVA 试验为这两种治疗的相对有效性提供第一个强有力的一级证据。

要点

- 与髋/膝关节相比，踝关节软骨具有更强的抗关节炎能力，这是因为踝关节软骨具有薄度均匀的外形和特定的炎症特征。
- 创伤是踝关节炎最常见的原因。
- 减轻体重、佩戴支具和关节腔内注射药物是主要的非手术治疗方法。
- 关节镜下清理可以有效推迟更多的根治性手术，但仅限于早期踝关节炎。
- 关节融合术是手术治疗的金标准。如果有轻微的畸形和正常的骨量，可以在关节镜下进行。
- 踝关节置换术可以提供与关节融合术相似的结果，但有更高的翻修或二次手术的可能。其尤其适用于存在同侧后足关节炎的患者。

（徐桂军　译）
（牛庆飞　赵嘉国　校）
（张建中　审）

Zoe Lin，Daniel Marsland

一、引言

2002～2006 年，美国登记了约 310 万踝关节扭伤病例。踝关节扭伤是急诊就诊最常见的主诉之一，其中绝大部分（85%）是外侧踝关节扭伤（lateral ankle sprain，LAS）。尽管大部分扭伤经简单处理后可以治愈，但长期失能的比率还是比较高，不能参加工作和体育运动会导致严重的社会经济负担。一项研究发现，约 40% 的患者在伤后 6.5 年依然有残留症状。此外，高达 40% 的 LAS 患者会进展为慢性踝关节外侧不稳定（chronic lateral ankle instability，CLAI）。因此，有些学者认为"没有简单的扭伤这回事"。

踝关节扭伤可根据解剖部位粗略分为外侧、下胫腓联合和内侧损伤。外侧损伤可以分为高位和低位踝关节扭伤。高位踝关节扭伤是指下胫腓联合损伤，是一种高能量损伤，并且伴有长期不稳定，这与低位踝关节扭伤不同，后者伤及踝关节外侧复合体。内侧踝关节韧带损伤（三角韧带）很少单独存在，通常合并下胫腓联合损伤或踝关节骨折脱位。

二、解剖和损伤机制

踝关节解剖已在第 2 章深入讨论过，表 12-1 总结了关键解剖结构。韧带损伤的程度可从轻微扭伤（韧带血肿）到部分或完全断裂。距腓前韧带（anterior talofibular ligament，ATFL）是最薄弱的韧带，是踝关节跖屈位抵抗内翻的主要限制结构，还可以限制距骨前移。跟腓韧带（calcaneofibular ligament，CFL）跨过距下关节，是中立位和背伸位抵抗内翻的主要限制结构。LAS 通常发生于内翻性损伤（图 12-1）。内翻和跖屈引起 ATFL 损伤，

严重时会同时损伤 ATFL 和 CFL。踝关节中立位时单独内翻损伤可能单纯引起 CFL 损伤。通常可见腓骨远端撕脱骨折（此处是 ATFL 和 CFL 的共同止点）。

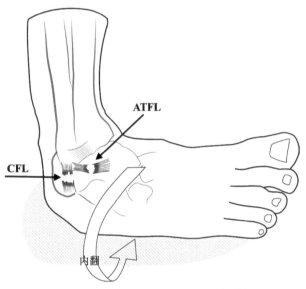

图 12-1　跖屈内翻性损伤引起外侧韧带断裂

下胫腓联合是由胫腓骨构成的纤维性关节，腓骨位于胫骨远端的切迹内，此关节紧紧地围绕着 4 条韧带：下胫腓前韧带（anterior inferior tibiofibular ligament，AITFL）、骨间韧带（interosseous ligament，IOL）、骨间膜（interosseous membrane，IOM）和下胫腓后韧带（posterior inferior tibiofibular ligament，PITFL）。PITFL 是下胫腓联合最强壮的韧带，止于后踝。下胫腓联合可以限制腓骨外旋和距骨向外侧移位。通常为高能量损伤导致部分（稳定）或完全（不稳定）损伤。损伤发生时，在足旋前位和踝关节背伸位发生外旋（图 12-2）。随着腓骨外旋，下胫腓联

表 12-1　在踝关节扭伤和损伤机制中涉及的三组主要韧带复合体总结

	结构	功能	损伤机制
外侧韧带复合体（低位踝关节扭伤）	1. 距腓前韧带（ATFL） 2. 跟腓韧带（CFL） 3. 距腓后韧带（PTFL）	● ATFL：限制距骨向前移位 ● CFL：限制踝关节和距下关节内翻 ● ATFL/CFL：损伤最多见 ● PTFL：很少损伤	● 内翻伴（或不伴）跖屈 ● ATFL 和（或）CFL 断裂，有时这两条韧带的共同止点处发生撕脱骨折 ● 见图 12-1
下胫腓联合（高位踝关节扭伤）	1. 下胫腓前韧带（AITFL） 2. 下胫腓后韧带（PITFL） 3. 下横韧带（ITL） 4. 骨间膜（IOM） 5. 骨间韧带（IOL）	● 控制腓骨在轴位相对胫骨旋转 ● 限制腓骨相对胫骨在背伸和跖屈时移位 ● PITFL 是下胫腓联合最强的韧带，止于后踝	● 在足旋前位发生的踝关节高能量外旋和背伸 ● 腓骨外旋，伴随 AITFL、IOL、PITFL 或后踝骨折的连续损伤 ● 见图 12-2
内侧韧带复合体（通常合并下胫腓联合损伤或踝关节骨折脱位）	1. 三角韧带浅层（TSL、TNL、STTL 和 TCL） 2. 三角韧带深层（ATTL 和 PTTL） 3. 弹簧韧带（跟舟韧带）	● 三角韧带浅层限制外展 ● 三角韧带深层限制外旋	● 踝关节高能量外旋或外展 ● 三角韧带浅层通常从内踝处呈袖状完全撕脱 ● 见图 12-2

注：ATTL. 胫距前韧带；PTTL. 胫距后韧带；STTL. 胫距后韧带浅层；TCL. 胫跟韧带；TNL. 胫舟韧带；TSL. 胫弹簧韧带。

合发生连续性损伤，首先损伤前侧的 AITFL，接着损伤 IOL 和 IOM，之后损伤后侧的 PITFL 或发生后踝撕脱骨折。腓骨外旋也可以导致腓骨近端骨折（Maisonneuve 损伤）合并 IOM 断裂。ATFL 扭伤通常伴下胫腓联合损伤。

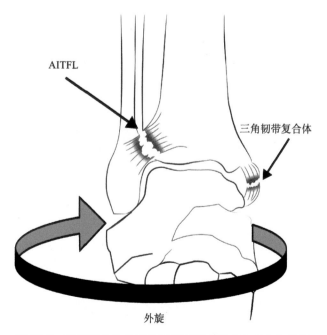

AITFL

三角韧带复合体

外旋

图 12-2　高能量外旋性损伤导致下胫腓联合和三角韧带同时损伤

踝关节内侧韧带十分强壮，由三角韧带（深

浅两层）和跟舟（弹簧）韧带构成。三角韧带浅层（四个组成部分）跨过踝关节和距下关节，抵抗距骨外翻，三角韧带深层只跨过踝关节，抵抗距骨外旋。大多数三角韧带损伤合并高能量踝关节骨折或下胫腓联合损伤，距骨被强力外旋（足旋后或旋前）或外展（足旋前）。

三、急性踝关节损伤及并发损伤

明确并治疗任何急性踝关节损伤及并发损伤，以及检测可能混淆为"踝关节扭伤"的少见病理改变是十分重要的。

1. 骨折　以下 3 种骨折多合并严重的后足内翻性损伤：第 5 跖骨基底骨折（图 12-3）、跟骨前突骨折（图 12-4）和距骨外侧突骨折。这些骨折大部分可以保守治疗。根据渥太华踝关节准则检查患者有无骨性压痛，以免漏诊。

2. 距骨骨软骨损伤（osteochondral lesion，OCL）　约 66% 的严重 LAS 合并急性 OCL，大多数发生于距骨内侧穹窿，少部分位于距骨外侧穹窿（图 12-5）。发生 OCL 后有较高出现慢性疼痛的风险，在远期可能进展为终末期骨性关节炎。踝关节内侧压痛提示可能存在 OCL，然而由于大部分扭伤并不会在急性期行 MRI 检查，通常在后期明确 OCL 诊断。如果在踝扭伤后 12 周依然存

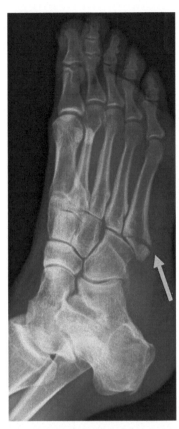

图 12-3 X 线片显示内翻性损伤导致的第 5 跖骨基底骨折

此类患者应检查有无踝关节外侧韧带损伤

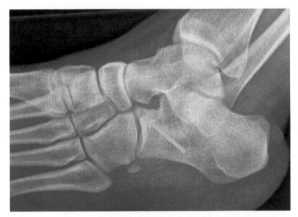

图 12-4 X 线片显示由分歧韧带牵拉导致的跟骨前突撕脱骨折

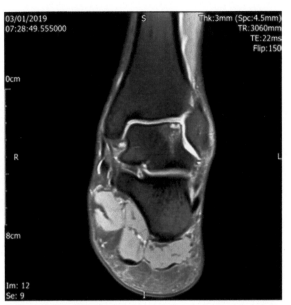

图 12-5 一名足球运动员就诊前 18 个月踝关节扭伤并出现持续性疼痛；距骨外侧穹隆 OCL

征提示腓骨肌上支持带相关的撕脱骨折，也是腓骨肌腱脱位的特异性诊断依据（图 12-6）。

4. 跗骨联合 通常出现于 8～15 岁儿童，既往有反复踝关节扭伤史和疼痛症状（图 12-7）。LAS 高发于 10～19 岁人群，在此年龄组人群应考虑是否存在跗骨联合，是否有后足外翻和（或）距下关节僵硬。跗骨联合引起的疼痛通常是由腓骨肌腱对抗僵硬性后足外翻所发生的痉挛导致，即"腓骨肌痉挛性扁平足"，经常被误认为踝关节扭伤。通常，X 线片足以诊断骨性联合，如果高度可疑，还可以行 CT 或 MRI 检查。

四、急性踝关节外侧扭伤

LAS 极其常见，且约 50% 发生于运动过程中。已知可能导致急性 LAS 的特定危险因素可分为内因和外因。内因是患者自身的因素，包括踝关节背伸受限、本体感觉减退、后足内翻、在单腿平衡测试中姿势控制差。女性、身高过高和低体重指数具有较高发生 LAS 的风险，当然高体重指数也可能导致更严重的损伤。外部因素包括一些特殊的运动类型，如橄榄球、蹦床球、篮球、排球、野外运动和攀岩。

1. 临床表现 患者自述内翻损伤后在急性期外踝处出现肿胀。患者通常可负重或不能负重，伴有广泛瘀斑和颜色改变提示韧带断裂。

在持续踝关节深部疼痛，应怀疑存在 OCL。

3. 腓骨肌腱脱位 很少见，但通常因表现为"踝关节扭伤"而被早期误诊。通常，在足强力背伸时发生外翻，腓骨肌腱迅速收缩导致腓骨肌上支持带断裂，进而发生腓骨肌腱半脱位或脱位。临床表现包括腓骨远端后缘上方广泛瘀斑。肌腱咔嗒声或脱位是明显的证据。足外翻抗阻检查可充分确认肌腱是否稳定。X 线片或 CT 上"斑点"

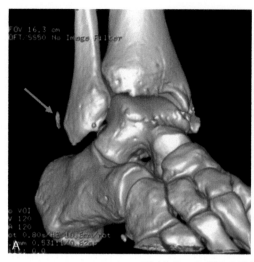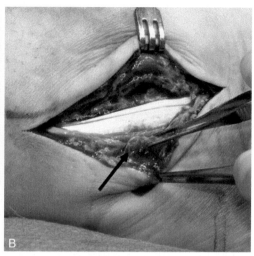

图 12-6　足球运动损伤导致的腓骨肌腱脱位

"斑点"征（黄色箭头）提示腓骨肌上支持带相关的撕脱骨折，可特异性诊断腓骨肌腱脱位，对应右侧术中图片

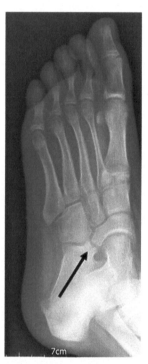

图 12-7　一名 13 岁女童存在跟舟跗骨联合，临床表现为"反复踝关节扭伤"

在急性踝关节损伤的初期，临床查体应根据渥太华踝关节准则排除是否存在骨折。通常在外侧韧带处有压痛。评估 LAS 的最佳时间是伤后 5d，此时疼痛减轻，检查韧带断裂的敏感度为 96%，特异度为 85%。在踝关节轻微跖屈时进行前抽屉试验（图 12-8），存在松弛考虑试验阳性，此时在腓骨尖前侧可发现韧带张力差和凹陷（与健侧对比）。在此阶段缺乏颜色改变和前抽屉试验阴性可基本判断 ATFL 完好。为评估 CFL，可在

踝关节中立位进行距骨倾斜试验（图 12-9）。

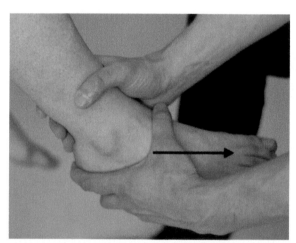

图 12-8　最好在伤后 5d 进行前抽屉试验以评估 ATFL 的完整性

足跖屈 10°，向前拉足跟

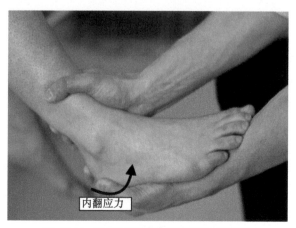

图 12-9　距骨倾斜试验判断 CFL 完整性

足放置于中立位，对足跟施加内翻应力

尽管存在主观性，但是可以根据 LAS 严重程度进行分级。

Ⅰ级：轻度扭伤（外侧韧带拉伸）。有轻微肿胀和疼痛，患者负重时无明显疼痛，在 ATFL 处可有轻微压痛，前抽屉试验和距骨倾斜试验阴性。

Ⅱ级：中度扭伤（外侧韧带部分断裂）。外侧韧带复合体处有压痛，中度瘀斑和疼痛，中度松弛和前抽屉试验阳性。

Ⅲ级：严重扭伤（外侧韧带完全断裂）。广泛瘀斑、变色和肿胀，严重的疼痛和压痛，患者不能负重，松弛和凹陷提示前抽屉试验和（或）距骨倾斜试验阳性。

2. 影像学检查　如果怀疑存在骨折或下胫腓联合损伤，行足和踝关节 X 线检查。对于大部分急性 LAS，无须 MRI 检查，怀疑下胫腓联合损伤时可行 MRI 检查。专业运动员需要早期进行 MRI 检查以明确损伤的严重程度、精确预测他们能否重返运动，并指导治疗。

3. 治疗　LAS 的一线治疗是非手术治疗。应用半刚性踝关节支具进行功能性固定 4 ～ 6 周是目前的金标准，临床效果优于弹性绷带和肌内效贴。自我锻炼治疗结合使用功能性支具固定能够促进恢复，降低发生功能性不稳定的风险。在疼痛控制方面，Meta 分析数据显示应用足靴和石膏制动 10d 以下有助于减轻疼痛和肿胀并提高功能结果。长时间制动反而不利于恢复。监督下锻炼有助于治疗踝关节僵硬，尤其可以改善背伸受限，从而降低进一步扭伤的风险。

手术重建急性断裂的外侧韧带有良好的结果，但是大部分患者并不需要手术，70% 的患者可通过功能性治疗获得成功。但是，治疗应该因人而异。随机对照研究显示急性手术重建可以降低 LAS 的复发率，有可能加速重返运动。因此，专业运动员的严重急性外侧韧带损伤建议行关节镜下冲洗和急性外侧韧带重建。

恢复时间取决于损伤严重程度，简单扭伤患者完全重返工作岗位和恢复运动的时间为伤后 3 ～ 4 周。对于部分或完全外侧韧带断裂的患者，可能需要 6 ～ 8 周恢复正常活动。

4. 踝关节前外侧软组织撞击　LAS 后期伴随的疼痛通常来源于踝关节撞击。前外侧软组织撞击来源于 ATFL 断裂后形成的瘢痕组织。增厚的韧带容易受到反复机械性激惹，导致滑膜炎。AITFL 下方纤维（Bassett 韧带）损伤后增厚，进而引起前侧下胫腓联合撞击。初始治疗包括物理治疗和短期应用非甾体抗炎药。超声引导下皮质醇注射有很高的成功率，一项研究报道 74% 的患者可以获得极好的疼痛缓解，46% 的患者获得 2 年的无痛期。对于非手术治疗失败的患者，行关节镜下清理十分有效。

五、慢性踝关节外侧韧带损伤

慢性踝关节外侧韧带损伤（chronic lateral ankle ligament injury，CLAI）指原始 LAS 之后持续存在疼痛、肿胀和（或）打软腿的症状，伴反复踝关节扭伤超过 12 个月，可见于 40% 的 LAS 患者。初次 LAS 之后，踝关节不稳定的高危因素包括恢复较慢、伤后 2 周不能跳跃或落地、伤后 8 周松弛度增加和姿势控制较差。

1. 临床表现和体格检查　患者在就诊前经常有长期反复扭伤的病史。主观上可能存在不安全感，或无法"信任"踝关节。由于缺乏信心，患者行走在不平整的地面时会观察地面的情况。如存在踝关节内侧或深部疼痛，应警惕存在 OCL。踝关节前内侧疼痛通常源于距骨颈前内侧骨赘导致的骨性撞击，多见于运动员。踝关节后外侧疼痛提示腓骨肌腱病，可能是因为患者为了代偿踝关节不稳定，肌腱承受了过度负荷。

了解既往给予的治疗十分重要，包括佩戴支具、贴扎、物理治疗和功能康复。个人习惯和运动期望也是需要着重记录的内容。体格检查始于患者站立位的后足力线。高弓内翻足可导致外侧韧带功能不全。应细致检查踝关节不稳定是否合并高弓内翻足，如果不处理潜在的畸形，单纯重建外侧韧带，会出现早期失败。准确的术前计划应明确后足畸形是僵硬的还是柔性的，这需要采用 Coleman 木块试验评估后足内翻是否由前足驱动。

CLAI 患者通常在单腿站立试验时对姿势的控制较差。由于腓肠肌和腓骨肌无力，患者可能吃力地去完成单腿提踵试验。局部肿胀提示近期扭伤。触诊的部位应包括关节内侧（OCL 和骨性撞击）、下胫腓前联合前侧（由 AITFL 增厚引起的前外侧撞击）、ATFL（撞击或反复扭伤）和腓骨肌腱（肌腱病）。

膝顶墙试验有助于明确是否存在踝关节背伸受限。外翻无力提示腓骨肌无力，最常见于康复锻炼不充分，有时也见于肌腱病变。如前所述，前抽屉试验和距骨倾斜试验对急性 LAS 时评估 ATFL 和 CFL 的完整性十分重要，但对于慢性损伤的检查，存在主观性，且不准确。患者还应检查有无关节过度松弛综合征。

2. 影像学检查 站立位 X 线片有助于检查力线和距骨倾斜角度（图 12-10）。有时需要下肢全长 X 线片评估踝关节近端的内翻畸形，亦可用来测量胫骨远端关节面相对于胫骨机械轴的角度（图 12-10）。后足力线位片（Saltzman 位片）可以评估跟骨力线。MRI 是非常有价值的检查，可以评估外侧韧带、关节软骨和腓骨肌腱（图 12-11）。正确操作的超声检查在评估韧带和肌腱病变方面与 MRI 有同样的敏感度，还可以用于辅助诊断性或治疗性注射。CT 在术前计划中有助于评估骨性撞击和 OCL。内翻应力 X 线检查时，如果距骨倾斜角度超过健侧 15°，考虑其阳性，但很少使用，也会给临床医师带来不必要的放射暴露。

3. 治疗 CLAI 的初始治疗包括增强腓骨肌肌力（动态稳定结构）从而增加外翻肌肌力。康复锻炼、本体感觉训练和踝关节贴扎／系带支具固定可以降低踝关节反复扭伤的风险，尤其是运动员。完全恢复外翻肌肌力作为康复锻炼的目标，应该考虑在手术之前完成。

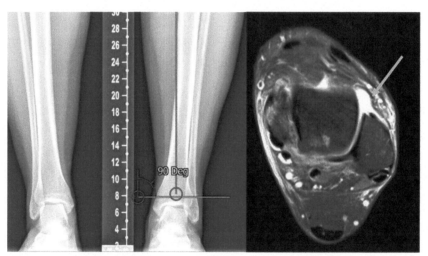

图 12-10 一名 42 岁女性 CLAI 患者的负重 X 线片，显示 ATFL 失能导致的距骨倾斜。右侧 MRI 显示 ATFL 变薄呈波浪状（箭头）

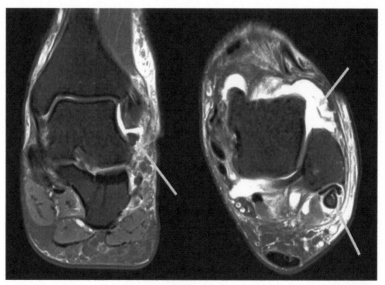

图 12-11 一名 50 岁男性患者踝关节的 MRI，提示患者存在 CLAI、腓骨下小骨和长期慢性过度负荷导致的腓骨肌腱病变（箭头）。该患者需要外侧韧带重建、切除小骨、腓骨肌腱清理和修复

如果非手术治疗失败，需要考虑手术治疗。目前治疗 CLAI 的手术技术有很多种，可以分为解剖重建和非解剖重建。解剖重建比非解剖重建具有更优越的长期效果，其金标准是 Broström-Gould 外侧韧带重建术。该技术包括短缩并重新修复被拉长的 ATFL 和 CFL（Broström 技术部分），并利用伸肌支持带和腓骨骨膜瓣进行加强（Gould 技术部分）。利用关节囊外的缝合带进行额外加强的术式日益受到欢迎。

非解剖重建技术，如 Evans 肌腱固定术（选取部分腓骨短肌腱近端转位到腓骨远端），长期疗效不良，发生残留松弛、继发骨性关节炎、慢性疼痛和背伸受限的可能性较高。其他非解剖重建技术会出现严重的僵硬和踝关节"过紧"的感觉。

4.资深学者偏好的外科技术

（1）改良 Broström-Gould 韧带重建术（解剖重建和伸肌支持带增强）

1）协助患者取仰卧位，同侧臀下放置大的沙袋，足跟位于手术台末端。该体位便于手术开始进行踝关节镜操作处理关节内病变，如距骨颈前内侧骨赘（骨性撞击）和 OCL。

2）麻醉下进行术前查体，包括前抽屉试验和距骨倾斜试验。跖屈第 4 趾确认腓浅神经（图 12-12），尤其在拟进行关节镜操作时十分重要。

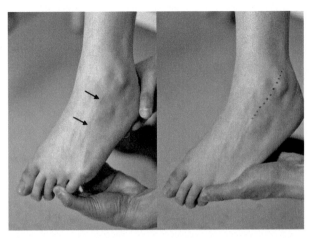

图 12-12　在关节镜操作之前跖屈第 4 趾，确认腓浅神经

3）在外踝远端做弧形切口（图 12-13）。如果需要处理腓骨肌腱，或者需要利用肌腱转位进行翻修手术，可在腓骨远端中央选用纵向切口，远端朝向第 4 跖骨基底。

4）切开脂肪层，确定伸肌支持带上缘，将其

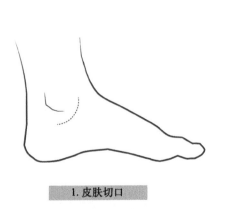

1. 皮肤切口

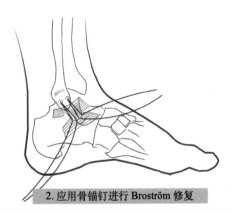

2. 应用骨锚钉进行 Broström 修复

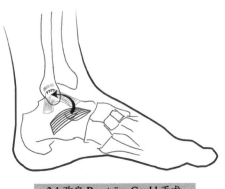

3.1 改良 Broström-Gould 手术

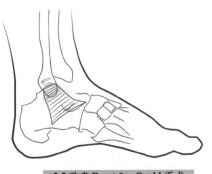

3.2 改良 Broström-Gould 手术

图 12-13　Broström-Gould 手术解剖重建外侧韧带示意图

与深层组织分离。

5）确定外踝远端尖部和腓骨肌腱，CFL 位于肌腱的深部。

6）ATFL 和 CFL 的共同起点位于外踝尖的前侧。从腓骨远端将共同起点锐性分离，全程保护腓骨肌腱。如果存在小骨，则将其切除。掀起 ATFL 和 CFL 共同起点处足印区的骨膜，向近端游离。应用咬骨钳去除足印区少量骨质，直至显露出渗血的骨松质，有利于促进愈合和重建韧带的再连接。置入 2 枚缝合锚钉（最好选择可吸收锚钉以便后续可能需要进行 MRI 检查）。

7）每根缝线以 Kessler 方式分别穿过 ATFL 和 CFL，仔细缝合确保"咬住"足够的韧带。将足置于跖屈 5° 且外翻位时，收紧缝线并打结。注意：如果患者存在关节过度松弛综合征或进行 Broström-Gould 翻修术，应采用关节囊外缝合带在外踝和距骨之间进行加强，应用界面螺钉进行固定。

8）Gould 加强术的第一步需要将外踝掀起的腓骨骨膜层覆盖在缝合处表面，利用"折叠覆盖"的方式进行缝合。第二步将之前确定并游离的伸肌支持带近侧缘牵拉覆盖在缝合处，并应用锚钉缝线固定于腓骨，使其发挥重要的本体感觉功能。

9）关闭切口并用敷料覆盖，应用膝下石膏托固定。

10）下面是适用于大多数患者的术后处理方式：①应用药物预防深静脉血栓 2 周；②术后 2 周门诊复查，改为足靴部分负重 2 周，随后完全负重 2 周，术后 2 周后开始进行主动活动锻炼，努力练习背伸，避免跖屈；③术后 6 周去除足靴，6～9 周应用贴扎固定，并开始进行功能性 / 平衡练习，增强腓骨肌和小腿后侧肌肉的肌力；④从术后 9 周起，只要达到了物理治疗的最终目标，就可以撤除限制。争取术后 12 周后恢复运动。

据报道，Broström-Gould 翻修术后的长期效果良好，平均 8.4 年的随访期内翻修率仅 1.2%。长期骨性关节炎的发生率也很低，一项纳入 310 例患者的研究显示在术后 11 年随访期间仅 3% 的患者出现了骨性关节炎。随着手术技术的发展，关节镜下外侧韧带重建术已经成为一项安全的技术，

早期证据显示了与切开 Broström 重建术一致的结果。

（2）外侧韧带重建术治疗失败的翻修和补救手术：对于外侧韧带重建术治疗失败的患者，可选的手术包括 Broström-Gould 翻修术，并利用关节囊外缝合带进行加强。然而，如果残留的软组织不足以进行重建，需要利用自体肌腱（如腓骨长肌腱）或异体移植物同时解剖重建 ATFL 和 CFL。对于严重不稳定且多次重建手术失败的患者，尤其是要求较低的中年患者，可考虑踝关节融合术（图12-14）。

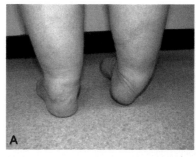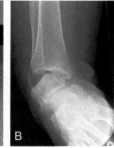

图 12-14　一名 53 岁女性患有严重的 CLAI，应用自体腓骨短肌腱进行外侧韧带重建翻修多次失败。患者需求较低，且患有多种合并症，考虑行补救手术。该女性患者随后进行了踝关节融合术

（3）CLAI 合并踝关节炎和 OCL：CLAI 与 OCL 的相关性仍然不明确。OCL 通常发生于急性 LAS 并伴有长期疼痛。由于 CLAI 改变了局部生物力学，反复发生的轻微创伤可能引起关节软骨累积性损伤，进而出现 OCL。一项关于 OCL 治疗的研究显示，CLAI 伴随较高比例的 OCL、较大范围的软骨损伤和运动能力下降。但是也有其他研究发现无论是否合并 OCL，经 Broström-Gould 翻修术修复治疗后结果相同。虽然尚缺乏明确的证据，但建议同时处理 OCL 和 CLAI。

CLAI 和踝关节炎的关系尚不明确。踝关节炎影响了 1% 的人群，在一项纳入 390 例终末期踝关节炎患者的研究中，16% 的患者合并韧带不稳定。通常，内翻畸形合并不稳定和外侧韧带功能不全可能提示需要考虑全踝关节置换。此时，踝关节融合提供了一种可靠的解决方案。早期韧带重建是否可以预防 OCL 和骨性关节炎仍然尚无定论（图 12-15）。

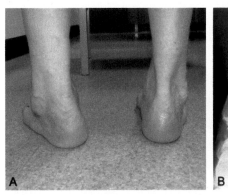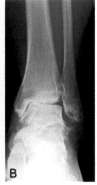

图 12-15　一名 60 岁女性患者存在从未治疗的 CLAI、左侧踝关节炎和内翻畸形

六、下胫腓联合损伤

约 25% 的踝关节扭伤患者累及下胫腓联合，尤其多见于运动员。踝关节背伸时发生高能量旋前外旋性损伤，会导致下胫腓联合完全损伤（不稳定），而内翻性损伤时下胫腓联合损伤通常为部分损伤（稳定）。下胫腓联合损伤后会伴随长期功能受损和疼痛，延迟诊断时尤为明显。单纯下胫腓联合韧带损伤可以根据西点踝关节扭伤分级系统进行分类（表 12-2）。1 级损伤：稳定，单纯 AITFL 扭伤；2A 级损伤：稳定；2B 级损伤：动态不稳定；3 级损伤：下胫腓联合明显分离，所有下胫腓联合结构发生断裂。

1. 临床表现和体格检查　患者会描述在对抗性运动或穿着硬鞋运动（滑雪或冰球）时发生的高能量损伤。不能负重提示不稳定性损伤。急性损伤时在下胫腓联合前侧可见一个"蛋"样肿胀伴局部压痛。内侧压痛提示可能存在三角韧带断裂，属于更严重的损伤。不稳定的指征包括挤压试验阳性（图 12-16）、交叉腿试验阳性、踝关节近端 6cm 范围内骨间膜处压痛、外旋试验阳性。高年资学者选择在患者俯卧位时进行外旋试验（图 12-17），类似于膝关节后外侧角不稳定的胫骨外旋试验，胫骨近端固定于床上，然后两侧进行对比。外旋时在下胫腓联合处感觉到疼痛为阳性。该试验还可以用于评估三角韧带复合体（见三角韧带损伤部分）。该诊断相对直接，但无法评估损伤的严重程度和下胫腓联合损伤的范围。

2. 影像学检查　双侧踝关节负重位 X 线片可以用于对比，可能证实下胫腓联合明显分离。如果存在腓骨近端压痛，需要进行 X 线检查以排除 Maisonneuve 损伤，还应排除有无 Tillaux 损伤或后踝撕脱骨折，这些损伤可见于约 50% 的下胫腓联合损伤。诊断下胫腓联合损伤的金标准是 MRI，具有高度的敏感度和特异度，应尽早进行 MRI 检查，否则其敏感度会随时间推移逐渐降低。早期

表 12-2　下胫腓联合韧带损伤（高位踝关节扭伤）的西点踝关节扭伤分级系统

分级	临床表现	MRI 表现	治疗
1 级（稳定）	● 下胫腓联合前侧肿胀 ● AITFL 处压痛 ● 挤压试验阴性 ● 外旋试验阴性 ● 三角韧带处无压痛	AITFL 扭伤	● 非负重 10d ● 足靴 3 周 ● 然后下胫腓联合绷带固定至少 6 周
2A 级（稳定）	同 1 级	● AITFL 断裂 ● IOL 损伤	● 同上 ● 必要时利用关节镜评估稳定性
2B 级（动态不稳定）	● AITFL 处压痛，并向踝关节近端延伸至少 6cm ● 三角韧带处压痛 ● 挤压试验阳性和（或）外旋试验阳性	● AITFL 和 IOL 断裂 ● PITFL 断裂或后踝挫伤/骨折 ● 无下胫腓联合分离	● 利用关节镜评估，"插入贯通"阳性时重建下胫腓联合 ● 阴性时简单清理前侧下胫腓联合
3 级（不稳定）	● 广泛肿胀 ● AITFL 处压痛，并向踝关节近端延伸至少 6cm ● 三角韧带处压痛或肿胀 ● 挤压试验阳性和（或）外旋试验阳性	● 下胫腓联合明显分离，且距骨移位 ● AITFL 和 IOL 断裂；PITFL 断裂或后踝挫伤/骨折	● 重建下胫腓联合；重建（或不重建）三角韧带

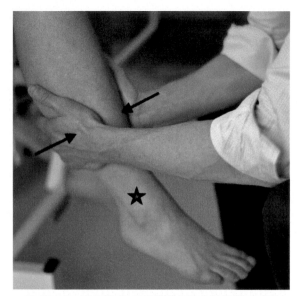

图 12-16　用于检查下胫腓联合稳定性的挤压试验
阳性表现为在下胫腓联合前侧感觉到疼痛（★）

临床查体（如挤压试验和外旋试验阳性）联合伤后 5 ～ 10d MRI 检查可以准确区分稳定性损伤和不稳定性损伤。不稳定性损伤的 MRI 表现包括后侧结构断裂，如 PITFL 断裂、后踝骨挫伤或后踝骨折。对于慢性损伤，双侧踝关节 CT 检查有助于诊断。下胫腓联合可疑不稳定时，评估的金标准是关节镜检查。如果 4.0mm 的刨刀可以"插入贯通"下胫腓联合，提示需要进行重建。

3. 治疗　1 级和 2A 级损伤是稳定的，可以非手术治疗。起初 10d 患者应制动并且选择非负重，之后 3 周穿足靴活动，随后下胫腓联合贴扎固定至少 6 周。2B 级损伤是动态不稳定性损伤，如果可疑不稳定，采用关节镜进行评估。"插入贯通"阳性提示不稳定，需要进行下胫腓联合重建（图 12-18）。如果证实稳定，仅需要清理下胫腓联合前侧，无须重建。3 级损伤，下胫腓联合完全断裂分离时，需要复位后予以固定。

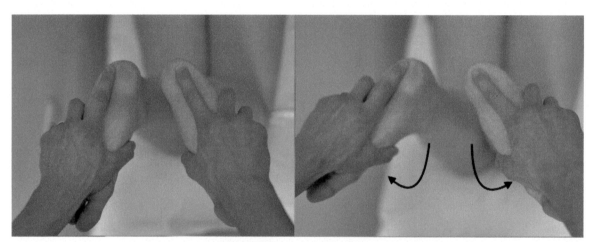

图 12-17　在患者取俯卧位时进行外旋试验，可以双侧对比
该试验既可用于检查下胫腓联合，亦可检查三角韧带（深层）

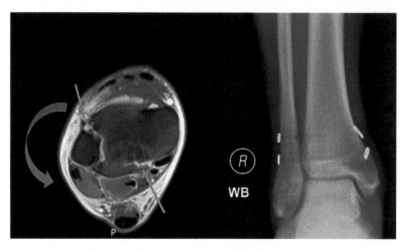

图 12-18　一名 50 岁患者因滑雪意外发生下胫腓联合完全损伤
弯箭头提示外旋损伤机制。直箭头提示 AITFL 断裂和后踝骨折（PITFL 附着处）。关节镜检查证实下胫腓联合不稳定（"插入贯通"阳性），应用 2 枚缝合扣进行重建

固定下胫腓联合的方法尚存在争议，可应用缝合扣（suture button）或螺钉固定。目前，尚未明确最佳的螺钉固定方案。1 级证据已证实单枚缝合扣优于单枚螺钉，复位不良率较低，5 年随访时功能更好，且无须去除固定物。然而，这仅适用于单纯冠状面不稳定。如果存在垂直面不稳定（如存在腓骨骨折和短缩）或有矢状面不稳定（AITFL、PITFL 和 IOL 3 个结构完全损伤），单枚缝合扣不能提供足够的稳定性。此时，即便多枚缝合扣亦不能提供足够的垂直面稳定性，因此其不应该用于此种情况。如果存在矢状面不稳定，选择缝合扣而非螺钉时，应分散置入 2 枚缝合扣。延迟手术固定（超过 6 个月）的临床功能显著较差，慢性损伤难以治疗，有时需要肌腱移植进行重建。

七、三角韧带损伤

三角韧带损伤通常伴有踝关节骨折脱位或高能量下胫腓联合损伤。单纯三角韧带损伤比较少见，仅占所有踝关节损伤的 3% ～ 4%。急性三角韧带损伤的恢复期较长（4 ～ 6 个月）。由于撞击或高能量损伤导致不稳定，踝关节内侧疼痛可能持续存在。

1. 临床表现及体格检查 典型的损伤机制是经踝关节的高能量外旋或外展。对于旋转性损伤，足可能位于 Lauge-Hansen 分型描述的旋前位或旋后位。患者可有内侧肿胀，触诊有助于鉴别三角韧带损伤（内踝尖压痛）和弹簧韧带损伤（载距突与舟骨之间压痛）。载距突处压痛可能提示局部撕脱骨折。站立位时，若后足外翻增加，提示三角韧带断裂。足弓降低提示弹簧韧带断裂。不能完成单侧肢体提踵试验提示不稳定或胫后肌腱病。俯卧位进行外旋试验可以进行双侧对比（图 12-17）。外旋增加提示三角韧带深层断裂。外翻应力试验中，后足外翻增加提示三角韧带浅层损伤。

2. 影像学检查 如果能够忍受疼痛，建议检查负重位足和踝关节 X 线片。负重前后位 X 线片显示内侧间隙增宽提示三角韧带深层后部断裂，距骨外翻倾斜增加提示三角韧带浅层断裂。负的 Meary 角或距舟关节未完全覆盖提示弹簧韧带断裂。MRI 是影像学检查的金标准，可评估三角韧带复合体、弹簧韧带和胫后肌腱。如果具备足够

的经验，超声也是很好的检查手段，其具有动态检查的优势。

3. 治疗 急性三角韧带损伤的治疗不仅需要考虑损伤的严重程度，还需要考虑是否伴有骨折或下胫腓联合损伤。单纯三角韧带损伤且无不稳定时，可以使用足靴负重 6 周，随后应用踝关节贴扎进一步固定 6 周即可。物理治疗应集中于恢复胫骨后肌肌力、小腿肌肌力和平衡。

如果伴有骨折脱位或距骨倾斜角度增加，提示三角韧带浅层袖套样撕脱。重建的指征包括：三角韧带嵌入内侧沟导致距骨无法复位、术中骨折固定后外翻应力试验发现距骨过度倾斜。急性修复在技术上是不复杂的，可应用 1 ～ 2 枚锚钉重新连接三角韧带浅层（图 12-19）。如果出现三角韧带深层断裂，尤其累及深层后部（负重前后位 X 线片可见内侧间隙增宽），是否修复浅层无明显区别。手术修复三角韧带深层，尤其是后部，要比修复三角韧带浅层更加复杂。此外，踝关节骨折固定后是否需要常规修复三角韧带尚存在争议。但是，修复三角韧带浅层的临床效果非常好。一项针对患有 Weber C 型踝关节骨折的专业运动员的研究发现，额外重建三角韧带浅层可获得更好的功能。

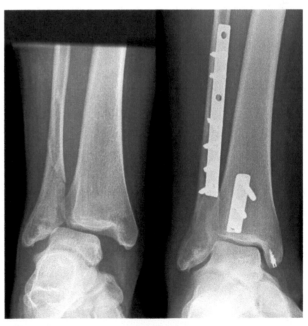

图 12-19 一名 Weber C 型踝关节骨折脱位患者，存在后踝骨折和三角韧带完全断裂。三角韧带浅层从内踝撕脱，使用 1 枚缝合锚钉进行重建

单纯三角韧带断裂导致不稳定的情况相对少见。这种损伤可以采用石膏固定 6 周，但考虑长期失能的风险，建议手术重建，特别适用于运动员。晚期重建三角韧带充满挑战，可能需要肌腱移植、缝合带加强和（或）跟骨内移截骨。

三角韧带浅层远端止点损伤可能累及弹簧（跟舟）韧带。三角韧带浅层附着点很广泛并与弹簧韧带连接。弹簧韧带亦可单独损伤。这两种损伤模式均很少见，多发生于运动过程中。这种损伤明显不同于胫后肌腱病和（或）弹簧韧带功能不全（或退变性断裂）导致的获得性平足（有关平足的讨论见第 8 章）。急性弹簧韧带损伤可进行非手术治疗，通常需要足靴固定 6 ～ 12 周，随后应用内侧足弓垫支撑。对于部分或完全断裂且伴有获得性平足及不能单腿提踵的患者，建议重建弹簧韧带。

要点

- 急性 LAS 的初始治疗遵守 RICE 原则，随后予以功能性支具和自控的康复治疗。足靴或石膏固定 10d 可用于减轻疼痛，但长期固定是不利的。
- LAS 后约 40% 患者会出现长期失能，其原因可能是继发性前外侧软组织撞击、CLAI 和（或）OCL。
- 其他可能误诊为 LAS 的损伤包括骨折、高位踝关节扭伤（下胫腓联合）、腓骨肌腱鞘炎，偶尔可见腓骨肌腱脱位和跗骨联合。
- Broström-Gould 外侧韧带重建被认为是 CLAI 手术治疗的金标准，可以达到解剖修复，失败率低。
- 下胫腓联合损伤多见于运动员，可引起长期失能，多发生于诊断延误之后。
- 三角韧带损伤多合并下胫腓联合损伤和（或）踝关节骨折脱位。

（尹建文　译）

（徐桂军　张明珠　赵嘉国　校）

（张建中　审）

Maneesh Bhatia、Nicholas Eastley 和 Kartik Hariharan

一、引言

跟腱是形态复杂、功能强大的下肢肌腱，平均长度为 15cm。跟腱病患者通常表现为跟腱断裂（急性或慢性）或跟腱变性，根据病变部位分为止点性跟腱病和非止点性跟腱病。跟腱变性是导致功能障碍的常见原因，可影响众多患者，且患者功能障碍的程度和期望值差异也很大。

二、解剖

从力学角度来讲，跟腱是踝关节跖屈机制中的长臂杠杆，连接腓肠肌-比目鱼肌复合体和跟骨（图 13-1）。在附着于跟骨结节之前，跟腱纤维的走行从线性逐渐转变为扭曲排列。这导致其大部分深层纤维组织附着点不同（腓肠肌肌腱纤维位于外侧，比目鱼肌肌腱纤维位于内侧）。其他的浅表跟腱纤维通过跟骨结节跖侧逐渐融入跖腱膜。

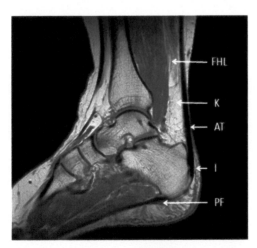

图 13-1 **正常跟腱**
矢状位磁共振成像（MRI）T$_1$ 加权像显示正常跟腱和邻近解剖结构。AT. 跟腱；FHL. 跨长屈肌；I. 跟腱止点；K. Kager 脂肪垫；PF. 跖腱膜

跟骨后滑囊位于跟腱和跟骨结节后上方之间。它的功能是在踝关节活动时减少跟腱和跟骨之间的摩擦。Kager 脂肪垫是由脂肪组织构成的锥形结构，位于跨长屈肌（前方）和跟腱（后方）间。在踝关节跖屈时，Kager 脂肪垫被挤压入跟骨后滑囊后外侧，通常认为它在跟腱止点部位提供了更多的机械优势。

因为跟腱在该区域走行于皮下，更表浅的皮下滑囊位于跟腱后侧和皮肤之间，其利于皮肤在肌腱上畅通平滑地活动。跟腱的血供由胫后动脉（近端和远端）和腓动脉（中段）提供。大部分血管分布于包绕跟腱后侧、外侧及内侧的腱周组织，而且这些腱周组织也起到减少跟腱与周围结构摩擦的作用。

三、功能

腓肠肌呈纺锤形，主要由快速收缩的 II 型纤维组成。肌肉作用于 3 个关节，主要作用是跖屈踝关节（与比目鱼肌一起），同时也有助于膝关节屈曲和距下关节内翻。跟腱通过传递来自小腿三头肌的力量，在步态周期 3 个滚动期中发挥关键作用。第一滚动期，即足跟触地期，腓肠肌离心收缩以确保进入站立期的可控性。接下来，比目鱼肌控制性收缩有助于身体在踝关节上的向前转移（第二滚动期）。然后在第三滚动期，腓肠肌向心收缩和胫骨前肌离心收缩有利于足趾离地（此时跟腱承受的力量可能达到患者体重的12.5 倍）。

跟腱病

跟腱病是足跟疼痛和功能障碍的常见原因，根据其病变位置可分为止点性跟腱病和非止点性跟腱病。

四、病因

基于跟腱独特的解剖结构，跟腱的不同部位在活动过程中承受的力量不同。跟腱前侧腱周组织薄弱，这使跟腱的深层纤维在踝关节背伸时受到跟骨后部撞击的横向和切向压力，跟骨骨性解剖形态变化时更为明显。相比之下，在足趾离地步态阶段，踝关节跖屈时跟腱的表面纤维会受到小腿三头肌收缩所产生的纵向张力的影响。

因此，这些压力和拉伸力的结合使跟腱容易发生反复的微损伤，并最终使跟腱组织发生退行性改变，并刚好靠近其止点处，导致止点性跟腱病和非止点性跟腱病。机械性负荷过大、踝关节生物力学改变、跟骨异常撞击、后足力线不良、骨刺、跟骨结节后上方突起（称为 Haglund 畸形）及类风湿关节炎等炎性疾病已被证实可促进这一过程进展。Haglund 畸形也可能在踝关节极度背伸时压迫跟骨后滑囊，引发跟骨后滑囊炎（一种常与止点性跟腱病同时出现的病理改变）。

为了确定跟腱病的危险因素，一项发表于 2018 年的系统综述确认了 9 个危险因素，包括既往下肢肌腱疾病或骨折、应用喹诺酮类抗生素、中度酒精摄入、寒冷天气训练、踝关节跖屈无力、向前推进力减少的步态异常及心脏移植患者特有的两个因素。

五、止点性跟腱病

1. 临床表现　止点性跟腱病患者的典型表现是足跟痛，在休息后开始站立和负重时疼痛加重。患者通常抱怨在跟腱的止点区域有肿块，这通常会对穿鞋造成较大影响。临床检查可证实在跟腱的跟骨止点处有局部肿胀、红斑、皮温高和压痛（图 13-2）。有时跟腱止点处的跟腱内钙化也可以触诊为硬肿块。

2. 组织病理学　在止点性跟腱病中，跟腱出现了一些组织病理学改变。这些变化包括Ⅲ型胶原替代Ⅰ型胶原、胶原纤维紊乱、跟腱脂肪浸润、跟腱血管分布增加和跟腱总厚度增加。

3. 影像学检查　侧位 X 线片通常是最初的检查方式（图 13-3）。此外，在大多数情况下，需要进行超声或 MRI 检查。MRI 非常有价值，能够对引起症状的其他潜在原因（如跟骨后滑囊炎或跟

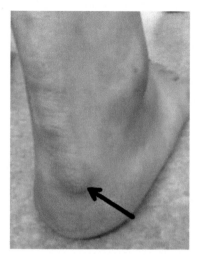

图 13-2　**止点性跟腱病的临床照片**
被标记的是足跟后外侧的特征性膨大（黑色箭头）

骨病变）提供重要评估，并量化跟腱病变的范围（图 13-4）。由经验丰富的放射科医师做的超声检查可以很好地显示跟腱止点周围的结构，并且评估腱鞘炎和血供，两者都是退变进展的指标。超声引导下干预治疗也非常有价值。

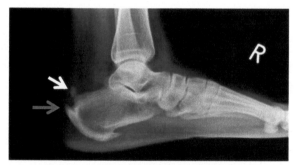

图 13-3　**止点性跟腱病的侧位负重 X 线片**
被标记的是跟腱内钙化（白色箭头）和牵张性骨刺（蓝色箭头）

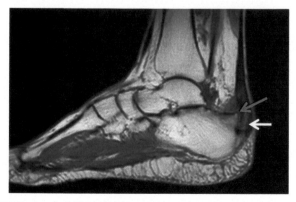

图 13-4　**止点性跟腱病伴 Haglund 畸形和跟骨后滑囊炎：后足矢状位 MRI T_1 加权像显示跟腱止点增厚（白色箭头）、Haglund 畸形及跟骨后滑囊周围炎（蓝色箭头）**

4. 治疗

（1）保守治疗：是止点性跟腱病的一线治疗方法。这包括改变活动方式、鞋的调整（包括应用减震鞋垫和留有足够的空隙防止对跟腱造成直接挤压）、冰敷、镇痛（包括局部应用或口服非甾体抗炎药）和 1～2cm 的鞋跟（减少拉伸和压力负荷）。矫形器被用于矫正力线不良，包括应用内侧足弓垫治疗扁平足，或者应用足跟外侧楔形垫治疗足外缘承重。有时行走辅具如带有足跟楔形垫的充气式行走靴，或固定在轻度跖屈位的可调式铰链靴可以减轻疼痛。

（2）物理治疗：跟腱的离心拉伸（图 13-5）是止点性跟腱病物理治疗的主要方法，多种形式的离心拉伸都被证明可以减轻疼痛和改善功能。虽然物理治疗可能需要好几个月的时间才能奏效（尤其是合并其他疾病的情况下），但成功的治疗可能会让患者免于手术。疼痛通常会降低患者依从性，这需要在开始治疗之前，制订一项尽可能不加重症状的锻炼方案，或通过药物和（或）其他方法减轻疼痛，这一点很重要。

（3）影像引导下皮质类固醇注射治疗跟骨后滑囊炎：皮质类固醇在跟腱内直接注射已不再被推荐用于跟腱病治疗。这是基于有限的长期结果，此治疗会加速跟腱退化和断裂。然而，皮质类固醇注射可以被考虑用于治疗跟骨后滑囊炎（经常会伴有止点性跟腱病），似乎可以显著缓解疼痛。遗憾的是，有研究报道跟骨后滑囊注射皮质类固醇导致少数患者跟腱断裂，这可能是由于跟骨后滑囊和跟腱之间的解剖学联系很少（而将激素注射或扩散到跟腱中）。考虑到这种解剖关系，为了尽量减少滑囊损伤和皮质类固醇扩散，笔者强烈建议任何跟骨后滑囊注射都只能在超声引导下进行。

（4）体外冲击波治疗（extracorporeal shock wave therapy，ESWT）：在 ESWT 治疗期间，压力波或瞬态压力振荡通过皮肤传至跟腱。这些波激发跟腱产生一些生物学变化，包括分解瘢痕组织、抑制炎症、合成胶原蛋白和糖胺聚糖，以及通过增加生长因子表达激活组织愈合途径。ESWT 还可以通过触发周围神经系统和中枢神经系统变化直接改变疼痛的传递。多项研究表明，ESWT 可减轻止点性跟腱病和非止点性跟腱病的症状，而且 ESWT 结合离心跟腱拉伸运动比单独离心拉伸更有效。ESWT 应尽可能提供给所有接受非手术治疗的患者。患者应被告知 ESWT 的性质和功能，以满足他们的期望，为治疗做好准备。应强调该疗法的持续时间和频率（通常为 3～4 个疗程）、症状加重（导致多达 20% 患者中断治疗）和较低的跟腱断裂风险。

（5）手术治疗：保守治疗无效的患者应考虑手术治疗。根据跟腱的病变程度，选择不同的手术方式。术前 MRI 有助于做出预判，现已证实 MRI 影像学表现与术中所见非常接近。

1）跟骨后滑囊与 Haglund 畸形切除及跟腱清理：跟骨后滑囊切除、跟腱清理及 Haglund 畸形骨赘切除是顽固性止点性跟腱病最常见的手术方法。手术通常经后外侧入路进行（图 13-6）。然而，如果跟腱内钙化或骨赘很大，跟腱后正中纵行入路或跟腱止点处完全游离可能更有优势（图 13-7）。根

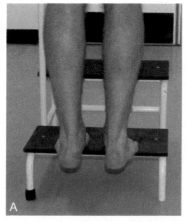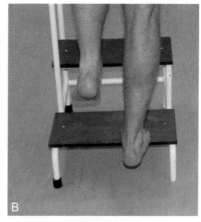

图 13-5　**常用于治疗跟腱病的功能锻炼示例**
A. 双侧足跟下垂；B. 单侧足跟下垂。两种练习均在膝关节伸直和弯曲的情况下重复进行

据生物力学研究，一般认为清理 50% 的跟腱不会对止点整体强度造成严重影响。在大多数情况下，缝合锚钉用于跟腱止点重建。在过去几年中，更坚固的锚钉装置被用于加强跟腱以治疗止点性跟腱病。然而据笔者所知，目前还没有生物力学试验或临床研究比较这些固定方式。

2）内镜下切除跟骨后滑囊和 Haglund 畸形：为了减少软组织损伤的风险，跟骨后滑囊和 Haglund 畸形可以通过内镜切除。与开放手术相比，这种方法的并发症发生率减少，包括术后感觉异常的发生率降低。遗憾的是，内镜手术无法对退行性变的跟腱进行清理和修复，从而限制了其在止点性跟腱病治疗中的应用。因此，内镜手术仅适用于远端跟腱正常的患者。

3）Zadek 背侧闭合楔形截骨术：这项技术的目的是通过减少跟骨背侧的轴向长度缩短跟腱杠杆力臂。这可以通过在距下关节后关节面后方的跟骨体进行背侧楔形截骨来实现（图 13-8）。反过来，其又减少了跟腱对其跟骨止点的拉力，已证实这有利于改善患者顽固性症状。该手术通过微创经皮技术完成更增加了它的吸引力，而且避免了与足跟后侧切口相关的切口并发症。近端内侧腓肠肌腱松解术也可以达到类似的效果，其目的是缩短腓肠肌杠杆力臂。

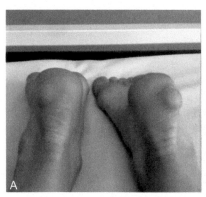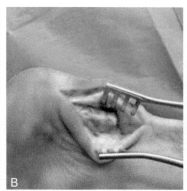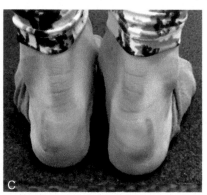

图 13-6　双侧止点性跟腱病伴 Haglund 畸形的临床照片

A. 典型的后外侧膨大；B. 术中照片显示通过后外侧入路显露 Haglund 畸形；C. 预期的术后瘢痕

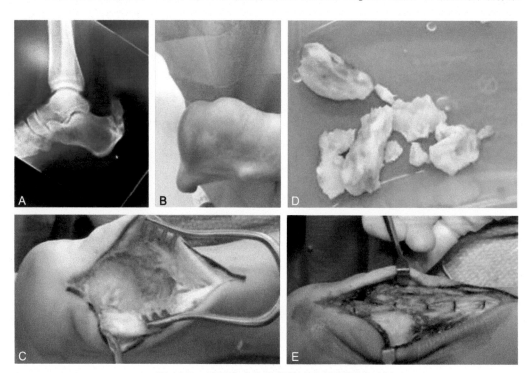

图 13-7　伴巨大中央骨赘的止点性跟腱病示例

A. X 线片显示大骨赘；B. 跟腱止点处中央膨大；C. 术中照片显示后正中入路；D. 切除的骨赘；E. 跟腱止点重建和修复后的状态

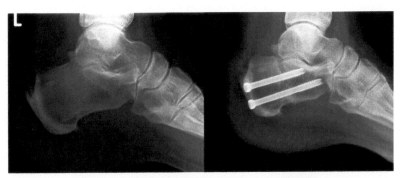

图 13-8　**Zadek 跟骨截骨术治疗止点性跟腱病**

六、非止点性跟腱病（中段跟腱病）

1. **病因**　非止点性跟腱病比止点性跟腱病更常见，据报道其发病率为 37/10 万。该疾病通常以"过度使用状态"为特征，通常在增加负重运动的频率、持续时间或强度后发生。应该注意的是，在老年患者中，轻微增加活动量足以引发症状。与止点性跟腱病一样，非止点性跟腱病的特点是跟腱内累积性微损伤和退行性改变。然而与止点性跟腱病不同的是，这些改变通常发生于跟腱止点近端 2 ～ 6cm 处，此位置也是公认的跟腱血供分水岭。除了前面概述的跟腱病变的一般风险因素外，非止点性跟腱病还有几个特异性因素。其中包括足部力线不良（增加跟腱的应力）、动力链中其他部位既往存在损伤（导致跟腱负荷过大）、年龄增长（导致跟腱弹性降低和退行性改变累积）、肥胖、糖尿病、高血压和使用类固醇。非止点性跟腱病的另一个潜在发病因素是由异常增生或过度活动的跖肌腱产生的局部应力。大多数患者的症状发生于后内侧，与止点性跟腱病相似的发病机制都支持上述观点。

2. **临床表现**　非止点性跟腱病患者的疼痛通常会在活动过程中加剧，在休息一段时间后，如早上醒来时症状尤其明显。体格检查时，于跟骨止点近端 2 ～ 6cm 处的后侧正中部位发现结节和压痛，通常表现为该区域肌腱梭形膨大（图 13-9）。在踝关节活动时，膨大可活动或保持固定。这是"痛弧征"的基础，该征描述了踝关节在屈伸活动时跟腱膨大也相应移动，表明是跟腱病变而非腱周病变。对于跟腱慢性退行性变的患者，非止点性跟腱病偶尔会急性起病于跟腱部分或完全断裂之后。

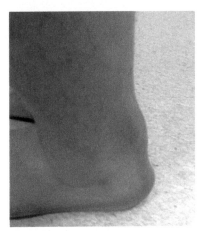

图 13-9　**非止点性跟腱病的临床照片**
跟腱后方可见膨大

3. **影像学检查**　MRI 和超声是非止点性跟腱病最有价值的影像学检查方法，具有相似的诊断敏感度。非止点性跟腱病的跟腱影像学表现与止点性跟腱病相似，但其位置更靠近近端（图 13-10）。影像学改变的严重程度通常与患者的症状密切相关。然而需要注意的是，无症状患者的影像学检查也可能会发现退行性改变。

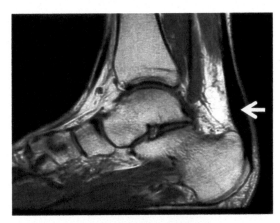

图 13-10　**非止点性跟腱病**
后足矢状位 MRI T_1 加权像显示跟腱中部弥漫性梭形增厚（白色箭头）

4. 治疗

（1）保守治疗：是非止点性跟腱病的主要治疗方法，手术仅限于保守治疗难以治愈的病例。应避免所有可控的诱发因素（如喹诺酮类抗生素），并对所有过度训练方案做出调整（包括必要的休息时间）。鞋也应该进行调整，任何足踝力线不良的问题都应该使用矫正器解决，如足跟垫。如果需要，可以使用镇痛药（包括非甾体抗炎药）。

（2）物理治疗：大多数非止点性跟腱病患者在经过适当锻炼/运动调整后会康复。离心运动方案是否是最有效的锻炼方案，目前仍存在争议，系统评价未能得出最佳锻炼方案的结论。然而，有证据证实，除了短期休息能控制疼痛外，长期制动会使非止点性跟腱病加重，因此强调了早期功能性治疗的重要性。为了最大程度提高患者的依从性，应和患者强调功能锻炼可能会带来疼痛，治疗周期比较长，如果保守治疗无法解决问题，则可能需要手术干预。

（3）体外冲击波治疗（ESWT）：在进行任何手术治疗之前，医师应考虑 ESWT 治疗非止点性跟腱病。目前的文献表明，与止点性跟腱病相比，ESWT 治疗非止点性跟腱病成功率更高，随访 6 ~ 12 个月后治愈率为 78% ~ 87%。高治愈率及 ESWT 相对较低的并发症为患者在采取更具侵入性的治疗之前提供了一个值得考虑的选择。

（4）超声引导下腱周组织剥离术：在非止点性跟腱病血管新生的同时，新生的神经纤维被认为是疼痛从腱周转移至跟腱的关键。针对这些问题，我们可以在超声引导下向跟腱和腱周组织间注射大量生理盐水（图 13-11）。这会有效地将神经纤维从跟腱上分离出来，同时松解粘连以减少摩擦。以这种方式进行腱周剥离已被证实能持续改善患者的疼痛症状和功能。临床症状的改善可能需要 2 个月的时间，应告知患者接受治疗后症状有可能会加重。

（5）富血小板血浆（PRP）：是将患者的全血快速旋转离心，根据其比重进行分离得到的成分。这种方法可以分离出富含高浓度血小板的血浆，可以释放多种参与损伤组织修复的生长因子。近年来，在跟腱周围注射自体 PRP 治疗非止点性跟腱病引起了广泛关注。令人遗憾的是，大量证据证明这种治疗的有效性并不确切。2018 年

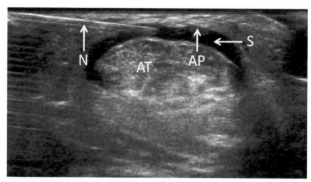

图 13-11　非止点性跟腱病大量生理盐水注射时的轴向超声检查

AT. 跟腱；AP. 腱周组织；N. 针；S. 注射生理盐水

完成的一项 Meta 分析试图更详细地评估这种治疗。由于缺乏确凿的益处，笔者得出结论，目前不推荐常规采用注射 PRP 方法治疗慢性跟腱病变。

（6）手术治疗

1）微创手术：多种用于治疗非止点性跟腱病的微创手术已被报道，包括腱周组织机械性剥离术和经皮跟腱纵行切开术。这些治疗已经展示出有前景的结果，并且可作为开放手术治疗之前的中间治疗。发表于 2016 年的一项系统综述得出结论，尽管微创治疗和开放治疗的成功率相似，但开放手术有并发症发生率更高的趋势。考虑到这一点，微创手术似乎更适合切口愈合问题风险高的患者，如周围血管疾病、周围神经病变或糖尿病患者。

2）跟腱切开清理及加强术：尽管进行了保守治疗，但约 1/3 的患者症状仍然持续，这部分患者需要进行开放手术。这涉及切除病变跟腱，对于严重跟腱病变，如需要切除 50% 以上跟腱，则需要联合踇长屈肌转位进行加强（图 13-12）。虽然康复的时间可能会延长，但该手术成功地使 80% 的患者恢复了重要功能。在手术过程中，任何病变的腱周组织也应被切除，将剩余的健康跟腱缝合成管状以减少粘连。虽然并发症的发生率低于止点性跟腱病，但仍可能高达 11%。

3）踇肌腱切除术：为了消除踇肌腱对跟腱局部的压迫，一些学者主张对踇肌腱进行手术切除。该手术可以通过切开或内镜下完成，已经显示出有前景的结果，据报道疼痛和功能得到改善。

4）腓肠肌松解术：被认为是治疗与腓肠肌

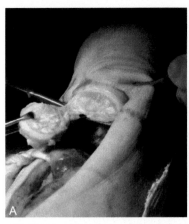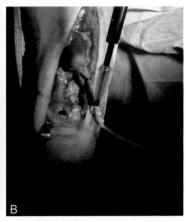

图 13-12　严重非止点性跟腱病切开清理和踇长屈肌转位的术中照片

A. 彻底清理跟腱，术中确认几乎 100% 受累；B. 利用跟骨生物腱螺钉对转位的踇长屈肌腱进行固定

挛缩相关跟腱病的一种方法。这种挛缩可以通过 Silfverskiöld 试验识别（详见第 1 章）。松解腓肠肌有两种方法。经典的手术是 Strayer 手术，在小腿中部松解腓肠肌。最近流行的另一种手术是近端腓肠肌内侧头松解。尽管有一些证据表明单纯腓肠肌松解术可被应用于治疗止点性跟腱病和非止点性跟腱病，但由于缺乏高质量的研究数据，尚不能将其作为常规治疗方案。

要点

- 大多数跟腱病可以采取保守治疗。
- 非手术措施包括活动和鞋的调整、功能锻炼、ESWT、超声引导下跟骨后滑囊皮质类固醇注射（止点性跟腱病）、超声引导下腱周组织剥离术或 PRP 注射（非止点性跟腱病）。

- 止点性跟腱病的手术治疗包括跟骨后滑囊和 Haglund 畸形切除术。
- 非止点性跟腱病的手术治疗包括腱周组织剥离术和跟腱清理术。
- 如果跟腱病变严重，可以将踇长屈肌腱转移至跟腱的跟骨止点，进行加强修复。

致谢

作者感谢 Annette Jones 对康复部分的贡献。

（刘　林　王　杰　译）
（邓先见　张明珠　赵嘉国　校）
（张建中　审）

第14章 跟腱断裂

Manuel Monteagudo, Pilar Martínez de Albornoz

一、引言

人类的肌肉骨骼系统仍然不能很好地适应双足行走。随着年龄增长，当进行体育运动时我们对跟腱的要求越来越高。同时人们肥胖率增加，越来越多的人参与高强度的运动。跟腱的胶原蛋白组成和力学性质随着年龄增长而改变，使跟腱更容易断裂。跟腱最窄的部分血供不良也预示跟腱容易在这个部位断裂。在过去20年中，跟腱断裂的发生率一直稳步上升，男性比女性更常见。

对于急性跟腱断裂的最佳治疗策略，目前还没有明确的共识。早期活动和早期负重概念的引入已经彻底改变了手术和保守治疗方案的制订，治疗应该因人而异。

一些急性跟腱断裂早期未予以重视，将会导致如小腿无力和跛行等严重功能障碍。急性跟腱断裂的治疗存在争议，相反，陈旧性断裂的手术指征没有太多的争论。陈旧性跟腱断裂有许多重建方式，这取决于各种因素，如缺损长度、患者的功能需求、残存组织的质量和外科医师对每种技术的经验。

本章旨在为读者提供一个视角，了解急性和慢性跟腱断裂的原因和结局，以及各种可采用的治疗方法。根据当前的理念和最新的证据，笔者所提出的建议可以作为患者个性化治疗选择的指导。

二、理解跟腱断裂

跟腱在步态周期的各个阶段都承受着相当大的应力，这是由于地面反作用力在杠杆作用下使足在生物力学上处于不利的位置。断裂的原因是多方面的，不同机制的组合可以解释大多数急性断裂。起自股骨远端的腓肠肌和起自胫骨近端的比目鱼肌的腱纤维合并形成跟腱，在向跟骨止点

走行过程中内旋90°。当行走或跑步时，跟腱扭转可以积累和释放能量。跟腱中段的血供相对较差，此处更容易变性和断裂。随着年龄增长，血供减少可能是低能量损伤导致跟腱断裂的另一个因素。扭转性缺血效应伴随着腱内血管短暂收缩，可能导致腱细胞热损伤。跟腱相对无血供的区域可能容易受到温度升高的影响，这是大多数断裂发生的部位。

某些药物与跟腱病变和断裂有关：皮质类固醇、喹诺酮类抗生素、芳香化酶抑制剂和他汀类药物。这些药物引起细胞和分子变化，改变跟腱的结构，从而改变其力学性能并增加其脆性。

机械因素如足跟触地时过度旋前、腓肠肌紧张、训练失误、功能异常或肌肉-跟腱单元本体感受器抑制也可能使跟腱容易发生断裂。腓肠肌-比目鱼-跟腱-跟骨-跖腱膜系统本体感受器的功能异常，可能是运动员重返训练场后跟腱再断裂率较高的原因。

这些已知的多种病因的共同作用可能是"周末战士"急性跟腱断裂的主要原因。跟腱"周末战士"通常指在休息日参加剧烈运动的久坐工作者（通常为男性）。他们平时活动量与陡然暴发的剧烈运动强度不一致使他们面临急性跟腱断裂的风险。在49~60岁年龄组中，急性断裂的发生率呈上升趋势。

三、诊断

急性跟腱断裂的诊断需要结合临床。患者通常会描述自己的小腿或踝后方传来爆裂声，感觉踝后部被踢了一下。大多数患者还描述，他们摔倒在地，转身想看看是谁踢了他们，结果却发现身边没有人。表14-1列出了用于诊断跟腱断裂的不同体格检查，以及它们的敏感度和特异度。

表 14-1　**跟腱断裂查体**

检查	描述	敏感度	特异度
触诊	在跟骨结节近端 3～8cm 触及凹陷	73%	89%
小腿挤压试验（Simmonds 挤压试验，Thompson 试验）	患者取俯卧位，双足悬于检查台外。跟腱连续性完整时，挤压小腿三头肌踝部会出现跖屈；当跟腱断裂时，踝部不会出现被动跖屈（或轻度跖屈）。建议与对侧对比	96%	93%
膝关节屈曲试验（Matles 试验）	患者取俯卧位，双膝弯曲至 90°。当跟腱断裂时，足部会出现轻中度背伸	88%	85%
O'Brien 针刺检查	患者取俯卧位，双足悬于检查台外。用 25 号针头扎入跟骨结节近端 10cm 中线偏内的腱性组织内，踝关节被动屈伸，针与足的移动方向相反表示跟腱完好，没有移动表示断裂	-	-
血压计试验（Copeland 试验）	患者取俯卧位，双足悬于检查台外。踝关节跖屈时，在小腿中段放置一个血压计袖带，充气至 100mmHg。当踝关节被动背伸时，如跟腱断裂，则没有压力上升；如跟腱未断裂，压力上升 40～60mmHg	78%	-

　　高达 25% 的急性跟腱断裂最初可能会被漏诊。假阴性可能是由于足趾长屈肌、腓骨肌腱和胫后肌腱产生了一些主动的跖屈动作。但这种跖屈力量不足以使患者完成单足提踵（无论是急性还是陈旧性断裂）。为了减少假阴性病例，美国骨科医师学会建议通过 2 次或 2 次以上的体格检查确定诊断（表 14-2）。

表 14-2　**美国骨科医师学会推荐的跟腱断裂诊断检查**

临床 Thompson 试验（即 Simmonds 挤压试验）
踝关节跖屈力量下降
存在明显间隙（缺损、轮廓消失）
很小的外力即可增加踝关节被动背伸

　　注：诊断急性跟腱断裂需要具备上述 2 条或 2 条以上。

　　查体后如有诊断疑点，可利用超声检查判断跟腱断端是否重叠在一起，其也有助于确定是否适合非手术治疗。磁共振成像（MRI）显示跟腱断裂，有助于评估陈旧性断裂残端距离，以及腓肠肌-比目鱼肌复合体和（或）踇长屈肌是否存在脂肪萎缩（图 14-1）。

四、急性跟腱断裂的治疗

　　急性跟腱断裂的治疗目标是恢复跟腱长度、张力和功能，尽可能减少并发症，并尽快恢复工作和运动。在过去的 40 年中，急性跟腱断裂的最佳初始治疗方案一直存在争论。

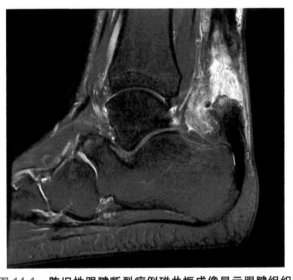

图 14-1　**陈旧性跟腱断裂病例磁共振成像显示跟腱组织信号中断**

　　在过去，有学者对保守治疗与开放手术治疗在并发症和再断裂率方面进行了比较。保守治疗包括 6～8 周的石膏固定，并发症比手术组低，但再断裂率比手术组高（12.6% vs 3.5%）。手术技术从开放手术发展到经皮微创手术，但存在腓肠神经损伤的并发症。后来，小切口修复手术在神经损伤率、再断裂率及切口并发症方面都低于开放手术。无论保守治疗、经皮和小切口修复手术，都要尽早行功能康复锻炼。对于跟腱愈合，早期功能康复比手术方式本身更重要。保守治疗和功能康复的结合展现出与手术治疗相似的结果和更高的患者满意度。在过去的 20 年中，由于这些发现，一些外科医师改变了他们的治疗方案，因此在一些国家，急性跟腱断裂患者手术率下降至55%。最近发表的一项最短随访时间为13年的随机对照试验显示，手术治疗对比保守治疗在长期预后方面并无优势。

1.保守治疗　保守治疗的原因包括避免手术引起的切口和腓肠神经并发症。保守治疗方案已经从4～9周的石膏固定发展到使用功能支具进行早期运动和有保护的负重功能康复。来自英国的 Swansea（SMART）和 Leicester（LAMP）报道保守治疗后的再断裂率分别为1.1%和2%。几项研究表明，在正确遵循加速康复方案的前提下，手术治疗和保守治疗患者的临床重要参数没有显著差异。无论最初的治疗方案如何，功能康复都是患者管理的一个必不可少的环节。多项研究和 Meta 分析表明，与手术组相比，早期保守治疗和功能康复相结合可以改善跟腱愈合的强度，获得更好的活动度和患者满意度。保守治疗组的并发症发生率更低。

成功的保守治疗取决于与手术治疗相似的原则，即跟腱残端完全对合以恢复跟腱的长度和适当的张力。由于断端存在血肿，延迟治疗可能会妨碍断端的正确对合。早期保守治疗的理想时机存在争议。一些学者认为，伤后48h内确诊且伤后患肢较少负重的跟腱断裂患者应采取保守治疗。另一些学者认为时间可延长至72h，并报道伤后2周进行保守治疗患者后期再断裂率也极低。患者的依从性在保守治疗中至关重要。患者必须进行跖屈位石膏固定或佩戴后跟垫高的步行靴，并遵从功能康复方案（图14-2）。保守治疗的排除标准是开放性断裂、任何会影响患者依从性的内科或精神疾病、跟骨结节撕脱骨折、糖尿病、免疫抑制治疗或在受伤后48h内未进行马蹄位（跖屈位）石膏固定的患者。

2.早期保守治疗后功能康复　在动物模型中已经证实早期活动和早期保护下负重有益于跟腱愈合。对愈合的跟腱施加机械负荷刺激可以促进成纤维细胞生长，从而加速跟腱修复。功能康复方案包括在初始2周内免负重并用石膏固定于最大被动跖屈位，之后患者佩戴足跟抬高40°的行走靴，并允许双拐保护下辅助部分负重。功能康复治疗应由物理治疗师和骨科医师监督以提高患者的依从性，这是获得良好结局的关键。第3～6周，建议患者逐渐加强负重，从第3周开始，每周取下一层楔形鞋垫。现在市面上可以买到专门的铰链靴，物理治疗师/外科医师可以根据需要调整踝关节固定角度。保守治疗和手术治疗的功能恢复详细方案见表14-3。建议患者调整健侧靴子的高度与伤侧相匹配，以减轻其他关节的应力。前4周应抗凝以避免深静脉血栓形成。前4个月避免背伸踝关节超过90°非常重要，因为这时跟腱仍然脆弱，任何突然的负荷都可能导致其再次断裂。第10～16周，2个最重要的并发症即跟腱延长和再次断裂可能更常见，因为患者恢复了受伤前的日常活动。

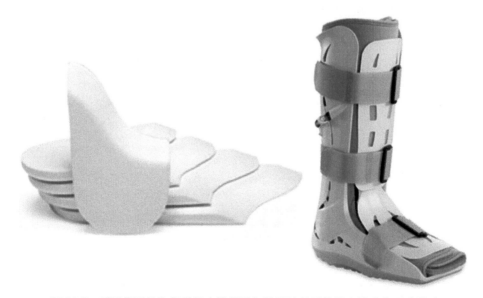

图 14-2　后跟楔形垫和骨科行走靴用于急性跟腱断裂的保守治疗和手术治疗

表 14-3　急性跟腱断裂非手术治疗和手术治疗后功能康复计划（笔者的方案）

时间	非手术治疗	手术治疗
第 1 周	全天佩戴带有 4 个楔形垫的行走靴，包括夜间睡眠时间	全天佩戴带有 4 个楔形垫的行走靴，包括夜间睡眠时间。拄拐可耐受下负重
第 2 周	拄拐，行走时部分负重 避免拉伸小腿肌肉	去掉 1 个楔形垫 + 全天佩戴，最后 1 周使用肝素，逐渐增加负重
第 3 周		去掉 1 个楔形垫，不用拐杖，逐渐增加负重
第 4 周	去掉 1 个最下方楔形垫 + 全天佩戴，应用肝素的最后 1 周。拄拐，逐渐增加负重。避免拉伸小腿肌肉	去掉 1 个楔形垫，不拄拐，逐渐增加负重 避免拉伸小腿肌肉
第 5 周	去掉 1 个楔形垫，可耐受下借助拐杖逐渐增加负重，避免拉伸小腿肌肉	去掉最后 1 个楔形垫，脱拐，逐渐增加负重 佩戴靴子并且骨科门诊复诊
第 6 周	去掉 1 个楔形垫，可耐受下借助拐杖逐渐增加负重，避免拉伸小腿肌肉，骨科门诊复诊	去掉靴子，这可能需要 7 ~ 10d。尝试穿运动鞋在室内和室外短距离行走，夜间也不需要佩戴靴子
第 7 周	去掉最后 1 个楔形垫，脱拐，逐渐增加负重，避免拉伸小腿肌肉	预约康复治疗，必须在康复治疗师的指导下进行锻炼
第 8 周	去掉靴子，这可能需要 7 ~ 10d。尝试穿运动鞋在室内和室外短距离行走，夜间也不需要佩戴靴子 预约康复治疗，必须在康复治疗师的指导下进行锻炼	可耐受下增加固定式自行车及在跑步机上行走。康复治疗 1 ~ 2 次 / 周。骨科门诊复诊 确保患者理解跟腱仍然非常脆弱，任何突然的负荷（上楼、绊倒）都可能导致其再断裂
第 8 ~ 12 周	增加活动度、力量和本体感觉锻炼。可耐受下增加固定式自行车及在跑步机上行走。康复治疗 1 ~ 2 次 / 周。骨科门诊复诊 确保患者理解跟腱仍然非常脆弱，任何突然的负荷（上楼、绊倒）都可能导致其再断裂	反复训练体力、力量和耐力，进行本体感觉锻炼 避免弓步、下蹲。跟腱的过度拉伸可能会导致其延长和小腿力量永久丧失
第 12 ~ 16 周	反复训练体力、力量和耐力，进行本体感觉锻炼 避免弓步、下蹲。跟腱的过度拉伸可能会导致其延长和小腿力量永久丧失	增加动态负重锻炼（慢跑、负重训练、离心负荷）
第 4 ~ 6 个月	增加动态负重锻炼（慢跑、负重训练、离心负荷）	恢复正常的非接触体育运动，避免冲刺、变向、跳跃，这些运动应在 6 个月左右力量达到对侧 80% ~ 90% 后开始
第 6 ~ 9 个月	恢复正常的非接触体育运动，避免冲刺、变向、跳跃，这些运动应在 6 个月左右力量达到对侧 80% ~ 90% 后开始	体育专项训练 增强式训练

3. **手术治疗**　既往急性跟腱断裂手术治疗的目的是降低再断裂率和跟腱延长的发生率。切口相关的并发症是开放手术不可避免的问题。由 Ma 和 Griffith 在 1977 年推广的经皮技术减少了切口并发症，但出现了腓肠神经损伤的手术并发症。小切口技术似乎可以降低皮肤和腓肠神经损伤的发生率，与报道的非手术治疗的发生率非常接近。

镇静下局部麻醉有利于缝合跟腱时保护腓肠神经，并方便术中进行张力测试，因为在缝合临时打结后，患者可以应术者要求主动跖屈踝关节。图 14-3 是小切口技术的步骤。

多项研究显示，手术治疗组术后的跖屈力量和恢复运动的比例高于非手术治疗组，尽管优势不是特别大，但具有统计学意义。经历了手术治

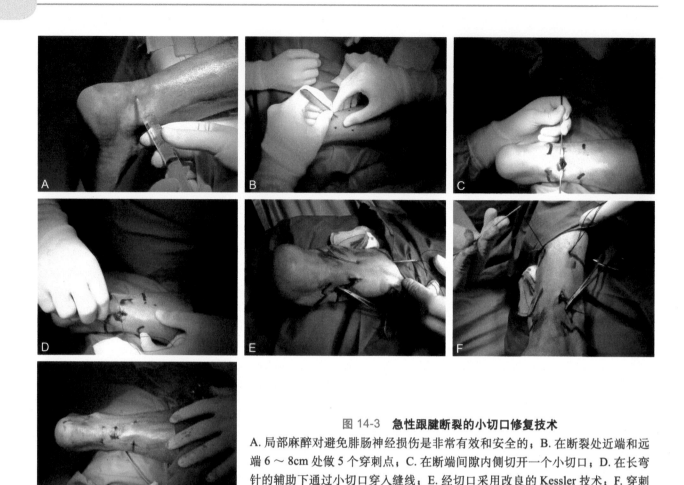

图 14-3　急性跟腱断裂的小切口修复技术

A. 局部麻醉对避免腓肠神经损伤是非常有效和安全的；B. 在断裂处近端和远端 6 ～ 8cm 处做 5 个穿刺点；C. 在断端间隙内侧切开一个小切口；D. 在长弯针的辅助下通过小切口穿入缝线；E. 经切口采用改良的 Kessler 技术；F. 穿刺点皮下松解，缝线在小切口处拉紧并打结；G. 检查跟腱的对合和连续性后关闭切口

疗的患者可以提前 3 周左右恢复工作。与非手术治疗组相比，手术治疗组功能恢复更好，尤其是在跳跃方面，而且在术后 6 个月的提踵力量、高度和控制力方面也优于非手术治疗组。

对现有随机对照试验进行严格分析后证实，两者在再断裂率方面无统计学显著差异。然而两组患者术后再次断裂的病例都较少，其他并发症的发生率也类似。在这种情况下，一些外科医师仍然认为手术恢复跟腱长度可以提高患者后期的功能。

在尸体上进行经皮、小切口和切开修复跟腱后测试强度，结果表明在测试踝关节背伸和拉伸强度时，切开手术几乎是经皮常规 Kessler 缝合的 2 倍。可吸收缝合线更适合缝合跟腱，强度可维持到术后 3 个月，比不可吸收缝合线更好，而后者增加了延迟肉芽肿形成和感染的风险。在尸体研究中，利用新型设备将多根缝合线平行穿过跟腱形成类似方盒形的结构也证实可以更好地防止拉伸和再断裂。然而由于术后早期保护性负重及

行走靴可以较少跟腱应力，这些结果可能与术后早期结果无临床相关性。这些用于急性跟腱修复的新型器械在过去的几年中已经被研发，以保护腓肠神经并保持较低的再断裂率。大多数新型器械都能使患者获得良好的功能恢复。器械介绍详见表 14-4。

4. 术后功能锻炼　对于活跃的年轻患者及业余或职业运动员，治疗仍然倾向手术。手术修复后进行功能康复，缩短了重返工作和运动的时间。对于运动员来说，更倾向于手术治疗，因为恢复时间长，且跟腱再断裂和（或）延长将是灾难性的，并可能导致运动生涯的结束。手术治疗患者的功能康复与非手术治疗相比并没有太大差异，除了从第 12 周开始进展更快，可以在 14 周左右进行动态负重运动（水中慢跑），并在术后 6 个月左右恢复正常的体育活动，包括短跑、变向、跳跃等，其他方面与非手术治疗组差异不大。手术治疗后功能康复方案见表 14-3。

表 14-4　**小切口修复急性跟腱断裂的器械**

器械	公司	描述	首次发布时间
Tenolig	FH, Orthopaedics, Chicago, Illinois, U.S.A.	一次性带针缝合线穿过已被插入跟腱的"小鱼叉"样器械中。缝合线被收紧到跟腱残端附近，并用聚乙烯扣锁定于皮肤上	1992 年
Achillon	Integra, Lifesciences, Plainsboro, New Jersey, U.S.A.	一次性装置缝合线利用 3 个"方盒"器械辅助穿过跟腱，并通过跟腱不同的平面保护腓肠神经	2002 年
Dresden	Intercus, Bad Blankenburg, Germany	利用可重复使用的定制带孔过线器，将缝线经皮穿入断端的远侧，并从近端切口拉出，以完成 Kessler 缝合	2006 年
经皮跟腱修复系统（PARS）	Arthrex, Naples, Florida, U.S.A.	利用可重复使用的按照解剖学设计的夹具，抓持住远近断端，并允许锁边缝合固定	2010 年

五、陈旧性跟腱断裂的治疗

对医师的规范化培训降低了陈旧性跟腱断裂的发生率，因为大多数患者在急诊可以得到诊断和治疗。陈旧性断裂的患者表现为提踵无力，但很少有疼痛。陈旧性断裂需要手术治疗，这一点已达成共识。

1. 非手术治疗　仅适用于需求较低或不能耐受手术的患者。在这些情况下，碳复合材质的踝 - 足矫形器可以实现在摆动相保持足向上，足跟轻柔触地，在支撑相保持稳定性和更好的足趾离地。

2. 手术治疗　虽然存在几种陈旧性跟腱断裂的重建策略，但大多数仅限于病例报告和病例系列研究，因此没有明确的金标准适用于所有的陈旧病例。虽然依据跟腱缺损大小的 Myerson 分类对术式选择有一定帮助，但也应该考虑其他因素，如患者年龄、运动水平、合并症、软组织覆盖的质量及外科医师的习惯。因为需要大切口，手术具有挑战性，切口并发症发生率高。大多数技术都获得了良好的结果，几乎没有再断裂，大多数患者恢复到损伤前的活动水平。无论计划采用何种技术和修复方式，术前都必须对整个小腿进行 MRI 检查，以排除腓肠肌 - 比目鱼肌复合体或跛长屈肌的失神经支配（和脂肪浸润）。如果整个小腿的 MRI 显示广泛的肌肉萎缩，那么筋膜瓣翻转或 V-Y 推进技术不能恢复足够的功能，需要使用肌腱转位如跛长屈肌腱转位加强。

患者通常采取俯卧位，大腿止血带充气后，平行于跟腱内侧边界取纵向切口以显露跟腱断端。首先分离并保护腓肠神经和小隐静脉。在所有的技术中，都应切除无弹性的瘢痕组织，并松解跟腱和腱周组织之间的粘连，以便整个复合体向远端滑动，踝关节跖屈 30°～ 40° 对合跟腱残端。

（1）端端吻合：多数不到 3～ 4 个月的跟腱断裂患者，瘢痕组织切除后如果缺损小于 2～ 3cm，推荐直接端端吻合，不必行跟腱延长。可使用粗的可吸收缝合线进行改良 Krackow 缝合，腱周组织也要单独缝合（图 14-4）。

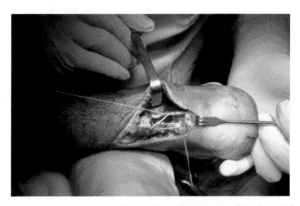

图 14-4　**对受伤 3 个月被漏诊的跟腱断裂断端进行端端缝合**

（2）翻瓣技术：可用于中等大小缺损的重建，也可用于小缺损缝合后的加强。自 1956 年 Christensen 介绍该技术以来，已经出现了几种不同的改良方法，包括使用远端瓣或 2 个相邻筋膜瓣跨过或加强断端间隙。切取长 10～ 12cm、宽 2～ 3cm 的腓肠肌筋膜条加强端端缝合，该筋膜条需要在蒂部旋转 180° 以使其光滑的表面位于跟腱腱膜和皮下组织下方（图 14-5）。

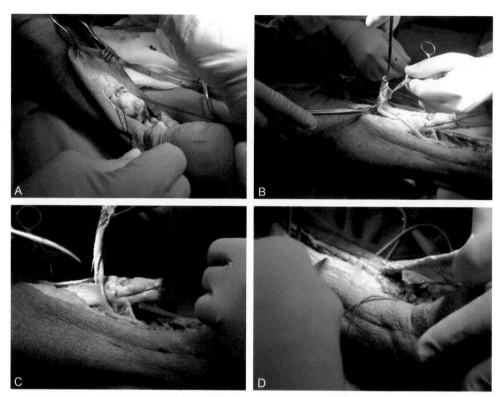

图 14-5　翻瓣技术治疗陈旧性跟腱断裂

A. 切除纤维化的不健康的瘢痕组织后，对跟腱近端采用改良的 Krackow 技术缝合；B. 向远端切取宽约 4cm、长约 12cm 的筋膜瓣，保留 2cm 袖口状蒂部；C. 拉动筋膜瓣并通过残端向下翻转，松解腓肠肌以使筋膜瓣向远端最大程度移动；D. 筋膜瓣翻转能够覆盖并加强缝合跟腱

　　(3) V-Y 推进技术：1975 年由 Abraham 和 Pankovich 首次介绍 V-Y 推进技术，将其用于修复中等大小缺损的跟腱断裂（瘢痕组织清创后 5～10cm）。在腓肠肌腱膜处做一个倒"V"形切口，切口的尖端位于腓肠肌腱膜的中线，尽可能靠近腓肠肌腱膜近端。在足部被动用力跖屈的情况下，测量缺损长度，依据缺损的长度设计跟腱断端近端的边界，画出向近端汇聚的"V"形臂。臂长应该至少是测量的真实缺损长度的 2 倍，仔细切开筋膜，确保不要损伤下方的肌肉。使用粗的可吸收缝合线对断端远端进行 Krackow 锁边缝合，并对近端残端进行纵向牵引，同时轻柔纵向剥离肌纤维，以使近端向远端滑动。操作要非常仔细，避免跟腱与下方的肌肉分离，这可能会导致跟腱失去血供。"V"形切口缝合后形成倒"Y"形（图 14-6）。

　　(4) 踇长屈肌转位：Mann 和 Collins 在 1991 年首次介绍了踇长屈肌转位治疗较大缺损的陈旧性跟腱断裂。踇长屈肌转位术可以单独使用，也可以与 V-Y 推进技术或翻瓣技术联合使用。在生物力学上，踇长屈肌比较粗大，其运动方向与跟腱一致。此外，因其血供丰富，移植后更具弹性。传统使用两个单独的切口，于 Henry 结节处切断获取较长的肌腱以便于通过跟骨隧道固定。随着界面钉的出现，不再需要较长的肌腱，可以通过单切口、微创技术或于后踝关节镜下切取肌腱。骨隧道固定与界面钉固定在强度、峰值应力和失败率方面无显著差异。与关节镜下手术相比，踇长屈肌转位开放手术有更高的感染率和切口并发症风险。

　　其他技术也可用于陈旧性跟腱断裂的重建。腓骨短肌转位、自体股四头肌筋膜移植、同种异体腘绳肌肌腱移植（当踇长屈肌或腓骨短肌不能转位时），以及人工肌腱也被用于修复存在较大缺损的陈旧性跟腱断裂。

　　3. 陈旧性跟腱断裂的功能康复　大切口可能影响早期活动和负重。切口愈合后，陈旧性断裂的功能康复方案几乎遵从与表 14-3 急性断裂非手术治疗方案相同的步骤。

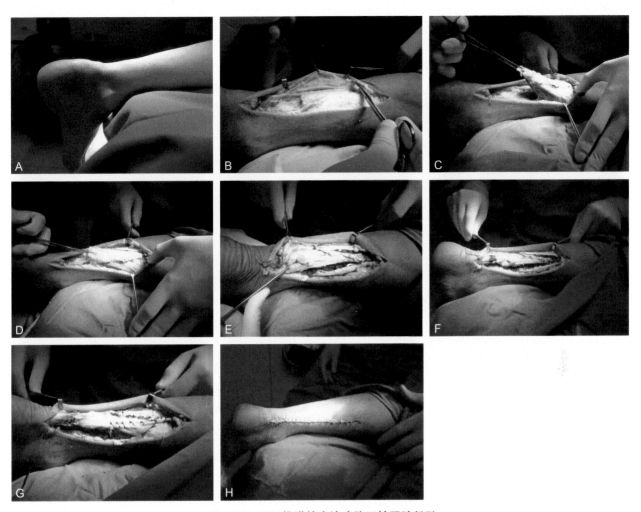

图 14-6 V-Y 推进技术治疗陈旧性跟腱断裂

A. 伤后 8 个月被漏诊的跟腱断裂，断端凹陷和小腿肌肉萎缩；B. 切除全部瘢痕组织后，识别并保护腓肠神经；C. 松解腓肠肌复合体；D. 在腓肠肌筋膜上设计一个倒"V"形切口，"V"的顶点位于中线，越近越好，在足部被动用力跖屈的情况下，测量缺损间隙，依据缺损的长度设计跟腱近端切口的边界，并画出"V"形臂；E. 只切开"V"形臂的筋膜，避免损伤下方肌肉，在纵向剥离肌纤维时要非常小心，不要使跟腱和肌肉分离；F. 在最大跖屈时缝合跟腱残端；G. "V"形切口缝合后形成倒"Y"形；H. 闭合切口

六、并发症及处理

急性跟腱断裂或陈旧性跟腱断裂非手术治疗的并发症包括深静脉血栓形成、再断裂、跟腱延长 / 小腿肌无力。此外，开放手术可能（极少）引起增生性痛性瘢痕、感染、腓肠神经损伤和切口裂开。文献中最常见的并发症是再断裂、深静脉血栓形成和深部感染。近期的一项 Meta 分析纳入 29 项随机对照试验，共包含 2060 例急性跟腱断裂患者，并发症的平均发生率为 9.13%。其中，再断裂、深静脉血栓形成和深部感染的平均发生率分别为 5%、2.67% 和 1.50%。腓肠神经损伤并不是最常见的并发症，因为约 50% 的病例无须手术，

而且微创手术降低了腓肠神经损伤的发生率。早期固定的非手术治疗出现严重并发症的风险更高。根据累积排序概率曲线下面积可知，在减少严重并发症方面，微创手术联合加速康复治疗具有最大概率（79.7%），是最佳选择。

深部感染通常会伴随切口裂开，应给予静脉注射抗生素并早期积极手术清创和负压引流等治疗。在此过程中，早期整形外科会诊是很重要的，因为大多数病例最终需要皮瓣覆盖缺损创面（图 14-7）。

如果治疗方案实施不当或患者不配合，跟腱延长在非手术治疗中更为常见。一般发生于第 10 ～ 16 周，因为这段时间患者开始行走并获得

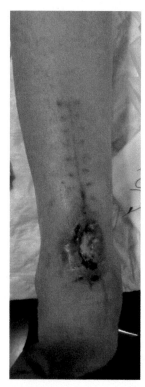

图 14-7 急性跟腱断裂开放修复 4 周后切口裂开和感染

信心。尽管很难确定需要切除多长瘢痕组织才能使剩余跟腱获得足够的张力，但严重的病例仍需要进行跟腱短缩手术。

七、结果

大多数对运动要求低的患者都恢复了工作和业余运动。急性跟腱断裂对不同运动项目的专业运动员的影响已被关注。在美国职业橄榄球大联盟（NFL）中，约 70% 的球员能够重返赛场，但需要约 1 年的时间才能恢复到受伤前的水平，并且职业生涯缩短。在美国职业篮球联赛（NBA）中，只有 61% 的球员能够在跟腱断裂后重返赛场，然而这些球员的场上表现退步、出场时间明显减少。直到受伤 2 年后恢复正常。因此，急性跟腱断裂会改变职业运动员的生涯（甚至可能是终结）。

要点

- 跟腱断裂的发生率在过去几十年显著增加，主要发生于反复跳跃和短跑运动中。
- 诊断必须结合临床查体，跟腱断裂患者无法完成单足提踵。
- 对大多数患者来说，早期功能性活动和保护性负重的非手术治疗是一种适当的治疗方法，但需要医师 / 理疗师的监督、患者良好的依从性和努力才能获得良好的结果。
- 微创技术已经将开放手术的并发症降至可以忽略不计的程度。
- 陈旧性跟腱断裂需要手术治疗，术式选择取决于许多因素，包括缺损的大小和外科医师的技术习惯。陈旧性断裂术后切口并发症较高。康复指南参照急性断裂。

（郑　刚　译）
（徐桂军　姚　强　高　翔
张明珠　赵嘉国　校）
（张建中　审）

第 15 章

踝关节骨折

Oliver Chan，Anthony Sakellariou

一、引言

踝关节骨折很常见。仅在英国，2016～2017年收治的踝关节骨折人数就超过 1.7 万人。在过去的 10 年中，随着我们对踝关节生物力学认识的提高，这些损伤的治疗也逐步在进展。很显然，不论这类损伤是保守治疗还是手术治疗，遵循恢复踝关节的稳定性和力线的原则是最终能够取得良好结果的关键因素。不稳定的踝关节骨折畸形愈合后会导致生物力学改变，如接触应力增加。

二、应用解剖学和分型

踝关节由胫骨、腓骨和距骨 3 块骨及 3 组韧带复合体组成（图 15-1）。

（1）外侧韧带复合体：连接腓骨和后足 3 部分韧带的统称，分别是距腓前韧带、距腓后韧带和跟腓韧带。

（2）下胫腓联合韧带：是一组强健的韧带结构，由下胫腓前韧带、骨间韧带和下胫腓后韧带构成。下胫腓联合韧带为下胫腓关节提供了坚强

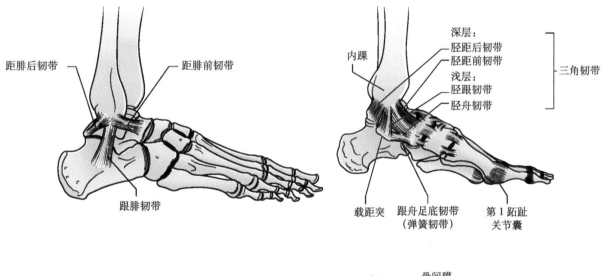

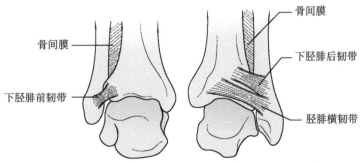

图 15-1　踝关节的 3 块骨及其周围的 3 组主要韧带复合体

的保护，可防止下胫腓分离，同时允许正常步态中下胫腓关节微动。在踝关节运动时，腓骨可在前后平移的同时发生旋转。这种活动依赖于下胫腓联合韧带的完整性、合适的位置及其适宜的长度和张力。

（3）三角韧带：由浅层和深层组成，深层部分可进一步细分为胫距前韧带和胫距后韧带。胫距后韧带是踝关节负重时的关键稳定装置。当足部处于跖行位时，胫距后韧带张力达到最高。

1. 踝关节稳定性的相关模型

（1）"环"模型：踝关节可以被认为是一个"环"结构（由3块骨与3组韧带复合体相连）（图15-2），负重时该结构可安全地将距骨维持在胫骨远端关节面下方保持解剖对位。如果这个"环"只出现一处损伤，"环"将仍然保持稳定；当出现骨或韧带结构的两处或更多损伤，可能出现不稳定和骨之间相对移位。

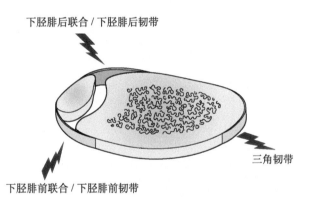

下胫腓后联合/下胫腓后韧带

三角韧带

下胫腓前联合/下胫腓前韧带

图 15-2　标注 3 组韧带复合体的"环"模型

（2）"柱"模型：可将踝关节分为两柱，即外侧柱和内侧柱。外侧柱由腓骨、下胫腓联合韧带和外侧韧带复合体组成。过去人们认为外侧柱的完整性是踝关节骨折稳定性的关键，然而，在过去的 20 年中，人们已经认识到内侧柱（内踝和三角韧带）更为重要，只有当内侧的稳定性受到破坏时，外踝骨折的稳定性才显得重要。

2. 分型　在临床实践中最常见的 2 种分型是Danis-Weber 分型和 Lauge-Hansen 分型。

（1）Danis-Weber 分型：基于将外侧柱结构用于评估踝关节稳定性的重要理论，Danis-Weber 分型描述了踝关节骨折相对腓骨远端的关系。

A 型：下胫腓联合平面以下的腓骨远端横行骨折。

B 型：下胫腓联合水平的腓骨远端斜矢状面骨折。

C 型：下胫腓联合水平以上的腓骨骨折。这通常是暴力通过联合韧带传导造成的更严重损伤。腓骨骨折类型常为粉碎性。

这种简单的描述性分型在临床中被广泛应用，且便于理解。该分型的主要缺点是不能描述胫骨（内踝和后踝）或韧带的损伤，因此不能对踝部稳定性进行评估。

（2）Lauge-Hansen 分型：该分型基于损伤机制分为 4 种基本类型，即旋后外旋（supination external rotation，SER）型、旋后内收（supination adduction，SA）型、旋前外旋（pronation external rotation，PER）型和旋前外展（pronation abduction，PA）型（表 15-1，图 15-3，图 15-4）。分型系统中的第 1 个词描述了受伤时足部的位置，第 2 个词描述了此时作用于距骨的外力方向。

表 15-1　Lauge-Hansen 分型的不同分期

腓骨骨折水平	Lauge-Hansen 分型
下胫腓联合水平以下	旋后内收（SA）型
	外踝横行骨折
	内踝垂直骨折
下胫腓联合水平	旋后外旋（SER）型
	下胫腓前联合损伤
	外踝短斜行骨折
	下胫腓后联合损伤或后踝骨折
	三角韧带损伤或内踝骨折
下胫腓联合水平以上	旋前外旋（PER）型
	三角韧带损伤或内踝骨折
	下胫腓前联合损伤
	腓骨螺旋形骨折（或 Maisonneuve 骨折）
	下胫腓后联合损伤或后踝骨折
	旋前外展（PA）型
	三角韧带损伤或内踝骨折
	下胫腓前联合损伤
	腓骨横行骨折或粉碎性骨折

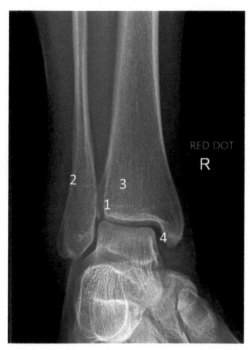

图 15-3　X 线片显示 SER 型踝关节损伤的过程

1. 首先发生下胫腓前联合损伤；2. 然后外旋力造成的损伤按顺时针发展，进一步导致外踝骨折；3. 其次是后踝 / 下胫腓后联合损伤；4. 最后是三角韧带损伤 / 内踝骨折

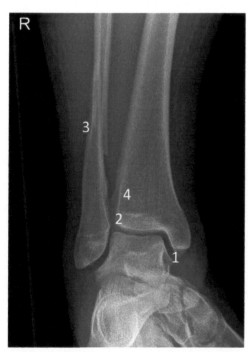

图 15-4　X 线片显示 PER 型踝关节损伤的过程

1. 首先是三角韧带 / 内踝损伤；2. 其次下胫腓前联合韧带损伤；3. 再次为高位腓骨骨折；4. 随着外旋暴力进一步发展，最后出现下胫腓后联合或后踝损伤

4 种基本类型被细分为数个"分期"，以此表述损伤的骨 / 韧带结构，它们可以按照可预测

的顺序发生损伤，多起始于受伤时张力最大的踝或韧带。这可以通过单纯的下胫腓联合水平腓骨骨折（Danis-Weber B 型）很好地说明，Danis-Weber B 型骨折对应的是 SER-2 型损伤和（或）双踝 SER-4 型骨折。这两种损伤具有相同的 SER 型损伤机制，损伤起始于下胫腓前联合（SER-1 型），进一步发展为腓骨远端斜行骨折（SER-2 型）、下胫腓后联合韧带撕裂或后踝骨折（SER-3 型），最后是内踝骨折或三角韧带断裂（SER-4 型）。

Lauge-Hansen 分型有助于更好地理解损伤机制，并可用于预测在踝关节最初非负重 X 线片上可能不容易察觉的隐匿性损伤。更重要的是，基于分型分度推断稳定性，该分型可以用于指导治疗。近期，SER-4 型损伤（Lauge-Hansen 分型）已经改良为 4a 型和 4b 型。4a 型：胫距后韧带完整，尽管在非负重 X 线片上表现为距骨移位，但在负重时该韧带仍能提供稳定性。4b 型：胫距后韧带断裂而稳定性破坏，距骨在非负重和负重位 X 线片上均表现为距骨移位。

（3）基于 CT 的分型：累及后踝的骨折有 2 种基于 CT 的分型方法。Haraguchi 等根据 CT 检查的轴位像描述了 3 种类型的后踝骨折（图 15-5）。1 型：单一的后外侧骨块；2 型：骨折线延伸至胫骨内侧；3 型：薄壳状骨片。该分型系统很有价值，3 型后踝骨折可能因太小无法固定，2 型骨折可能需要经后内侧入路治疗。

Bartoníček 等基于更先进的 CT 检查重建对后踝骨折进行分型，该分型系统（1 型：切迹外骨折；2 型：后外侧骨折；3 型：后外侧和后内侧骨折；4 型：后外侧大三角形骨折；5 型分型：不规则骨质疏松性骨折）强调了识别延伸至切迹内骨折块的重要性，并决定是否需要固定后踝骨折，也可能影响切口和入路的选择。2017 年，Bartoníček 等和 Mason 等分别改良了这个分型。

整体稳定性：无论使用哪种分型系统对踝关节骨折进行分类，最重要的是手术医师要充分认识损伤的所有骨性和韧带结构，并了解其对踝关节稳定性的影响。目前的观点认为双踝、三踝骨折很可能是不稳定性骨折，因为踝"环"至少在 2 处发生了断裂。不稳定性损伤最常由 PER 型和 SER 型损伤引起。

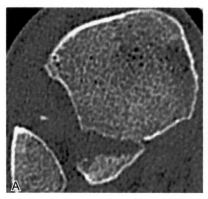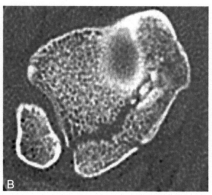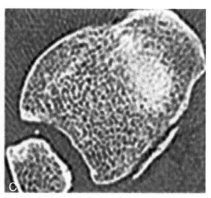

图 15-5   踝关节 CT 检查轴位像显示不同的后踝骨折类型（Haraguchi 分型系统）
A. 1 型；B. 2 型；C. 3 型

三、诊断

1. 临床评估   踝关节骨折患者多有明确外伤史，并且无法负重。除了了解患者过去的就诊和个人史以外，在可能的情况下明确损伤周围环境情况和受伤机制也十分重要。应记录糖尿病和吸烟状况等，它们是骨和软组织愈合的不良预后因素，并可能影响治疗方案的选择。

应对患肢进行体格检查，了解整体畸形、皮肤完整性和软组织情况，评估神经系统状态和血流灌注情况。需要检查腓骨近端是否存在压痛，因为这种压痛可能提示 Weber C/PER 型骨折的一种特殊类型——Maisonneuve 骨折，伴整个骨间膜损伤。三角韧带处的临床体征（压痛、肿胀和瘀斑）并非是不稳定性的可靠预测因素。这些临床表现可能提示三角韧带浅层损伤，三角韧带深层结构可能依然保持完整，并可维持距骨稳定。

2. X 线检查   在急诊科可获得踝关节前后位和侧位（非负重）X 线片，作为初始检查影像。需要强调的是，这些影像不足以全面评估踝关节损伤。如果对初始影像存疑，踝穴位 X 线片是有价值的检查；当怀疑 Maisonneuve 骨折时，还需要完善腓骨近端影像（胫骨 / 腓骨全长像或膝关节 X 线片）。

（1）踝关节骨折的稳定性评估：在踝关节骨折中，动态应力 X 线片主要用于单纯下胫腓联合平面的外踝骨折（Weber B 型，SER-2 型），可评估三角韧带深层的完整性，区分 SER-2 型和 SER-4 型损伤，从而制订治疗方案。进行此动态应力 X 线检查时应采用踝穴位，患足跖行（足跟跖屈位触地）部分负重（至少 50% 的体重）。在急性踝关节骨折中，负重摄片通常很难实现，患者可能无法耐受患侧踝关节的任何负重。因此，在怀疑有三角韧带损伤（压痛、瘀斑等）的急诊情况下，应进行早期非负重石膏固定治疗，并在损伤后 5 ~ 10d 进行负重位摄片（去除固定石膏）。如负重影像显示内侧净间隙（medial clear space，MCS）增宽 > 4mm，则提示深层三角韧带有严重损伤（图 15-6）。

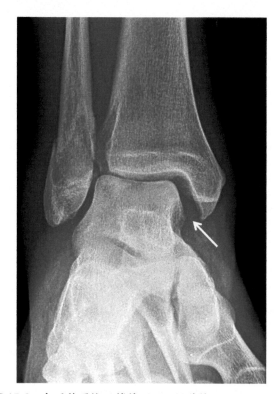

图 15-6   负重前后位 X 线片显示距骨移位，MCS > 4mm（白色箭头）

还有其他的应力测试方法，包括徒手应力 X 线片，轻柔地外展踝关节以评估内侧的开口情况；还有重力应力 X 线片，患者向伤侧侧卧，足部悬于 X 线片桌外 (图 15-7)，使重力作用于内侧韧带。

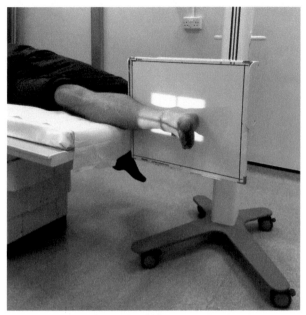

图 15-7　**重力应力摄片中患者伤肢体位**
踝的外侧朝向地面，重力对踝关节产生的外旋作用力施加于内侧韧带 (三角韧带)

然而，这两种测试方法有高估踝关节不稳定的倾向，这是由于在踝关节跖屈时 (三角韧带深层的胫距后韧带松弛) 进行这两种测试阳性率会增加，特别是重力应力 X 线片高估了踝关节的不稳定性，增加了手术治疗的需要。相比之下，负重应力 X 线片是一种可靠的检查手段，为 SER 型单纯外踝骨折的稳定性评估和非手术治疗方案选择提供了可靠的依据，在短期随访中具有良好的临床和影像学结果。

(2) 下胫腓联合的稳定性评估：除非存在严重的下胫腓联合损伤，否则 X 线片对下胫腓联合的稳定性评估能力较差。因此，需要有一个高度敏感的评估指标。在踝穴位 X 线片上测量胫腓重叠 (tibio-fibular overlap，TFO) 和胫腓骨净间隙 (tibio-fibular clear space，TFCS) 已被用于评估下胫腓联合稳定性 (图 15-8)。

踝穴位 X 线片上 TFO < 1mm 或前后位 X 线片上 TFO < 6mm 视为异常。然而，5% 的正常踝关节没有 TFO，8% 的踝关节 TFO < 1mm。这

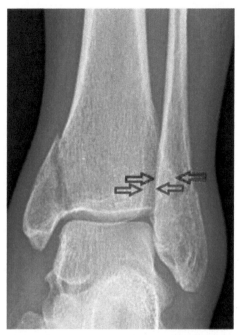

图 15-8　**下胫腓联合稳定性的影像学评估**
红色箭头显示在最大重叠点测量的 TFO。踝穴位 X 线片上 TFO < 1mm 或前后位 X 线片上 TFO < 6mm 为异常。蓝色箭头显示 TFCS。在关节近端 1cm 处测量，应与未受伤的对侧肢体进行比较

可能是由于摄片时踝关节存在不同程度的旋转，Chaput 结节的大小也不同。因此，并不能以 TFO 缺失来定义下胫腓联合损伤。

相比 TFO，TFCS 的测量与踝关节旋转的关系不大，因此 TFCS 是一个更可靠的评估指标。然而，其测量结果也存在可变性，应同时检查对侧肢体，其 TFCS 差异 ≥ 2mm 为异常。

3. 其他影像学检查　CT 检查被用于协助制订复杂的高能量踝关节骨折脱位的手术方案。特别是在确诊或怀疑有后踝骨折的情况下，CT 检查更为重要。横断面成像能对所有骨折进行准确评估，特别是针对骨折部的压缩或游离碎块的评估，从而帮助手术医师制订适当的复位和固定策略。

四、治疗 (非手术和手术方案选择)

所有踝关节骨折的急诊处理包括镇痛、恰当复位和夹板固定。如前所述，是否进行手术治疗取决于在 X 线片上的稳定性评估。一般来说，绝大多数 Weber A 型骨折可以使用固定靴进行保守治疗。对于经下胫腓联合水平的单纯外踝骨折，Lauge-Hansen 分型可用于指导治疗 (表 15-2)。

表 15-2 根据 Surrey 改良的 Lauge-Hansen 分型系统，单纯腓骨骨折的治疗建议

骨折类型	非负重 X 线片	负重 X 线片	三角韧带深层结构	治疗
SER-2 型	稳定	稳定	胫距前、后韧带完整	固定靴 / 支具固定，负重
SER-4a 型	不稳定	稳定	胫距后韧带完整	负重石膏固定 6 周
SER-4b 型	不稳定	不稳定	胫距后韧带断裂	切开复位内固定

如果非负重和负重前后位及踝穴位 X 线片均没有显示 MCS 增宽，则该骨折可以归类为 SER-2 型骨折。对于这类稳定性骨折，应该鼓励患者在疼痛可耐受的情况下使用可拆卸足靴完全承重。

然而，如果最初的非负重 X 线片提示 MCS 增宽，但随后的负重应力 X 线片中无 MCS 增宽，则可以分型为 SER-4a 型（基于 Lauge-Hansen 分型的 Surrey 改良分型），此类型的损伤包括胫距前韧带损伤，但三角韧带深层的胫距后韧带全部或部分完好。在这种损伤中，胫距后韧带在踝关节站立位时处于紧张状态，踝关节跖屈位时处于松弛状态。因此，如果应用可拆卸夹板或固定靴进行治疗，骨折可能不稳定。这是因为，当去掉足靴时（睡觉、洗澡等），胫距后韧带是松弛的，MCS 增宽，三角韧带深层在非生理的"长度"上愈合。这可能会导致慢性踝关节不稳定，最终发生关节退行性变。因此，建议采用石膏固定治疗这些损伤，并鼓励患者在可耐受的情况下负重，持续 6 周，以维持骨折对位。非负重和负重 X 线片均显示 MCS 增宽时，提示骨折类型为 SER-4b 型，影响三角韧带深层的前后部，属于不稳定性踝关节损伤，需要手术固定治疗。

根据定义，所有双踝骨折和三踝骨折都不稳定，需要行内固定手术。采用切开复位内固定手术治疗应遵循 AO 的固定原则。治疗踝关节骨折的主要目标是恢复距骨在踝穴内的解剖位置，并保持这个位置直到骨折愈合。

1. 外踝 恢复腓骨的长度和旋转对位是固定外踝成功的关键。关于腓骨长度，除了直视下观察解剖位置外，术中前后位透视的"硬币"征（Dime/Penny 征）也通常是一个很好的解剖标志（图 15-9）。

使用加压螺钉结合 1/3 管状中和钢板进行固定是治疗腓骨短斜行骨折最常见的技术。根据所使用的入路，可将钢板放置于腓骨的外侧、后外

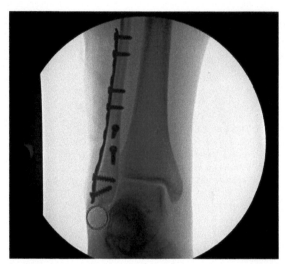

图 15-9 Dime/Penny 征

"一角硬币"（或硬币征）指在前后位 X 线片上，连接腓骨远端未端凹窝和距骨外侧突的连接曲线，如红色圆圈所示

侧或后侧。粉碎性高位腓骨骨折常见于 PER 型损伤，不可能进行粉碎骨块间的螺钉固定（因为没有扭转控制），需要使用低接触动力加压钢板或重建钢板提供更强的桥接固定。

在生物力学测试中，锁定板已被证明可以改善骨质疏松性骨折的稳定性。然而在临床实践中，与标准技术相比，锁定板可能导致更高的感染率，而且花费更高。基于这些原因，对于骨质良好的患者，不应常规使用锁定板。

腓骨的髓内固定技术已有报道，主要应用于软组织状况不佳的老年患者。关于腓骨髓内固定技术的报道结果不一，尚未被证明优于传统的固定方法。髓内固定装置在提供和维持复位方面可能会存在一定的困难。

2. 内踝 内踝固定有多种方法。如果骨折块足够大，可以垂直于骨折线拧入 2 枚平行的（实心或空心）部分螺纹骨松质螺钉。然而，研究表明，在健康骨骼中，使用加压技术的全螺纹骨皮质螺钉效力等同于或优于部分螺纹骨松质螺钉，这也

是笔者的偏好。对于粉碎性内踝骨折，应使用较小尺寸的骨皮质螺钉（如 2.7mm）联合小的解剖板（如有需要）尝试重建骨折，重建失败时，还可以使用张力带技术。

对于 SA 型损伤中的垂直剪切型内踝骨折，使用钢板支撑骨折是最合适的固定方式（图 15-10）。

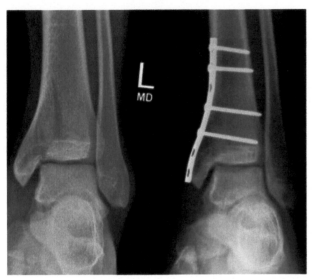

图 15-10 X 线片显示垂直剪切内踝骨折通过钢板固定恢复了稳定性

如果骨折的严重程度和骨折线方向合适，经钢板的拉力螺钉可以增强加压效果。对于此种骨折类型，最重要的是确保内侧压缩性骨折的复位和坚强固定。

3. 后踝 后踝骨折累及下胫腓后韧带（如在 CT 上可以看到骨折线延伸至胫腓切迹），无论骨块大小如何，都应进行解剖复位并固定以恢复稳定性。2016 年的一项系统综述显示，后踝骨折块大小超过胫骨远端关节面 25% 时，外科医师常采取手术治疗。这个临界值的证据基础相当不充分且未经证实，最近的研究表明，即使是较小的后踝骨块也极有可能影响下胫腓联合的稳定性。固定后踝是有益的，因为它可以恢复关节的匹配和下胫腓联合的稳定性，从而避免了使用螺钉或缝线扣固定下胫腓联合。

后踝入路手术时患者最好采用俯卧位或侧卧位（后者不需要患者插管）。根据骨折形态，可能需要联合后外侧和后内侧入路。术前 CT 在制订后踝入路和明确骨折内的嵌顿碎骨块方面特别有价值，这些碎骨块必须被取出后才能复位。后外侧入路的

另一个好处是可以通过同一切口固定腓骨骨折。

复位后，后踝骨折通常可以单独用后侧 1/3 管状抗滑板维持骨折复位，增加使用垂直于骨折线的后-前螺钉可以提供额外的骨折块加压。用前-后螺钉固定后踝（除了很大的后外侧 Bartoníček-Rammelt 4 型骨折以外），有损伤前侧神经血管结构的风险。更重要的是，如果骨折没有解剖复位，特别是当嵌顿的骨碎块阻碍复位时，这种固定方式可导致骨折畸形愈合。

4. 下胫腓联合的固定 骨折固定完成后，术中应进行应力测试以评估下胫腓联合的稳定性。如果下胫腓联合有明显分离,需要固定下胫腓联合，或者采用前述方法固定后踝骨折以恢复下胫腓后韧带的连续性，进而稳定下胫腓联合。这样可能不需要对下胫腓联合直接固定或经下胫腓联合固定.对于下胫腓联合的最佳固定方法尚未达成共识。使用螺钉固定或弹性固定装置、小或大的骨块螺钉(3.5/4.5mm 螺钉)，以及经三层或四层皮质固定，相关报道结果并没有显著差异。但是将螺钉通过 2～3 孔 1/3 管状板置入可以更均匀地分布应力，并且在患者存在骨质疏松时，可以降低应力性骨折的风险。

然而，需要注意一些与下胫腓联合螺钉固定有关的重要问题。根据术后 CT 检查评估下胫腓联合复位率的研究，复位不良率为 30%～ 52%。这在某种程度上可能是胫腓切迹形态的解剖变异所导致。在固定前行切开复位或关节镜直视下评估，观察腓骨在切迹中的位置是一种有效降低复位不良风险的方法。值得注意的是，如果仅对下胫腓联合进行闭合复位和固定，特别是对中、近端 1/3 腓骨存在骨折的患者，腓骨长度和旋转不能精确复位，因此，在这些病例中，笔者强烈建议对任何水平的腓骨骨折都进行精确固定。

最好是切开进行下胫腓联合复位，然后植入下胫腓联合螺钉。术者可以使用大的踝(或骨盆)钳，钳齿尖放置于腓骨外侧脊并横跨内踝的前半部分(从腓骨后外侧到内踝前上区域)（图 15-11）。有证据表明，内侧钳齿尖位于偏后侧的位置与更高的复位不良率相关。

在收紧复位钳时，需要小心，不要过度拧紧，以免导致腓骨在切迹内复位不良。值得注意的是，这是位置螺钉而不是挤压螺钉。最远端的下胫腓

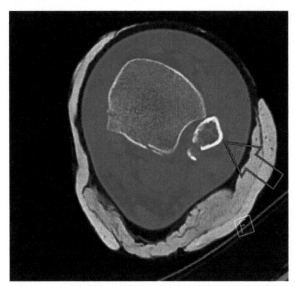

图 15-11　下胫腓联合不稳定踝关节骨折的轴位 CT
红色箭头显示腓骨外侧脊的位置，其是放置外侧钳齿尖的
理想位置

螺钉应放于关节线近端至少 2cm 处骨骺线的上方。后期是否需要取出下胫腓联合螺钉还存在争议。多数手术医师主张保留至少 3 个月，以便下胫腓联合韧带充分愈合；而有些医师会在 6 周时尽早取出螺钉以避免发生金属疲劳和断裂。目前将螺钉留在原位的策略被应用得越来越多，寄期望于即使发生螺钉断裂，也不会对患者肢体功能造成重大损害。目前还缺乏高质量的证据支持常规移除下胫腓联合螺钉。

螺钉固定的另一种替代技术是"Tightrope"（缝线扣）装置固定。然而，该技术目前未被证实存在明显的优势。理论上的优点是，缝线扣的弹性固定方案允许下胫腓联合发生正常旋转运动，刚性固定可能产生僵硬。此外，使用这些装置也不需要二次手术取出。缝线扣也可以顺应不精确植入，允许一定程度的自行复位。Sanders 等比较了螺钉固定组与缝线扣固定组对下胫腓联合固定的作用，发现缝线扣固定组的不良复位率较低（39% vs 15%）。然而，绝对复位不良率极小，仅在 CT 上可见。考虑两组患者功能改善的结果是相似的，我们需要质疑这种差异是否有意义。事实上，唯一确切的差异是螺钉固定组再手术率更高，但同样考虑有足够的证据支持将螺钉留在原位，这种差异可能并不重要。

缝线扣的缺点在于其费用，以及它们不能且不应该在有一定程度的垂直不稳定的情况下使用，如 Weber C 型 /PER 型高位腓骨粉碎性骨折。此外，在下胫腓联合损伤严重时，单枚缝线扣不能充分控制矢状面不稳定。至少需要 2 枚缝线扣以发散的方式固定，从而在矢状面提供稳定性。针对 Tightrope 装置的并发症也有报道。

总体来说，虽然"缝线扣"装置确实对一些下胫腓联合损伤起固定作用，但尚未被证明其作用优于传统的螺钉固定，特别是对处理复杂的 Weber C 型 /PER 型骨折，极有可能存在冠状面和（或）矢状面不稳定。更重要的是，认识下胫腓联合不稳定的可能性和准确复位比选择螺钉或缝线扣更重要。

五、其他注意事项

1. 老年患者或骨质疏松症患者的踝关节骨折　由于老年人骨质疏松症的发病率高，软组织状况差，以及切口愈合能力差，老年踝关节骨折患者的手术治疗在技术上更具有挑战性。骨质量差可导致螺钉在骨内把持能力降低，术中固定欠佳；而诸如周围血管疾病和肾脏疾病等内科情况与骨折延迟愈合有关。锁定板技术的出现已经彻底改变了骨质疏松性骨折的治疗。在保持骨膜血供的同时，实现了更坚强的固定。

对于体弱的老年患者，可以考虑应用跨关节后足髓内钉装置（图 15-12）。与传统的切开复位和内固定技术相比，这种植入物可以降低切口并发症的风险，并允许在术后立即承重。这种植入物更有利于软组织覆盖状况较差的患者。

2. 糖尿病患者踝关节骨折的手术固定　糖尿病踝关节骨折的患者无论切开和闭合治疗均存在较高的并发症发生率。在伴有神经病变和血管病变的患者中，切口感染、延迟愈合等并发症进一步增加。尽管如此，我们应该遵循本章前面叙述的基本原则确定哪些骨折应该手术固定。如果认为适合手术治疗，建议使用已提出的"超级结构"方法。这种方法包括将固定范围扩大到直接损伤区域以外，规划切口使固定物放置在不愈合风险低区域内，并使用可利用的最坚强的固定装置。采用多枚螺钉四层皮质固定下胫腓联合是提高固定强度的方法之一。糖尿病患者可能需要更长的固定时间。

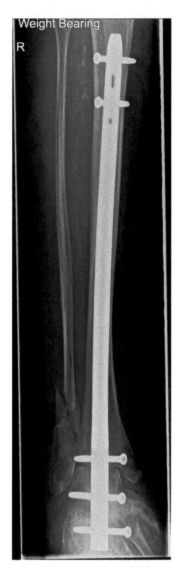

图 15-12　**X 线片显示使用跨关节后足髓内钉装置治疗老年患者**

Charcot 关节病在踝关节骨折中的发生率尚不清楚。对 Charcot 关节病的早期诊断和治疗有助于预防进行性畸形。如果怀疑为踝关节骨折（不常见的骨折模式、粉碎性骨折和骨质量异常），应考虑采用更高级别的影像学检查。

六、并发症

踝关节骨折切开复位内固定后的并发症并不常见。一项针对 57 000 例手术治疗踝关节骨折患者的大型研究显示，切口感染率为 1.4%，有症状的深静脉血栓发生率为 2%～3%，90d 内的死亡率约为 1%。腓浅神经损伤的发生率通常被低估。一项研究表明，腓浅神经损伤的发生率可能高达 21%。从长期来看，关节纤维化的发生率是未知的，也没有可靠的估计。对于创伤后骨关节炎，5 年后需要行踝关节融合术或关节置换术治疗的有症状骨关节炎的发生率很低（1%）。

要点

- 评估踝关节的稳定性是正确治疗踝关节骨折的关键。
- 负重应力 X 线片是预测单纯外踝骨折（Weber B 型 /SER 型）稳定性和固定需求的良好方法。
- 稳定性骨折可以安全地进行非手术治疗，允许患者使用行走靴或石膏承重。
- 不稳定性骨折需要进行切开复位内固定术。后踝骨折术前应进行 CT 检查，制订术前计划，以排除关节内或骨折端阻碍复位的嵌顿碎骨块。
- 对下胫腓联合损伤应高度警惕，避免漏诊。所有经手术治疗的踝部骨折都应在术中测试下胫腓联合的稳定性。
- 患者合并的疾病需要被重视，如糖尿病、骨质疏松症等，这些合并症可能影响内植物及手术计划的选择。

（刘峻宏　译）
（徐桂军　姚　强　高　翔　张明珠　赵嘉国　校）
（张建中　审）

第 **16** 章　Lisfranc 损伤

Nilesh Makwana

一、引言

Lisfranc 损伤是一种广泛的损伤，从扭伤和半脱位到严重移位的骨折和骨折脱位。Lisfranc 关节复合体由跗跖关节（tarsometatarsal joint, TMTJ）、跗骨间关节、近端跖骨间关节及韧带组成。跗跖关节复合体损伤不应与不包括跗跖关节复合体在内的距骨和跗骨损伤相混淆。虽然这些损伤很罕见，但漏诊可能导致严重疼痛、残疾、畸形和创伤后退行性关节改变，可能需要进一步手术。治疗的标准是解剖复位和坚强固定，以获得最佳疗效。

Lisfranc 损伤以拿破仑时代法国妇科和外科医师 Jaqcues Lisfranc 名字命名，他描述了一名从马上摔下来导致中足损伤的士兵，通过跗跖关节截肢进行治疗。拿破仑时代的骑兵部队经常将他们的足卡在马镫上，导致 Lisfranc 损伤和严重的血管损伤（图 16-1）。

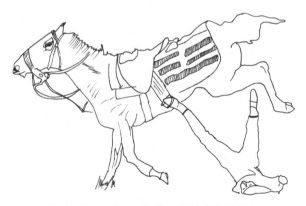

图 16-1　Lisfranc 损伤，足被卡在马镫上

二、流行病学

急性 Lisfranc 损伤相对少见，其发生率为所有骨折的 0.2%，常见于 20 多岁的男性。研究报道美国每年发病率约为 1/55 000。大多数损伤源于直接的高能量冲击或道路交通事故、高处坠落、足球等运动造成的间接损伤。研究表明，其发病率逐年增加，这可能是真正的增加，也可能是由于现代影像学检查更精准而检出增加。由于其他损伤的干扰、表现轻微和缺乏对此类损伤的认知，20% ～ 39% 的 Lisfranc 损伤被漏诊。

三、解剖学

Lisfranc 关节复合体的稳定性由骨性结构、韧带和软组织如关节囊及周围的肌腱共同维持。骨性结构由第 1 ～ 5 跖骨、楔骨和骰骨组成。跖骨基部、楔骨及骰骨在冠状面形成一个横向的罗马拱门结构，拱门的顶点对应第 2 跗跖关节（图 16-2，图 16-3）。

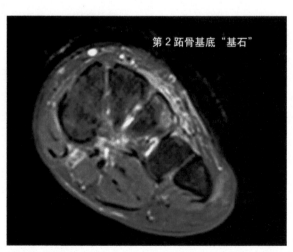

图 16-2　跖骨基底部 MRI 冠状面扫描，第 2 跖骨为罗马拱门的"顶点"

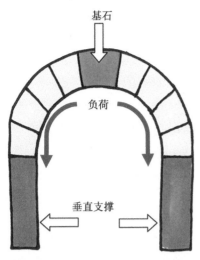

图 16-3 **罗马拱门和"基石"原则**

独特的骨性解剖结构提供了额外的稳定性，内侧楔骨相对于第 2 跖骨基底突出 8mm，外侧楔骨相对突出 4mm（图 16-4）。这就为第 2 跖骨基底部或"榫头"创造了由楔骨组成的"榫眼"。外侧楔骨也嵌入第 2 跖骨和第 4 跖骨之间，因此形成了一个复杂的联锁结构，这种特殊的解剖结构被破坏时，通常会伴有骨折。解剖变异如第 2 跖骨短或浅"榫头"已被认为是 Lisfranc 损伤的危险因素。

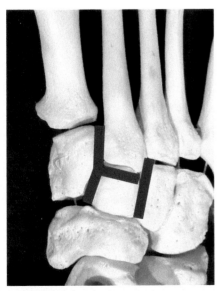

图 16-4 **由楔骨构成的"榫眼"与由第 2 跖骨基底部构成的"榫头"**

Lisfranc 关节复合体的关节囊由滑膜覆盖的纤维膜组成。关节囊将 Lisfranc 关节复合体分为三柱，形成 Lisfranc 柱状分类的基础。内侧柱包括第 1 跗跖关节和内侧楔舟关节；中间柱包括第 2、3 跗跖关节及中间和外侧楔骨之间的关节；外侧柱包括第 4、5 跗跖关节。外侧柱比中间柱和内侧柱更灵活，其对在不平整的道路上行走至关重要，应尽量保持外侧柱的活动性，外侧柱关节融合不利于预后。

Lisfranc 关节复合体的韧带由背侧韧带、骨间韧带和跖侧韧带组成。韧带有纵向、横向和斜向 3 种成分。纵向韧带连接跗跖关节，而横向韧带连接跖骨间和楔骨间，第 1 跖骨、第 2 跖骨之间没有跖间韧带。

背侧韧带为短而平的带状结构，强度较骨间韧带和跖侧韧带弱。因此，在轴向或间接损伤后，它们通常在张力作用下最先撕裂。

骨间韧带可承受的强度最大，其中 Lisfranc 韧带体积最大，长 8～10mm，厚 5～6mm。该韧带起于内侧楔骨的外侧，延伸到第 2 跖骨基底部的内侧。大多数病例都是单束，但在某些情况下，韧带由两束组成（图 16-5）。Lisfranc 韧带损伤时，可从跖骨或楔骨韧带附着点发生撕脱，影像学上可见为"斑点"征。

跖侧韧带在内侧更清晰可见。第 1 楔骨 - 跖骨间韧带很宽，在中间楔骨和第 2 跖骨之间没有跖侧韧带。最强的跖侧韧带是从内侧楔形骨到第 2 跖骨和第 3 跖骨基底部的斜韧带（图 16-5）。最近的研究发现了另外一条跖侧韧带，即横跨第 2～5 跖骨的横向韧带，这就可以解释 Lisfranc 损伤的同侧型和分离型。肌肉和腱性组织如胫骨后肌、胫骨前肌和跖腱膜等解剖结构对 Lisfranc 关节复合体也起到动态稳定作用。足背动脉、腓深神经穿过跗跖关节复合体，深至姆短屈肌。动脉在第 1、2 跖骨之间穿过，并发出分支即足底深动脉形成足底动脉弓，损伤可导致动脉撕裂。

四、分类

Quenu 和 Kuss 首先提出了基于跗跖关节相似性和方向的分类。Hardcastle 等根据其对 119 例 Lisfranc 损伤患者进行分析的经验进一步改良了这一分类。他们将损伤分为 A 型（所有跗跖关节完全脱位）、B 型（部分脱位）和 C 型（分离型脱位）（图 16-6）。Myerson 进一步改良了这个分类。最近，Chiodo 和 Myerson 提出了一种基于三柱理论的分

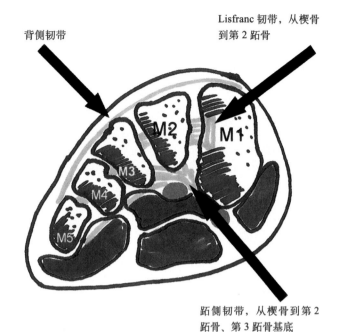

背侧韧带

Lisfranc 韧带，从楔骨到第 2 跖骨

跖侧韧带，从楔骨到第 2 跖骨、第 3 跖骨基底

图 16-5 **Lisfranc 韧带复合体**
M1 ～ M5. 第 1 ～ 5 跖骨

类（如前所述）。它是将柱作为一个单元的简单分类。内侧柱和中间柱的活动度相对较小，可以进行融合。然而，外侧柱更灵活，为了不影响步态，不能轻易融合。

Nunley 和 Vertullo 对运动员的隐匿性损伤提出了进一步的分类。Ⅰ期损伤是指跗趾关节复合

体无移位，但伴有疼痛、局部压痛、骨扫描阳性、X 线检查正常的损伤。Ⅱ期损伤是指负重前后位 X 线片显示第 1、2 跖骨间有 1 ～ 5mm 间隙，但负重侧位 X 线片显示足弓高度没有丢失。Ⅲ期指第 1、2 跖骨间隙大于 5mm 和足弓高度丢失。尽管这些分类对损伤的描述很有价值，但没有一种分类能够可靠预测结果。

五、损伤机制

Lisfranc 关节损伤可能发生于伴有严重软组织损伤的高能量创伤，也可能发生于不太严重的扭伤。道路交通事故占大多数，约为 43%，10% 是运动损伤，13% 是挤压伤，24% 是跌倒、跳跃或扭伤。它们可以大致分为直接损伤和间接损伤。直接损伤是典型的高能量损伤，通常为伴有明显软组织损伤的复合伤，可能出现筋膜室综合征。间接损伤通常见于对跖屈或静止的足施加轴向和（或）旋转力的情况（图 16-7）。在这些病例中，背侧韧带复合体张力失效，导致跖骨向背侧移位并继发内侧或外侧移位。然而，由于跗跖关节复合体的复杂性，损伤的确切机制尚不清楚。

与此有关的骨折部位包括骰骨、跟骨、距骨和踝关节，最常见的是骰骨骨折和距骨骨折的挤压伤。应高度警惕有可能发生筋膜室综合征。

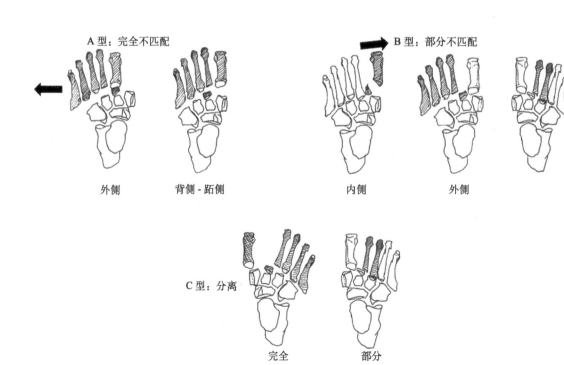

A 型：完全不匹配

B 型：部分不匹配

外侧   背侧 - 跖侧   内侧   外侧

C 型：分离

完全   部分

图 16-6 **Lisfranc 损伤的 Hardcastle 分类**

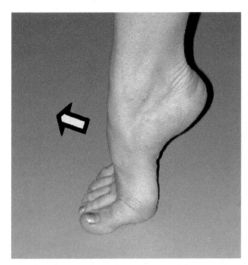

图 16-7　跌倒后可发生间接 Lisfranc 损伤，导致背侧韧带张力失效（箭头）

六、症状和体征

高能量损伤临床表现明显，易于诊断。然而，轻微或间接损伤的诊断可能并不容易。患者在负重或剧烈活动时可能会出现中足疼痛。中足可能会肿胀，一些患者会表现为中足底瘀斑，这一体征与 Lisfranc 损伤密切相关（图 16-8）。

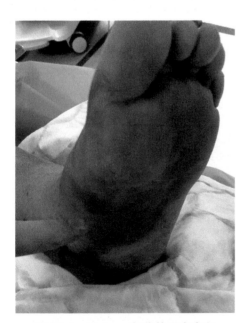

图 16-8　Lisfranc 损伤的足底瘀斑

运动员和老年人可有轻度肿胀和压痛。激发试验包括背侧和跖侧平移，以及固定后足后对中足施加外展 - 旋转应力。一些患者单腿站立也可能会引起疼痛。

伴或不伴骨折的明显软组织肿胀、水疱形成

可能妨碍早期手术干预。在这些病例中，急诊复位并使用克氏针或外固定器临时固定有助于最终固定之前的软组织消肿。

七、检查

标准影像学检查应包括足正位、侧位和 30° 斜位 X 线片，应当高度警惕 Lisfranc 损伤的可能性。20% ～ 39% 的 Lisfranc 损伤在受伤之初被漏诊，特别是轻微损伤。需要注意的正常参数如下。

1. 第 1 跖骨基底部与内侧楔骨的内侧面、外侧面在一条直线上（正位像）。

2. 第 1 跖骨间隙和第 1 楔骨间隙距离相等（正位像）。

3. 第 2 跖骨基底部的内缘与中间楔骨的内缘在一条直线上（正位像）。

4. 第 4 跖骨内缘与骰骨内缘在一条直线上（斜位像）。

5. 背侧或足底移位（侧位像）。

在诊断困难时，与对侧足影像进行比较。第 1 跖骨间隙超过 2mm，侧位 X 线片显示跗跖关节移位超过 2mm 和（或）跗跖关节向背侧移位时，应怀疑 Lisfranc 损伤。在第 1 跖骨间隙可见撕脱骨折片，称为"斑点"征（图 16-9）。在轻微损伤中，双足的负重 X 线片可能显示第 1 跖骨间隙分离（图 16-10）。

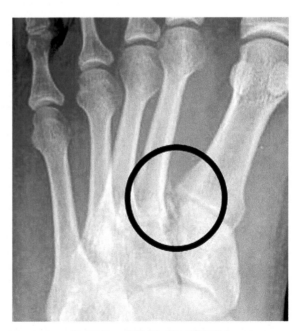

图 16-9　"斑点"征（画圈处）

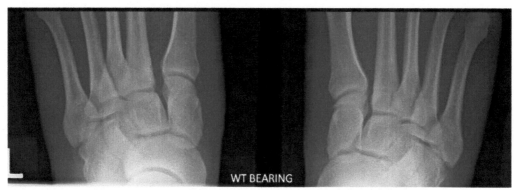

图 16-10　双足负重正位 X 线片显示第 1、2 跖骨间隙增宽（左）

对于损伤机制、临床症状和体征提示 Lisfranc 损伤，但 X 线检查尚不能明确的患者，需要进一步进行 CT 或 MRI 检查。CT 对确诊 Lisfranc 损伤很有价值，还可以检查跗跖关节复合体周围的骨折及足部其他部位的骨折。对于复杂、高能量创伤，CT 有助于制订最终手术计划。需要注意的是，由于 CT 检查是一种静态的非负重成像方式，其对单纯韧带损伤存在一定局限性。然而，将来负重 CT 检查可能会改变这一点。

MRI 在检测细微和单纯韧带损伤方面很有价值。MRI 已被证实在过屈损伤中诊断跗跖关节损伤优于 X 线检查。X 线检查有 50% 的漏诊率。MRI 可以检测 Lisfranc 韧带的连续性，该韧带是内侧楔骨和第 2 跖骨基底之间的低信号带状结构（图 16-11）。

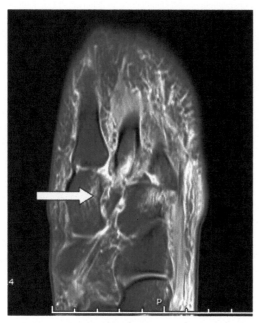

图 16-11　MRI 显示 Lisfranc 韧带（箭头）

八、治疗原则

Lisfranc 损伤非手术治疗仅限于动态负重时无移位的稳定性损伤。一些损伤轻微的病例通过负重 X 线片确诊，并与健侧进行对比。负重 CT 可能最终会减少对负重 X 线片的需要。尽管有进一步的影像学检查，但是如果仍怀疑或不确定，还是建议麻醉下进行应力试验检查。局部或全身麻醉下，检查者固定患者后足，并进行跗跖关节外展和旋前应力试验，或对第 2 跗跖关节施压和牵引，可与健侧进行对比。在横截面上第 1 跖骨间隙和第 1 楔骨间隙大于 2mm，或者矢状面上移位均提示为 Lisfranc 复合体不稳定。

稳定性损伤可以用石膏固定或穿戴控制踝关节活动的足靴来治疗。建议 6～8 周的非负重，然后再行 4～6 周保护下的负重。复查负重 X 线有助于发现关节间隙的变化或移位。据报道，轻微移位的 Lisfranc 损伤在接受保守治疗后再移位率很高。然而，随后的手术治疗的效果与无移位者相似。

不稳定、移位的骨折需要解剖复位和手术固定，从而获得相对无痛且功能良好的稳定跖行足。

当高能量损伤伴明显移位和软组织损伤时，多切口的外科重建可能无法避免感染和皮肤坏死的风险。最初的治疗可以通过闭合复位和 2.0mm 克氏针临时固定，使软组织在进行最终手术前得到恢复。外固定架也可用于临时固定。开放性损伤需要早期清创和临时固定，如果有严重的软组织损伤，也可能需要矫形手术重建。Lisfranc 损伤的处理原则见图 16-12。

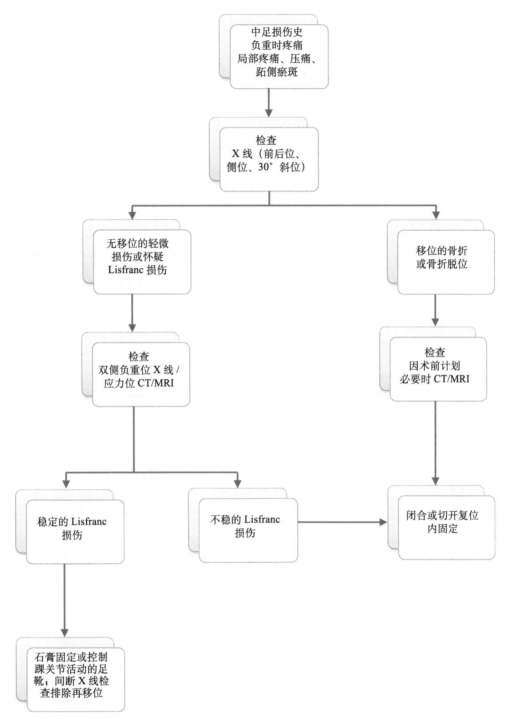

图 16-12 **Lisfranc 损伤的处理流程**

九、外科治疗

复位和固定的外科技术包括闭合复位克氏针或螺钉固定、切开复位螺钉和（或）钢板内固定和一期融合。

闭合复位克氏针固定 6 ～ 8 周后取出克氏针。对于单纯韧带损伤,这可能不足以使韧带完全愈合,并可能发生再移位。其他并发症包括克氏针断裂、

移位和感染。然而,文献中已经报道了良好的结果,早期解剖复位和固定似乎是决定结果的主要因素。

现在提倡经皮螺钉内固定,系统综述显示该技术效果良好。该综述强调必须解剖复位,如果没有达到闭合解剖复位,则应切开复位。不能闭合复位可能是由于软组织嵌入,如胫骨前肌腱在内侧楔骨和第 1 跖骨之间,或骨折碎片嵌顿。

内侧楔骨和中间楔骨之间移位大于 2mm、距骨跖骨角大于 15°或任何冠状面移位都与预后不良有关。

患者仰卧于可透视手术床，在同侧髋关节下垫枕进行切开复位和内固定。需要考虑软组织损伤情况，但一般情况下可以通过 2 个或 3 个切口进行复位，切口之间应注意保留适当的距离以防止皮肤坏死。内侧切口位于第 1 跖骨间隙上方。这里可以识别位于趾短伸肌深处的神经血管束，并能显露第 1 跗跖关节和第 2 跗跖关节。第 2 个切口位于第 4 跖骨上方，可显露第 3～5 跗跖关节。可能需要第 3 个切口处理骰骨、楔骨、舟骨或距骨的骨折。建议复位的顺序是内侧柱、中间柱、外侧柱。必须达到解剖复位，并保持关节匹配。关节内骨折块较大时可以在关节复位前最先固定，然后跗跖关节可以用跨关节螺钉或桥接钢板进行

固定。跨关节螺钉可能进一步损伤关节面。严重的关节内粉碎性骨折可能需要进行关节融合。应注意复位楔间关节，因为此处发生分离并不少见。外侧柱可以用克氏针复位和固定，随后可以移除克氏针以保持外侧柱的灵活性。

外侧柱缩短的骰骨压缩骨折可能需要骨折复位和植骨，使用微型钢板或从跟骨到第 4 跖骨的桥接钢板进行固定。外固定器被用于维持外侧柱长度。图 16-13 和图 16-14 显示了该技术的病例（病例 1 和病例 2）。

手术应尽可能在 24h 内进行，降低血管损伤的风险，并且有利于解剖复位。24h 后，软组织可能会变得过于肿胀，手术需要推迟，直到软组织肿胀减轻。Hardcastle 报道，如果在 6 周后进行复位，预后很差。

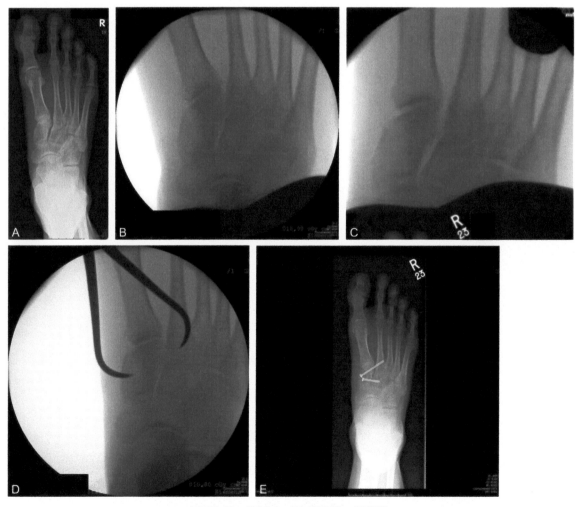

图 16-13 **病例 1：23 岁男性，挤压伤**
A. 第 1、2 跖骨间和跗骨间分离；B. 施加应力前的影像；C. 应力下显示分离；D. 闭合复位；E. 经皮复位和固定

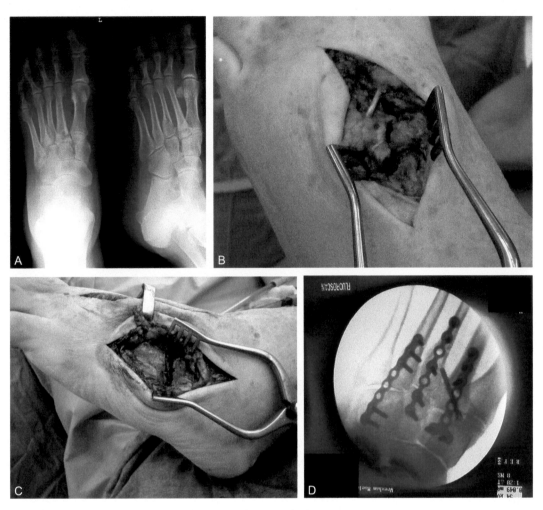

图 16-14　**病例 2**

A. Lisfranc 骨折脱位合并骰骨嵌插骨折；B. 注意第 2 跖骨的关节内大骨折块；C. 骰骨嵌插骨折；D. 切开复位恢复骰骨长度，应用跨跗跖关节复合体的桥接钢板进行内固定

十、目前的争议

1. 切开复位内固定还是一期关节融合术　传统上，一期关节融合术是一种挽救性手术，但近来已被应用于单纯韧带损伤。据报道，一项纳入了 41 例患者的随机对照研究显示，与切开复位内固定（ORIF）相比，关节融合术能够改善功能结局、减轻疼痛，采用此方法治疗后患者恢复到受伤前水平的比例也更高。然而，一项 Meta 分析得出结论，在患者报告的结局、手术翻修率和解剖复位率方面，两者没有差异。在 ORIF 组中，需要拆除内固定物的病例更多。最近的一项 Meta 分析纳入了最新的随机对照试验、回顾性和前瞻性研究。此 Meta 分析发现，并发症发生率、结局评分、重返工作岗位、计划外再入院和住院患者满意度也没有差异。

这项研究发现，在 ORIF 组中，拆除内固定比例明显更高。金属内固定物取出似乎成为一个标准治疗方案，以便于活动和防止金属内固定物断裂。

2. 经关节螺钉固定还是桥接板固定　跨关节螺钉固定已成为固定跗跖关节复合体的普遍治疗方法，因为这种技术避免了后续取出经皮克氏针的操作。然而，经关节螺钉可以破坏高达 6% 的关节表面，并有出现骨性关节炎的潜在风险。跨关节桥接板可以提供坚强的固定并避免以上情况。生物力学研究表明，桥接板比螺钉具有更好的强度和更小的移位。中期研究表明，经关节螺钉和保留关节固定技术两者在功能结局、疼痛和骨关节炎方面没有显著差异。与经皮螺钉固定相比，桥接钢板固定需要剥离的范围更广，一些外科医师常规在 3 ～ 6 个月时取出钢板。

十一、并发症

早期并发症包括切口感染、神经损伤、再移位、血管损伤、筋膜室综合征和复杂区域疼痛综合征。既往研究报道了由于缺血和血管损伤而截肢的病例，尤其是在高能量损伤的情况下，应时刻警惕筋膜室综合征发生。晚期并发症包括创伤后关节炎、畸形、骨赘突出、慢性疼痛、骨不连和迟发移位。关节融合术适用于漏诊或误诊的 Lisfranc 损伤。矫正畸形的关节融合术在疼痛和功能改善方面也有很好的效果。

十二、结果

事实证明，解剖复位和稳定的坚强固定是获得良好效果的先决条件。然而，并不能保证一定会有好的效果。一项平均 10.9 年随访的长期回顾性研究，通过对 61 例患者的临床结局统计发现，大多数患者能够恢复到受伤前的功能和就业水平。多数（72%）患者进展为影像学可见的骨关节炎，

其中 54% 有临床症状。有几项研究专门关注了 Lisfranc 损伤后重返体育运动的情况。大多数人能重返训练和竞技运动，但可能需要长达 1 年的时间。人们发现，重返足球赛场比重返橄榄球赛场更快，并不是所有的患者都能恢复到受伤前的水平。

要点

- Lisfranc 复合体损伤包括轻微损伤或单纯韧带扭伤，到严重移位的骨折脱位。
- 损伤被遗漏或被忽略与不良预后有关。
- 补救手术通常需要跗跖关节融合术。
- 获得最佳结果的金标准仍然是早期解剖复位和坚强稳定固定。
- 大多数患者可以获得好的结果，恢复到受伤前的活动水平。创伤性关节炎是常见的，但这似乎与临床结局无关。

（于同军　译）
（徐桂军　牛庆飞　赵嘉国　校）
（张建中　审）

第 17 章　距骨骨折

Hiro Tanaka，Lyndon Mason

一、引言

距骨骨折是一组复杂多样的损伤，影像学检查诊断困难时可表现为类似踝关节扭伤，也可以表现为车祸或高处坠落导致的严重损伤，此时保肢治疗至关重要，且手术技术要求很高。

距骨骨折通常根据受累的解剖部位不同，分为距骨颈骨折、距骨体骨折、距骨外侧突/后突骨折。

本章涵盖了理解手术治疗原则所必需的基础知识、建立正确诊断的重要临床和放射学评估工具、最佳治疗方案的水平决策方法及术后注意事项。

二、基础知识

全面了解距骨的解剖结构对此类损伤的治疗至关重要，原因有以下三方面。

1. 由于距骨表面 60% 被关节软骨覆盖，因此许多距骨骨折可能是关节内骨折，知晓哪一关节面受累非常重要。

2. 距骨骨折的解剖结构重建和内固定需要了解距骨的解剖学特点。

3. 由于距骨血供薄弱，容易发生缺血性坏死，因此手术入路的选择必须考虑距骨供血血管网，以降低手术风险，并防止医源性损伤。

距骨由 3 个主要部分组成，即距骨体、距骨颈和距骨头。距骨体上方与胫骨组成踝关节，距骨体下方形成距下关节。距骨体前部宽大，当踝关节背伸时赋予踝关节骨性稳定性，并使腓骨外旋。距骨颈朝向前内侧，是距骨最薄弱的部位。距骨头完全被关节软骨覆盖，与足舟骨形成关节，由跟舟韧带或弹簧韧带支撑，维持正常足弓。

图 17-1 展示了距骨的上方视图。图中可见距骨外侧突，它与外踝沟在踝关节外侧组成关节，同时距骨外侧突下方构成距下关节。从后侧看，跗长屈肌腱的两侧是距骨后突的内、外侧结节。距骨后三角骨是通过纤维组织连接到距骨后部的一块附属骨，10% 的人存在距骨后三角骨。通常其偶然被发现，但容易被误认为后突骨折。这些解剖结构可能发生单一骨折，也可能同时出现多处骨折。

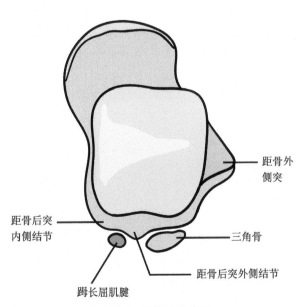

图 17-1　**距骨上方视图**

图 17-2 展示了距骨的下方视图，可见距下关节存在 3 个独立的关节。后关节面与中关节面被跗骨管间隔开，中关节面与载距突形成关节，并与前关节面相连。该图显示了距骨无关节软骨覆盖的区域，这些区域是放置内固定物的最佳区域。

Haliburton 在 1958 年描述了距骨的血供。最

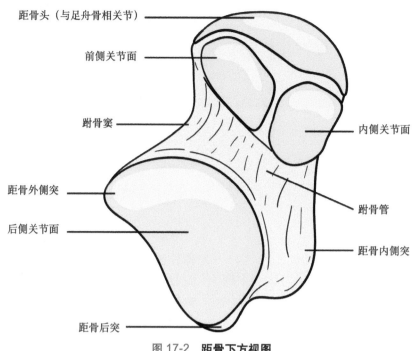

图 17-2   **距骨下方视图**

初认为距骨体的血供大部分来源于距骨颈周围的逆行血管网。此血管网由胫前动脉（36%）、腓动脉穿支（47%）和胫后动脉（17%）的分支组成。最近的尸体研究证实存在更强大的顺行血液供应，这可能解释了为什么并非所有距骨骨折都会发生缺血性坏死。

血管从 5 个无关节软骨覆盖的部位为距骨供血（图 17-3，图 17-4）。

（1）距骨颈上方：胫前动脉。

（2）距骨颈下方：跗骨窦动脉与跗骨管动脉吻合血管网。

（3）跗骨窦。

（4）距骨体内侧：三角支。

（5）距骨体后侧：后侧吻合血管网。

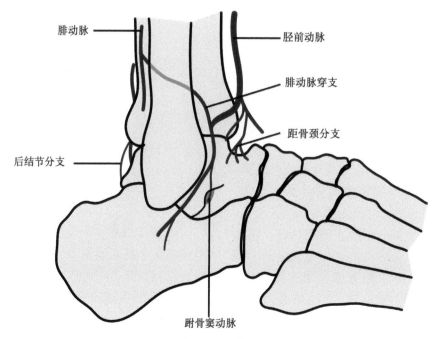

图 17-3   **距骨血供外侧视图**

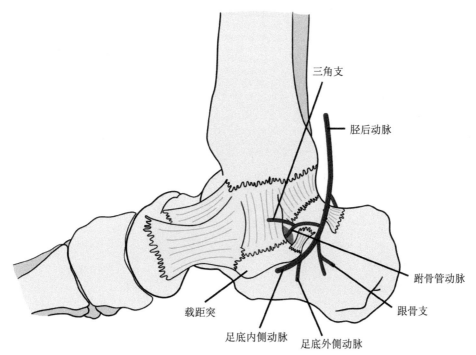

三角支
胫后动脉
跗骨管动脉
跟骨支
载距突
足底内侧动脉
足底外侧动脉

图 17-4　距骨血供内侧视图

这种血供的临床意义是，虽然未移位的距骨颈骨折会破坏来自跗骨窦和跗骨管的骨内供血系统，但主要血管仍保持完整。然而，对于移位的距骨骨折，整个血管网很容易被破坏，仅存在的血供可能来自三角支和后侧支的穿支血管。因此，保护残留的血供至关重要，以降低缺血性坏死的风险。

> 知识点：在移位的距骨颈骨折中，仅有的血供可能来自三角支和后侧支的穿支血管。手术中应避免造成损伤。

三、距骨颈骨折

距骨颈骨折是最常见的骨折类型，占距骨骨折的 50%，通常是高能量损伤所致，如从高处坠落或车祸致伤。距骨颈是足内侧纵弓的顶点，该结构在踝关节背伸时存在很大剪切力。距骨颈对抗胫骨远端轴向剪切力时发生距骨颈骨折。这种损伤机制由 Anderson 于 1919 年首次提出，并命名为"飞行员距骨"。

重要的是，要了解造成这种损伤的暴力程度，因为发生其他危及生命损伤的概率很高，如同侧肢体受伤、筋膜室综合征、神经血管损伤和严重软组织损伤等。

（一）分型

Hawkins 最初于 1970 年描述了一种距骨颈骨折的分型系统，该系统在 1978 年由 Canale 进行了改良（图 17-5）。目前该分型系统仍然是一种有价值的分型方法，它直接反映了缺血性坏死（avascular necrosis，AVN）发生的可能性。最近的系统评价文献中报道的 AVN 发生率存在显著差异；然而大多数文献报道的患者人数较少，且治疗方式多样，这可能是造成差异的原因。Vallier 建议增加 Ⅱ a 和 Ⅱ b 型两个亚型，这进一步提高了该分型系统的实用性，因为他们注意到距下关节脱位与半脱位相比，AVN 发生率存在显著差异（表 17-1）。

表 17-1　距骨颈骨折 Hawkins 分型（Canale 改良）

分型	描述	缺血性坏死率
Hawkins Ⅰ 型	无移位	0 ～ 5.7%
Hawkins Ⅱ 型	距下关节脱位	15.9% ～ 20.7%
Hawkins Ⅲ 型	距下和胫距关节脱位	38.9% ～ 44.8%
Hawkins Ⅳ 型	距下、距舟和胫距关节脱位	12.1% ～ 55%
Vallier Ⅱ a 型	距下关节半脱位	0
Vallier Ⅱ b 型	距下关节脱位	25%

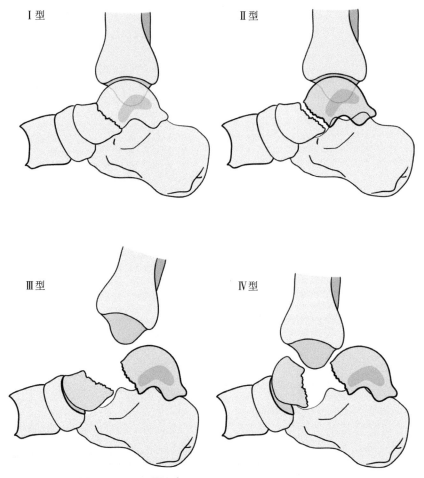

I型　　　　　　　II型

III型　　　　　　　IV型

图 17-5　距骨颈骨折 Hawkins 分型（Canale 改良）

（二）影像学检查

诊断严重距骨颈骨折常用的 X 线检查包括踝关节正侧位及踝穴位 X 线检查；然而，对于无移位的距骨颈骨折，X 线检查诊断较为困难，因此必须结合患者的受伤机制和临床表现。Canale 描述了一种有价值的距骨颈斜位 X 线片拍摄方法：将足放置于 X 线板上，足部完全跖屈并且旋前15°，以距骨颈为中心投照，投照角度向头侧成75°（图 17-6）。

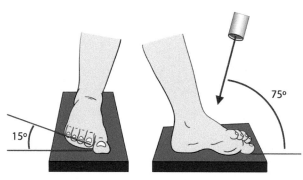

15°　　　　　　　75°

图 17-6　距骨颈 Canale 位摄片

对于怀疑距骨颈损伤、明确是否存在无移位骨折或需要手术治疗的距骨颈骨折，都应进行 CT 检查。CT 不仅有助于诊断细微损伤，还可以提供更多的诊断信息，如骨折粉碎的程度和位置、关节面受累情况、在普通 X 线片上无法发现的移位骨折和其他跗骨骨折（图 17-7，图 17-8）。这些信息都会影响治疗方案的制订。

（三）非手术治疗

由于距骨被大面积关节软骨包裹，距骨的解剖重建和稳定性的恢复对维持功能和最大程度降低创伤性关节炎的风险至关重要。因此，非手术治疗的指征很有限。即使对于无移位的 I 型骨折，也应考虑手术治疗，除非利用 CT 检查可以明确关节是匹配的，或患者存在明显手术禁忌或无活动能力。

对于关节面无移位的距骨颈骨折，可以尝试性地采取非手术治疗，非负重膝下石膏固定 6 周，随后尝试逐渐负重 6 周。治疗期间应密切监测骨折是否发生移位。

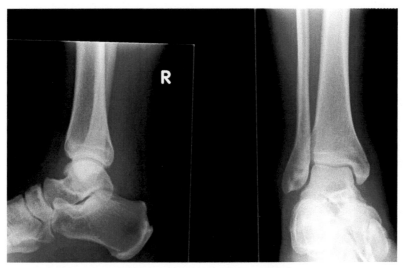

图 17-7　34 岁男性，公路交通事故，X 线片可见细微损伤

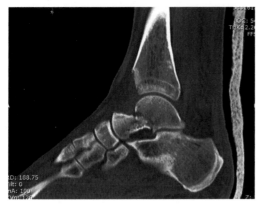

图 17-8　CT 检查明确为移位的 Ⅱ a 型粉碎性距骨颈骨折，合并内踝骨折

知识点：无移位的 Ⅰ 型距骨颈骨折可以选择非手术治疗；但是，重要的是必须通过 CT 检查确认骨折没有移位，且应进行早期随访以确保骨折没有发生移位。

（四）手术治疗

由于移位的距骨颈骨折属于高能量损伤，因此超过 1/3 的患者伴有开放性损伤，超过 50% 的患者会合并其他部位骨折。重要的韧带断裂可导致距骨脱位。尽管有严重的骨折，但开放性伤口、严重肿胀、张力性水疱（尤其是血疱）和污染等不同形式和程度的软组织损伤会影响手术计划的制订（图 17-9）。

知识点：软组织损伤程度是手术治疗的主要优先考虑和决定性因素。

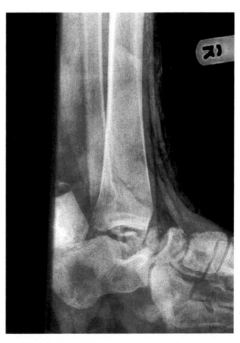

图 17-9　摩托车交通事故致开放性距骨脱出，软组织损伤需要优先处理

1. 手术时机　在急诊室应尽可能立即复位闭合有移位的距骨颈骨折，以保护软组织，并防止神经血管损伤。如存在开放性骨折、无法复位的脱位和距骨脱出，则应紧急手术治疗。开放性骨折应给予清创和复位。距骨脱出闭合复位较困难，因此外科医师应做好经标准距骨颈入路进行切开复位的准备。由于肌腱的阻挡（如胫后肌腱），切开复位通常需要一些手术技巧，且外科医师应该熟悉手术入路。

当存在严重软组织损伤时，应使用标准的超

关节外固定器固定骨折。

过去认为闭合性距骨颈骨折的内固定手术时机历来都遵照急诊手术的处理原则，因为既往的理论是早期固定骨折将有利于保护血供并降低AVN风险。然而最近的证据指出最终的内固定手术时间与AVN风险无关。因此，只要骨折和关节已经复位，软组织情况稳定后就可行内固定术，这可能需要长达3周的时间。

> 知识点：闭合且移位的距骨颈骨折应立即复位。对于不可复位的脱位，切开复位可能是很有必要的；对于开放性骨折，超关节外固定器固定可以给软组织恢复创造条件。最终的骨折内固定术可以延迟到软组织条件恢复后进行，并不会增加AVN的风险。

2. 手术入路　前内侧和前外侧联合入路是经典的手术入路，可以完整显露距骨颈并直接解剖复位。距骨对畸形愈合的耐受性很小，即使是3°的内翻畸形愈合也会导致距下关节功能障碍和僵硬。因此，应关注CT上距骨颈内侧壁粉碎程度，因为内侧粉碎会使复位和固定在技术上更加困难。

如果有明显的背内侧壁粉碎骨折，那么并不是总可以从距骨内侧确认骨折的复位情况，距骨外侧可能成为唯一的复位标志。

这些手术入路可以与内踝和外踝截骨相结合，以显露除后外侧角之外的整个距骨体。距腓前韧带和跟腓韧带可以通过前外侧入路显露松解，以便于显露大部分距骨（除了后内侧角）。虽然后外侧和后内侧入路显露窗口较小，但根据距骨骨折移位的情况，有时是必需的。

最终，手术入路的选择必须要结合软组织覆盖和其他需要手术固定的骨折情况。

手术采用仰卧位，在同侧臀部下方放置沙袋，使足处于中立位。

（1）前内侧入路：以内踝尖为中心，并在胫骨前肌和胫骨后肌之间向内侧距舟关节延伸。应保护三角韧带完整，并限制后方剥离，以防止进一步损伤来自胫后动脉分支的血供（图17-10）。前内侧入路可以显露距骨体前内侧、距骨颈和距骨头的内侧。

如果需要进行内踝截骨，较容易的方法是先垂

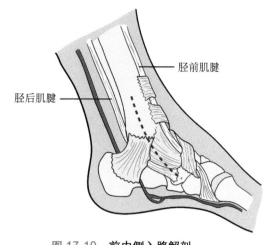

图 17-10　前内侧入路解剖

直于截骨线打入2枚导针，钻孔并沿导针拧入2枚半螺纹松质骨螺钉（图17-11）。预拧出固定内踝的螺钉骨道，可以防止内踝截骨部位复位后发生剪切。

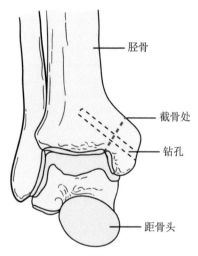

图 17-11　内踝截骨线和预置钉孔

术者应使用微型摆锯进行截骨，对准胫骨远端关节面内侧角。如果截骨太偏内侧，可能会影响显露范围。在透视下用1枚克氏针确定截骨位置是很实用的方法。最后应使用薄骨凿完成截骨，以防止出现距骨关节面损伤和软骨下骨不规则骨折。

截骨完成后，应小心地将其与三角韧带一同向远端牵开，防止三角韧带的血管分支出现损伤（图17-12）。

（2）前外侧入路：始于外踝尖部，朝向第4跖骨干方向止于距舟关节。腓浅神经可能从切口的近端穿过，应加以保护。进行全层皮瓣锐性剥离。切开伸肌支持带，将第3腓骨肌和趾短伸肌向内侧牵开（图17-13）。

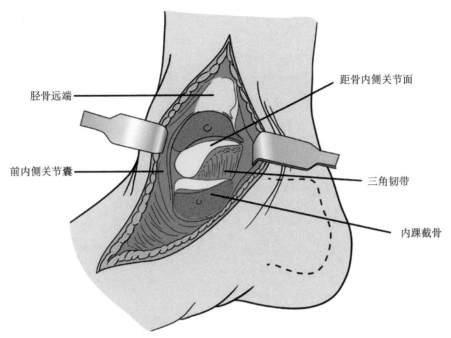

图 17-12 前内侧入路和被翻开的内踝截骨块

胫骨远端

距骨内侧关节面

前内侧关节囊

三角韧带

内踝截骨

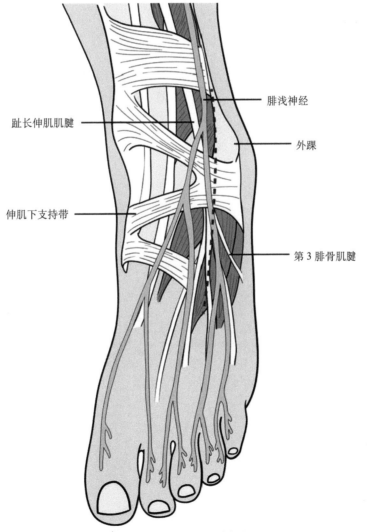

趾长伸肌肌腱

伸肌下支持带

腓浅神经

外踝

第 3 腓骨肌腱

图 17-13 前外侧入路解剖

前外侧入路可以显露距骨体前外侧、距骨颈外侧、距骨外侧突和距下关节。

外踝截骨术是很少被使用的术式，并且外踝截骨需要行双平面截骨以保留踝关节外侧韧带复合体的止点。松解 ATFL 和 CFL，允许距骨向前内侧旋转，从而可以显露大部分距骨，但距骨体的后内侧角不能显露。

> **知识点**：大多数移位的距骨颈骨折需要采用前内侧和前外侧联合入路以确保解剖复位。必须小心确保距骨颈内侧的长度以防止内翻畸形愈合。

3. **内固定** 固定的原则是实现解剖复位和坚强固定，以利于早期功能锻炼。内固定物的选择主要取决于骨折形态特点。

对于简单无粉碎的骨折，可以应用 2 枚拉力螺钉控制旋转，达到满意的固定效果（图 17-14，图 17-15）。螺钉可以顺行固定、逆行固定或组合式固定，但逆行固定有弯曲的趋势，使距骨头向背侧移位。

使用螺钉固定时的注意事项如下。

（1）如果距骨侧壁骨折粉碎，拉力螺钉的加压作用可能导致骨折塌陷和畸形愈合。

（2）应用埋头螺钉或无头螺钉固定，以防止在距舟关节产生撞击。

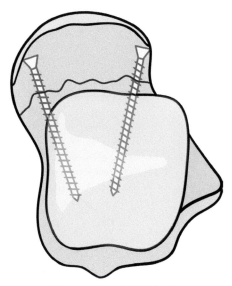

图 17-15　理想的螺钉位置

（3）顺行螺钉固定具有更好的力学特性，但可能会出现螺钉穿透距下关节、损伤踇长屈肌腱、损伤腓动脉和钉帽撞击等问题。

随着定制内植物的发展，外侧钢板固定已成为一种流行且有效的固定方法。钢板起到桥接的作用，并防止距骨颈塌陷。钢板可以与提供加压作用的螺钉结合使用（图 17-16 ～图 17-18）。这种方法与 2 枚螺钉固定具有相同的生物力学稳定性，并且可以达到更准确的复位。

外侧钢板放置于跗骨窦上方，并用小骨块锁定螺钉（2 ～ 2.7mm）固定。在严重粉碎性骨折中，可以在内侧柱添加 1 枚全螺纹螺钉以增加固定的强度。

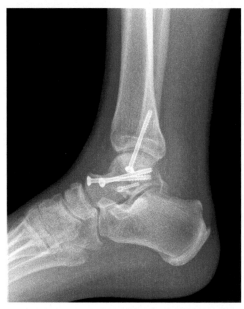

图 17-14　Ⅱ型距骨颈骨折 2 枚螺钉固定

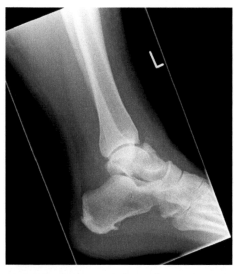

图 17-16　51 岁女性患者，公路交通事故致Ⅲ型距骨颈骨折

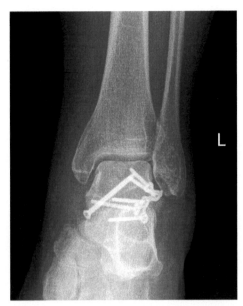

图 17-17　螺钉联合外侧钢板固定（正位）

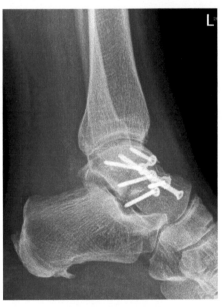

图 17-18　螺钉联合外侧钢板固定（侧位）

　　手术植骨通常不是必需的，但如果有明显的骨缺损或不愈合风险，可以选择性使用。

　　知识点：顺行 2 枚螺钉固定骨折维持复位稳定是最容易的选择。由后向前拧入螺钉会出现很多问题，在准确位置置入内植物具有技术挑战性。对于粉碎性骨折，外侧锁定钢板维持解剖复位，避免了螺钉加压导致的距骨颈塌陷风险。

　　4. 术后处理　术后处理的目标是手术切口愈

合，软组织损伤修复，免负重下早期功能锻炼，直到出现骨折愈合和血运重建的证据。

　　建议采用膝下非负重石膏固定 2 周直至切口完全愈合。在固定靴保护下进行主动功能锻炼，但应避免负重至少 6 周。6 周后开始允许逐渐负重。

　　距骨的 AVN 可以使用 Hawkins 征辨别。Hawkins 征是在损伤后 6～8 周 X 线上表现出的透光线（图 17-19），这表明距骨不太可能发展为 AVN。这是由于软骨下骨萎缩具有与失用性骨质疏松症相似的机制。这是一种具有高敏感度的可靠指标。

　　知识点：受伤后 6 周出现 Hawkins 征是患者不太可能发生距骨 AVN 的积极信号。但是，没有该征象也并不意味着患者会发展为距骨 AVN。

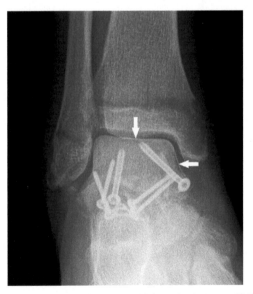

图 17-19　Hawkins Ⅲ型骨折内固定后 6 周 X 线片
白色箭头显示 Hawkins 征

　　5. 并发症
　　（1）感染及软组织问题：深部感染是一种严重的并发症。据报道，闭合性损伤感染的发生率高达 21%，开放性骨折感染的发生率高达 38%。

　　遵循手术治疗的关键原则可以最大程度降低深部感染和软组织问题的风险。急诊复位移位的骨折以保护软组织，早期手术治疗开放性或无法复位的骨折并使用外固定器固定。除此之外，闭合性骨折均应在软组织条件恢复后给予处理。

　　（2）缺血性坏死（AVN）：在最初的研究中，Hawkins 报道了Ⅰ、Ⅱ和Ⅲ型距骨颈骨折的 AVN

发生率分别为 0、42% 和 91%。然而，这是一项很早以前的研究，当时推荐的三角韧带松解等术式现在已被弃用了。在最近的系统评价中，距骨 AVN 总体发生率有所降低，这反映了现代治疗理念的转变，如术前 CT 评估、优化的手术入路和更好的固定方法。AVN 与损伤的严重程度、骨折粉碎程度、开放性骨折及是否存在距下脱位有关。

文献中关于距骨 AVN 的影像学定义描述较少，大多数文献对距骨 AVN 的判断是通过 X 线片确定。在受伤后 4 周至 6 个月，X 线片与健侧相比，距骨出现密度增高影是判断 AVN 的最常见标准。MRI 诊断距骨 AVN 的作用有限，因为图像会受到金属内植物的影响，除非它们被移除。

需要注意的是，存在 AVN 影像学表现的患者中，超过 50% 的患者无明显症状，治疗应基于临床症状。对于有症状的患者，应进行密切随访，调整活动量并减轻负重；然而，这些治疗措施并没有被证明会降低距骨穹窿塌陷的风险。在 1/3 的患者中，距骨将再血管化，且不会出现塌陷，这可能需要长达 2 年的时间。

（3）畸形愈合与不愈合：距骨颈骨折不愈合很少见，发生率为 5%。更常见的问题是距骨颈内翻畸形愈合（17%），避免这个问题的关键在于制订详细的术前计划以实现骨折解剖复位和固定。距骨内翻畸形愈合会导致疼痛、距下关节功能障碍和创伤性关节炎。对于怀疑畸形愈合的患者，应进行常规 CT 检查，并可以通过内侧撑开楔形截骨术进行治疗。

（4）创伤性关节炎：是最常见的并发症，可累及距骨周围的任何一个关节，其中以距下关节创伤性关节炎最常见。应充分告知患者创伤性关节炎的风险。虽然影像学上可能存在创伤性关节炎的表现，但并非所有患者都会出现症状，因此非手术治疗仍然是创伤性关节炎的首选治疗方案。

> **知识点**：距骨颈骨折的并发症很常见，应在术前告知患者这些风险。绝大部分风险可以通过早期恰当的软组织处理、骨折的解剖重建和早期功能锻炼得到降低。几个月后影像学上若无 Hawkins 征表现，则存在距骨 AVN 的可能，应进行密切随访，并关注是否出现距骨塌陷。

四、距骨体骨折

距骨体骨折占所有距骨骨折的 20%，很少发生单独的损伤。Boyd 根据骨折平面对距骨体骨折进行分型。Ⅰ型骨折是距骨受到轴向暴力（如从高处坠落）导致的冠状面或矢状面骨折，此型骨折最常见。Ⅱ型骨折是水平面骨折。它与距骨颈骨折的受伤机制相似，由于累及了踝关节和距下关节的关节面，此型骨折通常需要手术治疗（图 17-20）。

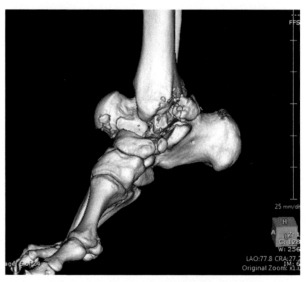

图 17-20 43 岁男性，摩托车事故致闭合性距骨体粉碎性骨折

无移位或轻度移位的距骨体骨折难以通过 X 线片诊断，可能被漏诊。如果高度怀疑存在骨折，则应进行 CT 检查。

距骨体骨折与距骨颈骨折的治疗原则相同，但手术过程中通常需要内踝截骨才能直视下显露骨折。内固定通常选用无头加压螺钉固定（图 17-21，图 17-22）。

距骨体骨折的并发症发生率较高，包括距骨 AVN、踝关节和距下关节创伤性关节炎。

五、距骨头骨折

距骨头是很少发生骨折的部位，当足在跖屈位受到轴向暴力时，距骨头会发生骨折。距骨头骨折通常是关节内骨折，并且可能是高能量损伤导致距骨颈骨折的一部分，或在老年患者中发生不全骨折。

距骨头骨折与距骨颈或距骨体骨折最大的区别在于距骨头有良好的血供，因此不容易发生 AVN。

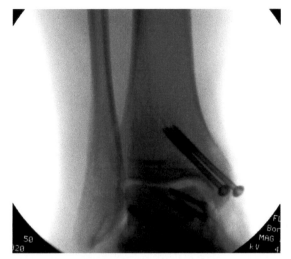

图 17-21　无法闭合复位的骨折脱位，早期给予内踝截骨和无头螺钉固定（正位）

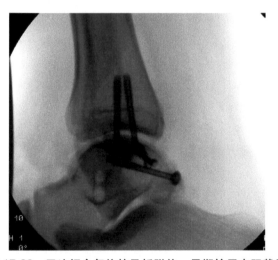

图 17-22　无法闭合复位的骨折脱位，早期给予内踝截骨和无头螺钉固定（侧位）

治疗的目的是维持距舟关节的匹配和稳定性，孤立的无移位骨折或未累及关节面的嵌插骨折能够保守治疗。

对于有移位的骨折，建议内固定手术治疗。骨折部位无法采用无头螺钉直接固定时，可能需要使用桥接锁定钢板固定以维持距舟关节的长度。

六、距骨突骨折

距骨突骨折并不常见，并且因重视程度不足，且 X 线片诊断较困难，经常被漏诊。早期诊断和治疗对预防骨不连、畸形愈合和距下关节创伤性关节炎等长期并发症至关重要。

（一）距骨外侧突骨折

尽管距骨外侧突骨折是距骨第二常见骨折，但它们经常被误诊为踝关节扭伤。自 1943 年首次报道以来，这种骨折称为"滑雪板骨折"。该骨折与高能量损伤有关，是由踝关节背伸时受到足外翻暴力引起。

踝关节踝穴位是诊断距骨外侧突骨折最佳的 X 线片投照体位，Broden 位可以发现距下关节的损伤情况。Van Knoch 提出了"V"形征的概念：在侧位 X 线片上，正常的距骨外侧突会在 Gissane 角上方形成一个明显的"V"形；当发生骨折时，该"V"形中断（图 17-23，图 17-24）。距下关节受累情况在 X 线片上被低估，因此 CT 检查被认为是诊断的金标准（图 17-25）。

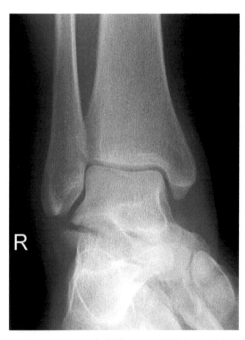

图 17-23　36 岁女性，距骨外侧突 II 骨折

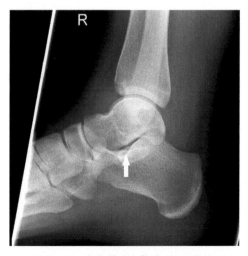

图 17-24　白色箭头所指为"V 型"征

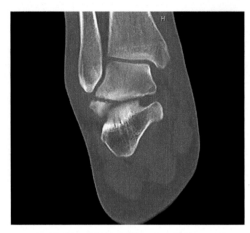

图 17-25　CT 检查提示距下关节不匹配

Hawkins最早将距骨外侧突骨折分为3种类型。Bladin 将原始分型进行重新排序，从而反映损伤的严重程度,但该分型被错误地称为Hawkins分型,并沿用至今。

- Ⅰ型：距腓关节未受累的撕脱骨折。
- Ⅱ型：累及距腓关节和距下关节的单个大的骨折块。
- Ⅲ型：累及整个外侧突的粉碎性骨折。

治疗方法取决于骨折块的大小、骨折移位和粉碎的程度。治疗的目的是恢复距下关节的匹配和跟距韧带的功能。

Ⅰ型骨折是关节外骨折，因此可以通过短时间的固定制动和早期功能锻炼非手术治疗。

Ⅱ型骨折的治疗取决于骨折块的大小和在距下关节面上的移位程度。骨块 < 1cm 且移位 < 2mm 可以通过免负重固定 4 ～ 6 周非手术治疗。骨块 > 1cm 或移位 > 2mm 的较大骨折块可导致距下关节不稳定和距跟韧带失能，因此建议使用无头螺钉固定。

Ⅲ型骨折在技术上难以修复。那些无法进行内固定的骨折可以采用切除松动骨片后制动治疗。然而，对于该类骨折，最好在切除松动的骨片后，使用螺钉或支撑钢板固定维持稳定性。

手术入路采用如前所述距骨颈骨折的前外侧入路。

> 知识点：距骨外侧突骨折通常难以通过 X 线片确诊，被漏诊的骨折容易出现骨不连、距下关节不稳定和创伤性关节炎。移位的骨折应给予复位固定以恢复距下关节的匹配。

（二）距骨后突骨折

距骨后突由内侧和外侧结节组成，两者被踇长屈肌腱骨切迹分隔开。距骨后突与距下关节的后关节面形成关节。外侧结节位于后方，为距腓后韧带和距跟韧带提供附着点。内侧结节为三角韧带和距跟韧带提供附着点。

整个距骨后突骨折很少见，这种损伤通常累及后外侧突，称为 Shepherd 骨折或 Steida 突骨折。后内侧突骨折由 Cedell 最先描述，因此称为 Cedell 骨折。

两种类型的骨折都是由踝关节扭伤引起的，并且经常被漏诊或误诊为三角骨。受伤机制很可能是跖屈暴力导致的胫骨远端关节面和跟骨之间的"坚果钳"效应。三角骨本身也可能发生骨折，这更加凸显了仔细临床查体的重要性。患者会出现踝关节后侧的压痛，在被动活动距下关节和被动活动踇长屈肌腱时会出现踝关节后侧的疼痛。

对于此类损伤，应保持高度警惕，有必要行急诊 CT 检查以明确骨折块的大小、移位和粉碎情况。

骨折块小可以采用非手术治疗；然而，较大的骨折块应采用前述的后内侧或后外侧入路（踝关节骨折）进行复位和固定。

> 知识点：距骨后突骨折常被误认为距骨后三角骨，而三角骨的出现率仅为10%。对于此类损伤，应给予高度警惕，结合临床查体确定是否需要进一步 CT 检查。

要点

- 由于距骨血供脆弱，距骨容易发生 AVN，因此手术入路的选择必须要考虑血管网的分布，以尽量降低 AVN 的风险。
- 由于移位的距骨颈骨折均为高能量损伤，多达 1/3 的患者为开放性损伤。
- 受伤后 6 周若存在 Hawkins 征，则患者不太可能发生距骨 AVN。
- 距骨体骨折内固定手术通常需要采用踝关节截骨，这样才能直视距骨体部。
- 距骨突骨折并不常见，并且由于警惕性不足或 X 线片诊断难度大，而经常被漏诊。

（王贵忻　译）

（牛庆飞　高翔　赵嘉国　校）

（张建中　审）

第18章　跟骨骨折

Devendra Mahadevan，Adam Sykes

一、引言

据报道，跟骨骨折的年发病率约为12/10万，男性的发生率是女性的2～3倍，且平均发病年龄更低。最常见的受伤机制是高处坠落，通常在2m以上的高度。因此，跟骨骨折高发于高空作业的人群，如在脚手架和屋顶上工作的工人。然而，急诊病例中还有许多其他高风险活动导致的跟骨骨折。致伤的轴向负荷作用于跟骨后也将能量传递至近端肌肉骨骼系统，因此跟骨骨折常合并其他损伤，包括同侧下肢骨折（尤其是胫骨平台骨折）和脊柱骨折。当发现跟骨骨折时，应积极检查这些伴随情况。

二、跟骨的解剖学

跟骨是一块复杂且外观不规则的骨骼，有几个突起和关节面（图18-1）。跟骨体横截面呈卵圆形，由密集的骨松质和相对较薄的骨皮质组成。这种结构使跟骨具有一定弹性，足跟撞击地面时起到减震器的作用。跟骨后侧突起为跟骨结节，是跟腱的附着点。跟骨结节向跖侧延续分为内、外侧突。跟骨结节内侧突是跖腱膜和趾短屈肌的起点，并将腓肠肌-比目鱼肌复合体的力量向前传递至足部。外侧突相对较小，为小趾展肌的起点。

跟骨内侧的载距突平坦并向中间突出，支撑距下关节的中关节面。载距突下方走行蹈长屈肌腱，载距突像滑轮一样改变蹈长屈肌腱的走行方向。载距突通过三角韧带复合体及弹簧韧带与内踝和足舟骨稳固连接。当跟骨骨折时，载距突被固定于原位，因此通常称为"恒定骨折块"，用于跟骨骨折复位的解剖基础。

跟骨前突由跟骨体向前延伸与骰骨构成跟骰关节。跟骨前突的上部通过分歧韧带与舟骨及骰骨相连。前突的上内侧表面是距下关节的前关节面，表面覆盖纤维软骨以增加关节面宽度。它为距骨头提供进一步支撑，并形成球窝状距跟舟关节。

位于跟骨体前上表面的跟骨后关节面与前、中关节面共同构成距下关节，它们一起支撑距骨并允许距下关节活动，活动范围为从内翻/跖屈位到外翻/背伸位。

跟骨的血供同时来自胫后动脉和腓动脉。在

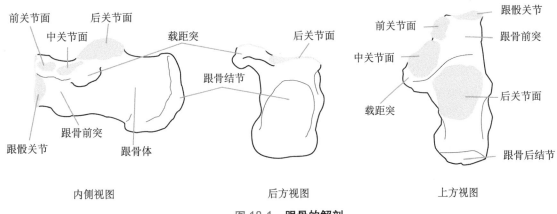

内侧视图　　　　　　　　后方视图　　　　　　　　上方视图

图 18-1　跟骨的解剖

内侧，胫后动脉首先发出后侧分支供应跟骨体，然后是跗骨管动脉。胫后动脉在载距突下方形成环形血管网，分支形成足底内侧动脉和足底外侧动脉，沿途分支供应载距突和跟骨前突。在外侧，腓动脉向跟骨外侧发出多个小分支和跗骨窦动脉，后者与跗骨管动脉吻合。

三、骨折的类型及分类

根据骨折线是否累及跟骨后关节面，跟骨骨折分为累及跟骨后关节面的骨折和不累及跟骨后关节面的骨折，2种类型的骨折可再进一步细分。

1. 累及跟骨后关节面的骨折　约75%的跟骨骨折累及距下关节的后关节面。轴向暴力使楔形的距骨外侧突嵌入构成跗骨窦底部的跟骨"V"形凹槽内。

Essex-Lopresti 根据跟骨侧位X线片描述了2种类型的骨折，即舌型骨折和压缩型骨折。在跟骨侧位X线片上，2种类型的骨折都可见到垂直的骨折线（初级骨折线），其将跟骨前突与跟骨体分离。次级骨折线则趋近水平方向（图18-2）。在压缩型骨折中，次级骨折线位于跟骨体的上部，从而使后关节面与跟骨的其他部分分离。在舌型骨折中，水平骨折线（次级骨折线）向后延伸通过跟骨结节，形成一舌形骨块。

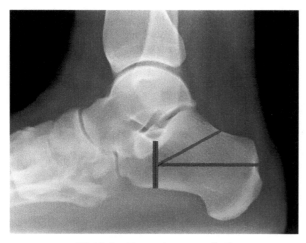

图 18-2　Essex-Lopresti 分型

侧位X线片显示了舌型骨折线（红色）和压缩型骨折线（蓝色）

CT彻底改变了我们对跟骨骨折类型复杂性的理解。X线片上的水平骨折线实际上在轴向和冠状面都是倾斜的。其倾斜度决定了骨折线是否经过距下关节的关节面。此外，在CT上还经常观察到距下关节后关节面粉碎。Sanders 提出了一种基于CT检查的跟骨骨折分类，它描述了移位超过2mm的后关节面骨折块的数量（图18-3）。

2. 不累及跟骨后关节面的骨折

（1）跟骨前部骨折：由作用于足部的跖屈内翻暴力或背伸外翻暴力引起。跖屈内翻暴力使分歧韧带紧张造成跟骨前上突处分歧韧带止点撕脱骨折。此类骨折骨折片通常很小，在X线片上很容易被遗漏，也不累及关节面的重要部分。由于其损伤机制、表现和瘀伤与外侧踝关节扭伤相似，其通常被误认为外侧踝关节扭伤。背伸外翻暴力对足外侧柱产生挤压，通常称为"坚果钳"损伤。这是一种高能量损伤，导致跟骨前突和骰骨骨折，甚至可能导致整个 Chopart 关节损伤或半脱位。

（2）载距突骨折：单纯的载距突骨折非常罕见，因此关于它们的文献很少。足内翻位时，其由轴向暴力引起。根据暴力的大小骨折会产生不同程度的位移，骨折线可能累及或不累及距下关节的中关节面。由于载距突是支撑内侧足弓的重要承重结构，如果不加以适当处理，累及载距突的骨折可能会对未来足部外形和后足功能产生重大影响。在踝关节及足部的普通前后位和侧位X线片上，该损伤可能会被遗漏，因此如果临床上怀疑载距突骨折，应利用CT明确诊断。

（3）跟骨结节骨折：占全部跟骨骨折的1%～2%，是一种导致全部或部分跟腱失能的撕脱性骨折。跟骨结节骨折通常发生于骨质量较差的患者，因此与骨质疏松症、糖尿病和周围神经病变有关。跟骨结节骨折最公认的分型是 Lee 分型（图18-4）。

四、临床表现与检查

跟骨骨折患者表现为后足周围疼痛和肿胀，患肢很难或无法完全负重。了解损伤机制有助于确认骨折类型并明确潜在的损伤。详细记录患者的活动水平、职业、合并症和吸烟状况，将有助于指导个体化治疗。

骨折常导致皮肤形成张力性水疱及广泛瘀斑，尤其是在骨折发生后的几天。检查骨折处软组织覆盖的完整性很重要，因为骨折移位可能会造成开放性骨折或影响皮肤血供，特别是"鸟嘴"样跟骨结节骨折。

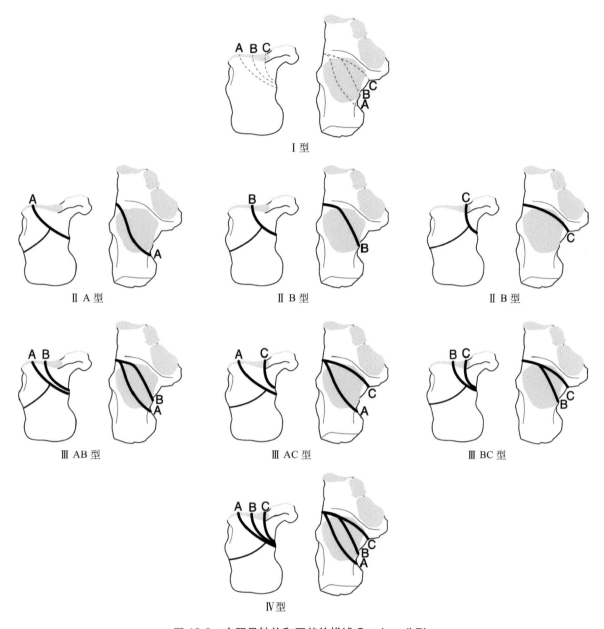

图 18-3　在跟骨轴位和冠状位描述 Sanders 分型

A、B、C 代表骨折可能累及后关节面的骨折线，只有骨折移位超过 2mm 时才被计数。Ⅰ型是指骨折没有发生移位；Ⅱ型和Ⅲ型分别代表 2 个或 3 个部分骨折；Ⅳ型代表骨折有 4 个或更多的部分

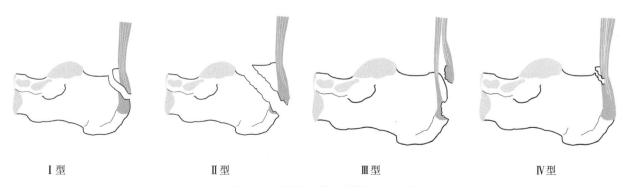

图 18-4　跟骨结节骨折的 Lee 分型

Ⅰ型骨折是指整个跟腱止点处的关节外撕脱骨折；Ⅱ型骨折是指"鸟嘴"样骨折，并可能压迫上方皮肤；Ⅲ型和Ⅳ型骨折分别是指跟腱浅层纤维和深层纤维的撕脱骨折

后足的解剖知识对确定哪些结构较脆弱且易于损伤非常重要。跟骨前突位于足部距腓前韧带的正前方，内翻损伤后此处的压痛应该提醒检查者骨折的可能性。跟骨骨折与腓骨肌腱鞘损伤导致的肌腱半脱位也有关联，因此如存在腓骨远端后方压痛和肿胀，应怀疑这种损伤。跟腱止点处触及的缺损或肿胀和压痛可提示跟骨结节骨折存在。载距突骨折可引起内侧足弓广泛瘀斑和肿胀，并向足底延伸。

评估和记录足部的神经和血管状态是很重要的内容。当肿胀明显时，需要对足背动脉和胫后动脉进行多普勒超声评估。良好的血供对术后愈合至关重要，如果血供不佳，则需要考虑是否采用非手术治疗。足部骨筋膜室综合征在所有跟骨骨折中的发生率高达10%，当足部发生重度肿胀，并出现逐步加重的疼痛，且镇痛治疗无效时，需要怀疑骨筋膜室综合征的可能。

五、影像学检查

1. X线检查　如果怀疑跟骨骨折，那么踝关节的前后位和侧位X线片可能足以明确诊断。前后位X线片可以观察到跟骨宽度（跟骨侧壁移位）和较小程度的内翻或外翻成角。侧位X线片可以测量Böhler角和Gissane角（图18-5）。这些角度有助于评估后关节面塌陷的严重程度。

此外，跟骨轴位X线片和Broden位X线片可以提供更多骨折信息。拍摄跟骨轴位X线片时，踝关节需要保持极度背伸，X线与足底表面成40°投射角度（图18-6）。轴位X线片可以清楚地显示跟骨体及跟骨结节，并显示跟骨是否增宽。这也是显示单纯载距突骨折的最佳视角。

在CT出现之前，Broden位X线片是显示距

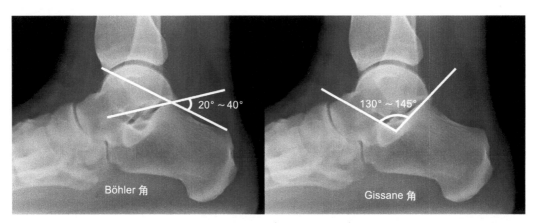

图 18-5　Böhler 角和 Gissane 角

Böhler角和Gissane角代表了正常的解剖结构。Böhler角小于20°或Gissane角小于120°表明骨折导致距下关节后关节面塌陷骨折

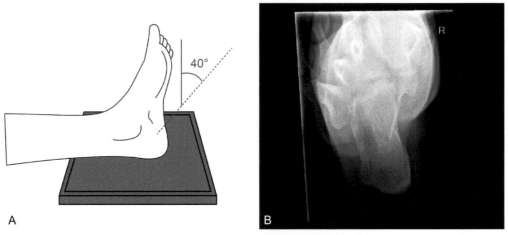

图 18-6　跟骨轴位 X 线片

红色虚线表示X线投射与足底成40°角。X线片显示载距突骨折

下关节后关节面的最佳检查方法，现在仍然常用于手术室评估后关节面的复位情况。首先患者取平卧位，膝关节略微屈曲，踝关节处于中立位，整个下肢内旋 45°。球管始于垂直位，调整球管的头倾角度，在球管角度 10°～40°每隔 10°拍摄一张图像，以显示弧形后关节面从后部到前部的匹配程度（图 18-7）。

2. CT　现代螺旋扫描仪能够对骨骼进行断层精细扫描，以获得高分辨率图像，并在任何平面上进行可靠的重建。踝关节如果没有受损，通常作为参照确定用于重建的轴向、矢状面和冠状面。此外，数字减影可以实现三维重建，进一步增强外科医师对骨折的理解。这些信息有助于制订治疗方案，并为患者评估预后。

3. MRI　在跟骨骨折的急性情况下很少需要MRI，因为大多数损伤都可以通过其他影像学检查发现。它可能对后足软组织损伤的诊断很有价值。对于无创伤病史的亚急性足跟疼痛，MRI 是诊断跟骨应力性骨折的最佳方法（参见第 10 章）。

六、治疗

1. 初期治疗　跟骨骨折的初始处理应重点评估和保护跟骨表面的软组织。舌型骨折和跟骨结节骨折可对足跟的皮肤造成压迫，导致皮肤缺血和坏死。如果软组织有此类风险，则应进行紧急骨折复位。可以通过马蹄体位减轻皮肤张力并用夹板固定，或者更理想的情况下，由有经验的医生进行经皮复位和固定。

开放性骨折应按照英国骨科协会创伤标准化处理指南（BOAST）进行治疗。在用盐水纱布覆盖伤口和夹板固定之前，应该对伤口进行拍照记录。手术处理应在能够提供骨科专业操作的中心进行。如果条件允许，应该在伤后 72h 内同时进行早期手术清创、固定及软组织覆盖。

如果没有表现出皮肤压迫缺血风险，患肢抬高和休息将有助于消肿，从而减少张力性水疱形成。冰敷或冷疗同样有利于消肿。

2. 手术治疗与非手术治疗的决策制订　考虑骨折的性质和骨折患者其他部位的损伤，应对跟骨损伤采取个性化方法治疗。早期与患者沟通损伤严重程度及其对治疗选择的影响，将有助于让患者了解他们在治疗后可能的预后结果。切口愈合不良和继发感染是最常见的外科治疗并发症，因此对于吸烟、伴有糖尿病和周围血管疾病的患者，医师可能倾向非手术治疗。外科医师还应该警惕术后可能不遵守指导的患者，因为休息和患肢抬高是确保切口及时愈合的最可靠的方法。

治疗目标是尽可能多地保持后足的灵活性和功能，并在治疗后使足部能够正常穿鞋。关节内骨折复位也有望减少创伤后关节炎和持续疼痛的发生。

跟骨后关节面轻微移位的骨折和后足形态无明显改变的关节外骨折，可通过非手术治疗获得良好的效果。轻微移位的跟腱止点骨折可以采用非手术治疗，但应进行监督，以确保没有由腓肠肌 - 比目鱼肌复合体牵拉引起的后期移位。单纯

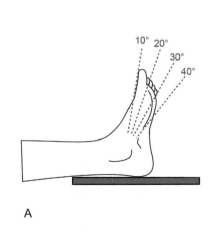 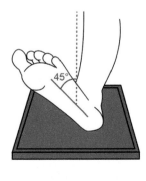 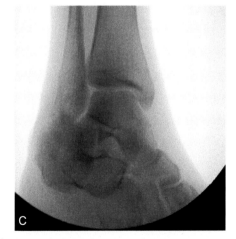

图 18-7　Broden 位 X 线片

红色实线表示足内旋 45°。红色虚线表示 X 线投射的角度。显示器中图像显示距下关节后关节面骨折

跟骨前突骨折也可以采用非手术治疗，并且预后良好。

距下关节后关节面骨折移位的治疗一直存在争议。Sanders 指出，Ⅱ型骨折和Ⅲ型骨折的术后优良率分别为 73% 和 70%，但Ⅳ型骨折优良率只有 9%。

Buckley 等完成的随机对照试验显示，手术治疗在一些（非工伤，女性，年龄 < 29 岁）患者中表现出更好的结果。2014 年，英国"跟骨骨折试验"随访 2 年的结果显示手术组与非手术组的结果没有差异。Sanders Ⅱ型骨折的患者手术治疗后有更好的预后趋势。但是，这项研究仍不足以评估这种差异。在这两项报道中手术组的并发症发生率均较高。

在之前讨论的两项随机对照试验中，术者使用了扩大外侧手术入路和钢板固定技术。虽然这是广泛被接受的固定方法，但微创技术已经取得了进展，尽管学习曲线更长，但已经显示出更有利的结果。与外侧扩大入路手术相比，微创手术并发症发生率明显更低。

在所有研究中，无论治疗策略如何，Sanders Ⅳ型骨折比粉碎程度更轻的骨折预后更差。由于 Sanders Ⅳ型骨折很可能进展为有疼痛症状的距下关节炎，已经有几项小样本研究探讨了对 Sanders Ⅳ型骨折进行一期距下融合的可行性。Buckley 等进行的一项小样本随机对照试验比较了传统的切开复位内固定术与一期距下关节融合术。他们发现，两组患者在 2 年后的功能结果相似，并得出结论：在一些患者中，一期融合治疗可能是正确的选择。

（1）非手术治疗：如果选择了非手术治疗，则需要进行一段时间的固定以稳定软组织。固定通常采用背侧托或足靴，为伤后肿胀预留空间。在累及跟腱止点的骨折中，固定应处于马蹄体位，以减少腓肠肌 - 比目鱼肌复合体牵拉的张力，并有助于防止后期移位。在其他情况下，踝关节应固定于中立位，以防止跟腱挛缩。患者应在 1 ～ 2 周后重新评估，一旦软组织条件稳定，应进行踝关节和距下关节的早期活动，以防止关节僵硬。下肢非负重应至少持续至伤后 6 周，以防止骨折进一步移位，随后逐渐增加负重。

（2）累及后关节面骨折的手术技术

1）切开复位内固定（图 18-8）：跟骨骨折传统上通过外侧扩大入路"L"形切口显露和固定，该入路是由 Zwipp 等于 1988 年首次报道。切口的纵向部分位于腓骨后缘和跟腱外缘中间，水平部分位于足底和足背皮肤交界处。两部分弧形连接，以防止皮瓣尖端拐角处坏死（图 18-9）。

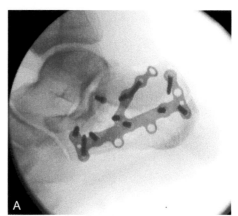
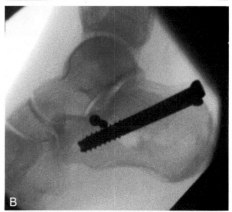
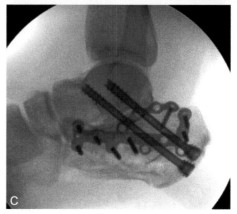

图 18-8　术中透视图像

A. 外侧扩大入路钢板固定；B. 小切口内固定；C. 外侧扩大入路钢板固定和一期距下关节融合

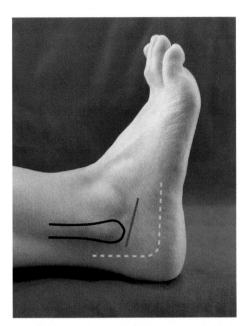

图 18-9　外侧扩大入路（蓝色虚线）和跗骨窦入路（红线）

切口直达跟骨并掀起一个包含骨膜在内的全厚皮瓣，以保护足跟外侧动脉的血供。在切口的近端和远端，存在导致腓肠神经医源性损伤的风险，因此应仔细进行分离。充分掀开皮瓣，切断跟腓韧带，显露距下关节后关节面、跗骨窦和跟骰关节，以提供良好的固定视野。腓骨肌腱应保留在皮瓣内。

外侧扩大入路可以直视下显露并将碎骨块复位到"恒定骨折块"载距突骨折块上。固定可以选择螺钉或钢板支撑后关节面维持后足力线并对外侧壁进行加压。

2）微创固定（图 18-8）：鉴于传统切开入路出现较高的切口并发症，微创手术因对软组织损伤小而受欢迎。经皮和微创入路复位骨折是可行的，必要时评估复位及内固定装置把持骨折情况。术中透视在定位螺钉和评估复位方面至关重要。

3）关节镜辅助固定：使用关节镜评估距下关节后关节面的匹配度在过去的 10 年中越来越流行，该技术可以更好地显示关节面，并可用于固定前的复位调整。

4）一期距下关节融合术（图 18-8）：进行一期距下关节融合术不仅是为了实现确切的关节融合，同时也是为了恢复后足的正常形态和力线。骨折复位是手术的第一步，以便在融合前恢复到更符合生理解剖的状态。复位技术可以选择开放

或微创；然后使用骨刀、咬骨钳和（或）高速磨钻去除关节软骨。如果骨折造成较大的骨缺损，可能需要结构性植骨。内固定可以单独使用螺钉或联合钢板固定，以维持骨折复位并确保融合。

（3）不累及后关节面骨折的手术技术

1）跟骨结节骨折固定：移位的跟骨结节骨折可导致足跟处皮肤压迫性坏死。因此，手术治疗的目的是紧急降低软组织张力，并恢复腓肠肌 - 比目鱼肌复合体的功能。由于这些患者的骨质量通常较差，单独经皮拉力螺钉固定可能不足以抵消跟腱的拉力。增加尾线缝合于跟腱上的骨锚钉可以防止固定失败。腓肠肌挛缩常是这类损伤的一个特征，并被认为是发病原因之一。因此，在骨折固定前进行腓肠肌松解，有助于复位，并进一步防止术后可能出现的并发症。

2）载距突骨折固定（图 18-10）：载距突是内侧足弓的重要支撑结构。骨折移位会破坏距下关节的中关节，会导致后足内翻，致使下方的姆长屈肌腱出现偏移。解剖复位和坚强固定会有助于预防潜在的并发症。在载距突表面沿胫后肌腱走行的中足切口可以显露其下方的腱鞘。通过腱鞘基底的安全入路向背侧牵拉胫后肌腱，向足底牵拉趾长屈肌腱和姆长屈肌腱，并保护下方的神经血管束。显露载距突和跟骨内侧壁，可以进行骨折解剖复位，并使用螺钉或小钢板固定。

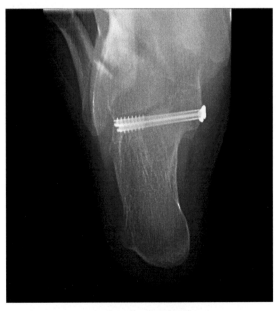

图 18-10　术后图像
应用 2 枚空心螺钉固定载距突

（4）并发症及处理

1）软组织坏死：软组织并发症可以发生于急性损伤即刻，甚至成为手术的并发症。在损伤时应立即对软组织情况进行评估，因为任何即将可能发生的问题都需要紧急解决。应冰敷、抬高患肢，并进行仔细观察，最大程度减轻肿胀和随后的组织缺氧。

术后切口愈合问题和皮肤坏死是最常见的并发症。在外侧扩大入路手术中，坏死通常始于皮瓣的尖端，然后沿着切口向两侧延伸。避免负重、休息、患肢抬高并监测感染指标可能会使组织有机会恢复。此外，应早期征求整形外科的意见。

2）感染：切口感染可以用抗生素控制。然而，应用抗生素治疗深部感染存在争议，应该由对骨科感染有良好了解的微生物学家指导治疗。如果发生深部感染，可以使用敏感抗生素控制其进展，直到骨折愈合。然后去除金属内植物，对任何感染组织进行彻底清创，并实现软组织覆盖。这些治疗通常需要多个领域的专业知识，最好进行三级管理。

3）创伤性关节炎：跟骨骨折可导致距下关节或跟骰关节创伤性关节炎。与关节炎发生可能相关的两个因素是初始骨折移位的严重程度和关节面复位质量。在不平整路面行走出现疼痛和距下关节僵硬时应警惕存在关节炎。在 X 线片或 CT 上表现出的距下关节后关节间隙狭窄也可能是发生关节炎的证据。MRI 可以帮助确诊，但金属内植物产生的伪影会对诊断造成明显影响。最初治疗可以考虑应用抗炎药、制动和矫形器支撑足形，并尝试减轻距下关节负荷。如果失败，距下关节融合术可能会缓解症状。

4）畸形愈合：足跟形态的改变，尤其是在非手术治疗中，会导致一些问题。增宽的足跟会影响穿鞋，因此可能需要定制矫正器。跟骨外侧壁移位可能激惹腓骨肌腱，甚至可能导致跟骨外侧壁紧贴腓骨尖端，导致撞击疼痛。如果跟骨外翻位愈合，症状可能会进一步加剧。另外，内翻畸形愈合可能导致足和踝关节外侧负载过重，并伴发足外侧疼痛和肿胀、第 5 跖骨应力性骨折和踝关节外侧韧带失能等。

CT 可用于了解跟骨的形态和协助制订手术计划。MRI 可用于评估腓骨肌腱并显示腓骨撞击时的骨髓水肿。

有症状的严重畸形愈合可能需要复杂的多平面截骨来恢复力线和形态。有外侧壁撞击症状的患者可以通过外侧壁骨突切除术得到有效治疗。同时存在的腓骨肌腱问题通过该入路也可以一并处理。

要点

- 仔细检查与跟骨骨折受伤机制相关的其他损伤。
- 评估骨折部位的软组织情况，并通过休息、抬高患肢和冰敷进行保护。
- CT 将有助于了解骨折，使用 Sanders 分型指导治疗和评估预后。
- 应根据患者情况和骨折类型进行个性化治疗。
- 术后并发症并不少见，并可引起严重的症状。

致谢

感谢 Elise Sykes 在创建本章图表工作中提供的专业帮助。

（姚　强　译）

（牛庆飞　高　翔　张明珠　赵嘉国　校）

（张建中　审）

第 **19** 章　糖尿病足的治疗

Venu Kavarthapu，Raju Ahluwalia

一、引言

糖尿病足病（diabetic foot disease，DFD）是糖尿病的常见并发症，具有很高的发病率和死亡率。随着全球发病率上升，预计 DFD 对患者和医疗系统的负担将进一步增加。DFD 的常见表现是糖尿病足溃疡（diabetic foot ulcer，DFU），其在糖尿病患者中的终生风险为 19%～35%。据估算，DFU 的截肢率约为 85%，大肢体截肢患者 5 年死亡率为 40%～90%。

对于这类有全身症状且伴局部复杂病理学改变的糖尿病患者，多学科协作治疗至关重要。在本章，我们将探讨 DFD 在足踝外科常见临床表现，在多学科治疗中将重点探讨外科手术。

二、糖尿病足的危险因素

DFD 的病理生理学是复杂和多因素的。其进展的危险因素包括周围神经病变、周围血管疾病、感染和足部力学改变。

（一）周围神经病变

周围神经病变是由神经滋养血管闭塞、内皮功能障碍、髓鞘合成改变和神经细胞蛋白糖基化等多种机制共同发展而来。大、小纤维神经病变导致保护性触觉和痛觉丧失——这是发生足部溃疡的危险因素。运动神经病变是晚期表现，导致肌肉无力，引起足部畸形和负重时压力异常分布。

评价周围神经病变的标准工具是 10g Semmes-Weinstein 单纤维尼龙丝，当不能感知 10g 单纤维尼龙丝时，发生 DFU 的相关风险增加 1.8 倍。其典型表现是小纤维神经首先发生病变，导致疼痛和温度感知异常，随后出现大感觉纤维神经病变，导致振动觉、触觉和本体感觉功能丧失，以及皮肤自主神经病变，出现异常出汗和皮肤干燥。运动神经合并感觉神经病变可能导致足部畸形、步态异常和平衡功能障碍。糖尿病周围神经病变也是发生 Charcot 关节病的关键因素。

（二）周围血管疾病

糖尿病会显著增加罹患周围动脉疾病（peripheral arterial disease，PAD）的风险。据估计，近 50% 的 DFU 患者存在 PAD。患有 PAD 的糖尿病患者血管意外发生率高于非糖尿病患者。周围血管疾病是糖尿病足部溃疡感染后延迟愈合、较高的下肢截肢率（包括大肢体或部分截肢）、计划外住院（急诊入院）、心血管意外和死亡等事件的危险因素。

（三）足部力学改变及畸形

足部常见的异常包括爪形趾、锤状趾、踇囊炎、踇僵硬或继发于 Charcot 关节病的足部形态改变,在负重时足部畸形会引起明显的生物力学改变，从而导致溃疡形成。运动神经病变的典型症状是高弓内翻足畸形，其导致跖骨头突出和外侧足趾爪形趾。合并感觉神经病变将增加糖尿病足溃疡的风险。一项研究指出，在足底压力峰值相同时，有近 1/3 神经性病变足在受压时会出现溃疡，而类风湿足则不会出现足部溃疡。

（四）系统性危险因素

除神经病变外，以下因素会导致糖尿病足溃疡发生：高龄、糖尿病病程较长、血糖控制不佳且糖化血红蛋白（HbA1c）> 9%、男性、肾病和较高的体重指数。而吸烟史、舒张压升高、空腹甘油三酯升高和微量白蛋白尿等是发生糖尿病神经病变和 DFU 的独立危险因素。合并透析、脑血管意外病史和行动不便等情况也会带来额外的风险。

三、糖尿病足的临床表现

糖尿病足临床表现包含一系列与糖尿病相关的局部和全身性改变共同引起的临床表现。足踝外科医师总结了糖尿病足的一般特征（表 19-1）。

表 19-1　糖尿病足的常见损伤、发病率和病理生理学

糖尿病足溃疡（DFU）	
描述	足底或其他部位表皮破损，过度角质化可预测 DFU
发病率 / 流行病学	全球患病率为 6.3%
病理特点	神经病变，没有明显的血管病变
	神经缺血病变，神经病变和缺血病变共同造成
	缺血病变，主要由血管损害导致组织缺损
预后	感染和组织缺损

Charcot 关节病（CN）	
描述	伴随修复能力受损的骨碎裂、结构紊乱、畸形和不稳定
发病率 / 流行病学	全球糖尿病患者中的患病率估计为 0.1%～8%
病理特点	在周围神经病变的基础上，严重失控的局部炎症过程，通常是对轻微创伤的反应，导致骨溶解和骨碎裂
预后	畸形和压力性溃疡

（一）糖尿病足溃疡

需要重点阐述神经性溃疡和神经缺血性溃疡的区别。足底局部反复承受超过足底压力峰值的负荷，局部形成胼胝或水疱，进而发展为 DFU。

1. 神经性溃疡主要发生于足底、跖骨头下方、足趾尖或任何其他骨性受压的部位。骨突部位持续性受压导致软组织胼胝形成。胼胝不断增厚，压迫其下方软组织并导致溃疡形成。胼胝下方出现发白的、潮湿的浸渍组织预示即将发生溃疡。去除胼胝、暴露溃疡至关重要。

2. 神经缺血性和缺血性 DFU 多见于足部边缘或趾尖（缺血性梗死或坏疽）。

根据导致溃疡的病变不同，DFU 可以归类为"机械性"或"生物性"溃疡。"机械性"溃疡是在足底感觉神经病变基础上，明显超过足底压力

峰值的负荷导致的溃疡。这种"机械性"溃疡的治疗方案包括应用矫形器或石膏、手术矫正畸形的方法解除受压。"生物性"溃疡由原发病引起的血管损害或感染所致。

在大多数 DFU 中，共同的临床特点是没有疼痛；事实上，即使是单纯的血管性梗死病变，由于周围神经病变，也只有轻微疼痛。如果发生感染，则溃疡周围会出现红斑、脓性分泌物和恶臭。感染的迹象也可能很隐匿，在临床和影像学方面应给予仔细评估。DFU 持续数月或在形成上皮后短时间内再次破溃提示存在糖尿病足骨髓炎的可能。DFU 需要进行详细评估，由多学科足病治疗团队（multidisciplinary foot team，MDfT）提供恰当的治疗，并定期监测治疗效果。治疗 4 周后溃疡面积缩小未能超过 50% 的患者，治疗 12 周后愈合的可能性降低。最近，缓解期 DFU 的概念越来越受到广泛关注。由于糖尿病足有再溃疡、再修复、疼痛复发并需要长期监测（随访）的趋势，缓解期 DFU 的概念已扩展至"缓解期糖尿病足"，其可作为一种独特的临床类型。

（二）Charcot 关节病

Charcot 关节病（Charcot neuroarthropathy，CN）被认为是糖尿病周围神经病变最具破坏性的并发症之一。Jean-Martin Charcot 于 1868 年首次在脊髓痨患者中描述 CN，后来由 Jordan 于 1936 年确立了 CN 与糖尿病之间的关联。在 CN 中，神经病变与足部持续异常负荷或轻微创伤导致异常和失控的炎症反应，引起骨骼和关节功能紊乱、骨溶解、骨折、脱臼及足踝部皮肤和软组织发生病变。这会导致足部畸形和（或）不稳定，从而使发生溃疡的风险增加 3.5 倍。预期 CN 患者的寿命减少约 14 年。

1. 活动性（急性）CN　急性 CN 通常表现为足部无痛、发热、肿胀，在肤色较浅的患者可见红斑。患者可能存在未能察觉的轻微创伤史。临床检查通常显示足部血液灌注良好，可触及末梢动脉搏动。足部皮温增高，经测量，与对侧正常足部相比，局部温度至少增高 2℃。由于存在骨碎裂可能，尤其是在疾病的晚期，足部可能会出现畸形，并触及捻发音。CN 最常发生的部位是中足（50%），其次是后足（30%）。由于 CN 需要与蜂窝织炎、深静脉血栓甚至痛风相鉴别，因此许多患者被延

误诊断。

2. 非活动性（慢性）CN　随着急性和失控的炎症消退，足部 CN 进入非活动期，在此期，受累骨质可见骨愈合反应。这会导致足部发生畸形，伴或不伴足部不稳定。慢性 CN 可能会因足部畸形而出现后遗症，如畸形部位溃疡 / 骨髓炎，或需要行矫形手术治疗严重畸形，如中足塌陷引起的"摇椅足"畸形或踝关节受累引起的后足内翻畸形。在晚期病变中，通常在急性发作后数月至数年，需要警惕是否合并周围动脉疾病。

CN 常用的放射学分期为 Eichenholtz 分期（1 期，破坏期；2 期，融合期；3 期，稳固期），最近，将 X 线片表现正常、MRI 存在典型骨髓水肿和骨碎裂的有症状的急性 CN 归为 0 期。

根据病变位置的不同，Sanders 和 Fryberg 在解剖学上将 CN 分为 5 型，即 I 型（跖趾关节）、II 型（跖跗关节）、III 型（跗骨间关节）、IV 型（踝关节）和 V 型（跟骨体）。目前普遍认为后足 CN 预后更差，截肢风险更高。

四、糖尿病足的治疗

（一）糖尿病足的评估

详细询问病史以确定危险因素十分重要，在评估糖尿病患者足部情况时，细致的全身和局部检查同样至关重要。许多糖尿病患者存在神经病变、血管病变、视网膜病变、肾病和心脏相关并发症，这些都需要进行系统评估。足部检查的重点应包括神经病变、缺血及畸形情况。应彻底检查足部表面是否存在肿胀、胼胝、皮肤破溃、感染和组织坏死。表 19-2 描述了糖尿病足主要病变的评估。

（二）缺血的早期检查和治疗

临床医师应高度重视可能存在的血管损伤的临床评估和常见症状（表 19-3）。一线临床评估方法通常是无创的，但目前没有一种最佳的评估方法。踝肱指数（ankle brachial index，ABI）> 0.9，血管多普勒超声存在三相波形或趾肱指数 ≥ 0.75 表明不存在 PAD。ABI < 0.5 提示存在严重缺血。

经皮氧分压（$TcPO_2 \geqslant 25mmHg$）和足趾血压（$\geqslant 30mmHg$）提示愈合的验前概率增加 25%。一些研究表明，在诊断肢体缺血情况时，测量足趾压力比踝部压力更敏感。慢性肢体缺血的患者可能会从早期血运重建中受益，无论是血管再通，还是在合适且病情允许的情况下施行旁路移植手术，都能帮助治疗感染和溃疡。

表 19-2　糖尿病足主要病变的评估及检查

神经性病变	10g 单纤维尼龙丝是糖尿病足危险因素最常用的筛查工具。神经测量仪或 128Hz 音叉可用于振动阈值的检查。针刺试验和温度阈值检测有助于评估微小神经纤维的功能。如果有需要，可以进行神经传导检测和皮肤活检测试
糖尿病足溃疡（DFU）	溃疡的临床检查包括确定范围、深度及是否存在感染。任何覆盖的过度角化都需要完全切除以显示溃疡的全部范围。探查溃疡深达骨时表明可能存在骨髓炎。多种分级系统用于评估 DFU，Texas 分级系统是常用的一种。X 线片诊断骨髓炎的敏感度和特异度较低。目前认为 MRI 是诊断的金标准，具有较高敏感度（88%～100%）和特异度（40%～90%）。深层组织和骨组织活检对明确细菌学诊断至关重要。
Charcot 足畸形	怀疑活动性 CN 时，应立即行负重 X 线片检查。活动性 CN 的 X 线片表现包括软组织肿胀、骨碎裂、骨破坏和关节脱位。X 线片表现正常不能排除早期 CN，必要时应进行 MRI 或核医学（SPECT/CT）检查。MRI 上 CN 的典型特征包括软组织水肿、关节周围骨髓水肿和微骨折。骨扫描的所有 3 相（早期、血池和延迟期）扫描信号增强提示 CN 的可能 非活动性 CN 足部畸形的临床检查包括评估踝关节、后足、中足和前足畸形的僵硬情况，以及畸形可被动矫正的程度。确定是否存在肌腱固定挛缩，特别是跟腱（马蹄足畸形）、胫后肌腱和胫前肌腱（后足内翻畸形）。肌无力尤其是腓骨肌和胫骨前肌无力是很常见的。评估是否存在骨突，特别是中足。负重的足踝部正侧位 X 线片有助于详细评估骨骼畸形。三维 CT 重建影像对制订手术计划非常有帮助。MRI 或 SPECT/CT 检查有助于判断是否存在慢性骨髓炎

表 19-3　明显血管损害的临床体征和症状的评估

跛行病史

足部存在溃疡或既往有溃疡病史

足背动脉和胫后动脉搏动消失

皮肤营养改变，包括毛发生长减少、趾甲异常、肤色改变或皮肤萎缩

静脉功能不全（特别是病态肥胖患者）

非创伤性部分或全足截肢

（三）感染的及时处理

表 19-4 阐述了糖尿病足感染药物治疗指南。对于有伤口感染和疑似骨髓炎的患者，应取骨组织标本进行细菌培养和抗菌药物敏感度分析。然后根据细菌培养结果制订抗菌治疗方案。无深部感染、无明显畸形或无明显血管功能不全的糖尿病足溃疡通过病灶清创和恰当的伤口换药可以取得较好的疗效，随后口服敏感抗生素及进行足部免负重支具固定直至溃疡愈合。

表 19-4　糖尿病足感染药物治疗指南

评估	通过全面临床评估（包括血管检查）早期确诊感染。血液检查包括血清 C 反应蛋白水平，在严重感染中通常会高于 100mg/L。超声检查可以帮助评估是否存在软组织积液。MRI 检查可以帮助确定是否存在骨髓炎和软组织积液
微生物学诊断	在开始静脉注射抗生素之前，需要收集深层组织标本或取骨组织活检以进行需氧和厌氧细菌培养，或可以在超声引导下进行穿刺抽吸
经验性抗生素治疗	在获取深层组织样本后可以开始经验性静脉应用抗生素治疗。随后，根据细菌培养结果应用敏感抗生素治疗

（四）恰当的伤口处理

DFU 的非手术治疗包括应用敷料覆盖使创面保持适当的湿度，控制渗出以避免周围皮肤浸渍。已发表的文献中几乎没有证据支持某种敷料或伤口处理方法优于另一种。一项多中心随机研究证实，蔗糖八硫酸盐敷料对治疗血管指数在肢体严重缺血阈值之上的神经缺血性溃疡是有效的。高压氧疗法的使用仍然有争议，但在一些医学中

心将高压氧疗法作为一种辅助治疗方法。其他促进伤口愈合的辅助治疗技术的疗效不断被证实，如富含自体细胞生物材料和一氧化氮系统。然而，这三者的成本效益仍有待确定。对于无计可施的 DFU，干细胞疗法保留了希望，但其临床效果尚未在少数研究中心外得到证实。各种生长因子被用于促进伤口愈合，但只有有限的证据支持它们常规应用于临床治疗中。事实上，国际糖尿病足工作组（International Working Group on the Diabetic Foot，IWGDF）尚未在创面愈合治疗指南中认可上述任何方法。

（五）Charcot 关节病的非手术治疗和免负重

活动性 CN 的治疗措施中首要的是小腿石膏固定基础上进行部分负重和保护性负重。强有力的科学证据表明 CN 存在异常活跃的破骨细胞，并且认为抗骨吸收疗法可以纠正骨细胞代谢失衡。已有关于活动性 CN 患者应用双膦酸盐（口服和静脉注射）治疗的小型随机对照研究，以及单克隆抗体核因子 κB 配体受体激活剂（RANKL）的治疗研究。然而，尚无报道证实上述治疗在减少石膏固定时间、促进骨愈合或延缓关节病变进程中获益。

即刻免负重的小腿全接触石膏（total contact cast，TCC）固定和保护性负重被认为是治疗急性 CN 的金标准。TCC 促进足底压力均匀分布并使其转移至腿部，同时减轻小腿和踝关节的水肿。尽早给予固定可以最大程度减少骨碎裂并防止畸形进一步加重。尽管如此，石膏固定技术的限制和患者不愿接受石膏固定使 TCC 未被充分利用。因此，越来越多使用可拆卸、固定角度的免负重支具，但患者对避免负重的依从性是不可预测的，可能导致骨延迟愈合或治疗失败。

五、糖尿病足治疗中关键的骨科手术

在过去的 70 年中，手术一直是治疗糖尿病足的重要手段。手术最初关注的重点是控制感染，而如今手术还包括了保全和重建肢体功能。MDfT 的介入至关重要，其中包括糖尿病专家、足踝外科医师、矫形师、伤口护理专家、骨科医师、血管外科医师、整形外科医师、微生物学专家和放射科医师（图 19-1）。作为 MDfT 的成员，足踝外科医师开展的手术包括以下内容。

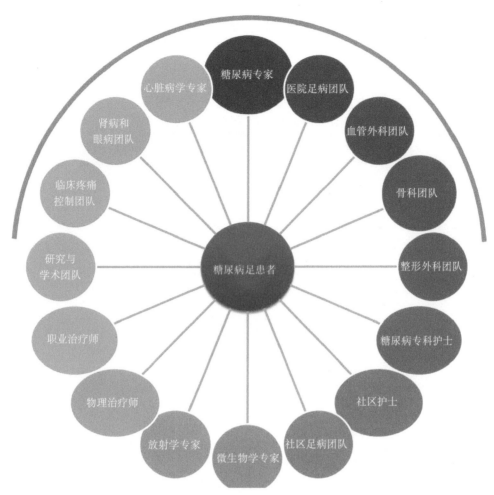

图 19-1　**多学科足部团队——健全的 MDfT 构成**
橙色突出显示核心的团队成员

（一）糖尿病足感染的手术治疗

　　表 19-5 阐述了糖尿病足感染手术治疗指导意见。最常见的临床表现是 DFU 感染，超过 50% 的 DFU 患者会发生感染，无论急性还是慢性感染，都会并发骨髓炎。感染偶尔会沿着组织间隙快速进展，并伴有蜂窝织炎、组织坏死和全身性炎症反应。如果没有及时干预，这种感染可能会危及肢体，称为"糖尿病足发作"。治疗此类感染最理想的方法是建立 MDfT，提供系统全面的治疗策略。糖尿病足发作的处理原则包括快速诊断、通过深部组织标本的细菌培养确定病原体、静脉应用敏感抗生素、早期和彻底清创。

　　DFU 感染需要彻底清除感染和坏死组织，以达到根除感染和促进溃疡愈合的目的。DFU 的不愈合 / 复发通常是由于感染和无活力组织切除得不够充分。RAG 模型可用于指导糖尿病足感染的清创术。感染性溃疡的中心区域伴有坏死组织被

定义为"红色区域"（图 19-2）。该区域内组织通常给予常规的清创手术。然而，红色区域被相对无血管和纤维组织包围，这些组织通常含有感染灶。这个区域被定义为"琥珀色区域"。此区域周围的正常和健康组织则是"绿色区域"。清创治疗的关键在于完全切除"红色区域"和"琥珀色区域"中的组织，直至相邻的"绿色区域"，以切除所有潜在的感染组织。这也适用于骨组织清创。从"红色区域"和"琥珀色区域"获取的深层组织样本用于细菌学分析。组织缺损可通过创面负压疗法和后续伤口换药来处理（图 19-3）。

　　对于伴有潜在严重血管损害、慢性骨髓炎或明显畸形的慢性不愈合 DFU 或复发性溃疡，通常需要对溃疡感染灶进行规范的清创手术、骨突切除、血运重建或畸形矫正手术，以促进溃疡愈合，并降低复发风险。

表 19-5　糖尿病足感染手术治疗指导意见

评估	深部组织标本采集和骨组织活检可在门诊进行，提供最准确的微生物学诊断
清创术	严重感染（糖尿病足发作）需要立即进行彻底手术清创。"时间就是组织"的概念适用于这种情况，延迟清创可能会导致截肢。如果怀疑残留组织坏死或深部组织积液，则必须再次清创。骨组织过度清创导致的任何足部不稳定都可以通过螺纹针或外固定架进行临时固定。开放性创面可以通过创面负压疗法（NPWT）进行处理 通过观察临床表现和血清学指标，给予针对性静脉使用抗生素治疗，直到感染完全清除。手术清创时可以局部使用含抗生素的脱钙硫酸盐制剂或类似产品填充骨缺损或组织缺损，并为毗邻组织提供高浓度的抗生素环境
皮肤覆盖	这可能需要对伤口进行软组织覆盖的整形外科手术，包括足背的皮片移植或足底的局部旋转皮瓣移植
最终稳定手术	一旦临床和血清学指标证实感染得到根除，则根据需要对足部进行最终的重建手术。手术目的是获得一个形状正常且稳定的足，以便患者生活时没有任何形成溃疡的风险

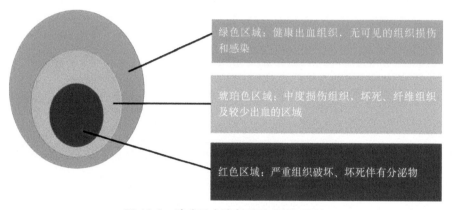

绿色区域：健康出血组织，无可见的组织损伤和感染

琥珀色区域：中度损伤组织，坏死、纤维组织及较少出血的区域

红色区域：严重组织破坏、坏死伴有分泌物

图 19-2　溃疡手术清创采用 RAG 原则

RAG 模型确定了清创的范围以便形成健康的创面和创面边缘。尽可能采用椭圆形切口，以利于创面闭合和应用 NPWT 敷料

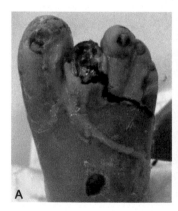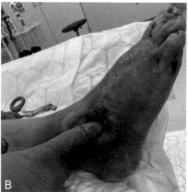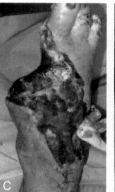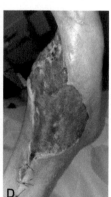

图 19-3　糖尿病足发作的病例

典型的糖尿病足发作，感染扩散伴组织坏死。感染起始于第 2 趾尖端的小溃疡（A），并沿组织间隙和肌腱扩散（B）。使用 RAG 模型进行积极的手术清创（C）。采用 NPWT 治疗 2 个周期后，可见良好的肉芽组织生长（D）。随后进行经跗骨平面的截肢，并用局部转移皮瓣覆盖足底创面，游离皮片移植覆盖足背创面

（二）急性 Charcot 关节病的手术治疗

对于大多数急性 CN 患者，有效的治疗方案是制动并应用 TCC 免负重固定，直到炎症缓解，然后应用支具或定制鞋逐渐恢复到正常负重状态。然而在一些患者中，尽管给予了充分的免负重处理，但 CN 的病程仍会进一步发展，可能加重畸

形和足部不稳定，从而导致溃疡和感染。在急性期产生的"骨折"血肿为病原体提供了极好的基质，并促使感染和组织坏死进展，可能导致大肢体截肢。据报道，CN 患者的下肢截肢率为 3% ～ 9%。为了抢救肢体功能，需要在疾病处于 Eichenholtz 1 期时立即进行手术干预。处于 CN 活跃期的患者应立即入院并由 MDfT 管理。患肢应用 TCC 固定免负重，并抬高以减轻肿胀。一旦肿胀和局部发热消退，医师应进行 Charcot 足的稳定性手术，采用耐用的长节段固定装置坚强内固定，运用最佳的骨对抗原则进行固定，本章将在下文描述该原则。最近的小样本系列研究表明，活动性 CN 的重建手术疗效有所提高；这很可能是内固定技术进步和多学科合作的结果。

（三）肌腱平衡手术治疗糖尿病足畸形

肌腱平衡手术对某些足部畸形非常有效。相反，通常认为肌腱转位手术对糖尿病足畸形无效，这是因为相关的运动神经病变和肌力不平衡呈渐进发展，会导致畸形复发或出现新的畸形。

肌腱平衡手术可以纠正可复性足部畸形，或在重建手术中与截骨手术相结合，提高纠正畸形和平衡肌力的能力。最常见的术式是应用皮下注射针头经皮切断屈趾肌腱，纠正可复性爪形趾畸形（图 19-4）。可以局部麻醉下在门诊或日间手术室安全进行这种手术。另一个常用的肌腱平衡手术是跟腱松解术或延长术。跟腱挛缩在糖尿病足患者中很常见，可使前足及中足跖侧压力升高，导致足部溃疡发生。可以应用 Hoke 三刀半切技术进行跟腱松解，同时结合跖骨头切除或关节成形术，促进前足跖侧溃疡愈合。跟腱松解术后需要应用

踝支具中立位固定 6 周。

（四）骨突切除手术

骨突切除术包含去除骨性突出，以解除溃疡的压力，但不包括全面的畸形矫正。与骨突相关的足底部溃疡常见于中足，清创术及免负重治疗通常无效，应考虑进行骨突切除术。现有证据表明，中足内侧骨突切除术是一种安全可靠的手术，而涉及骰骨的外侧柱骨突切除术复发风险更高，需要再次手术治疗。

在骨突切除术中，感染的溃疡被彻底清除后，可充分显露其下方的骨性突出。通过透视和触诊确定骨突切除的范围。使用骨刀或摆锯完全切除骨性突起。仔细检查确保不残留任何死骨或骨突。有时，由于需要过度切除骨突，足部出现不稳定，这通常需要使用螺纹针或外固定架进行临时固定。在完全清除感染后，可以考虑使用以下讨论的技术进行最终的固定。

（五）前足手术

大多数前足手术与畸形矫正和溃疡减压有关。蹞趾跖趾关节成形术（改良的 Keller 手术）是一种有效的术式，用于治疗由跖趾关节背伸畸形引起的慢性蹞趾跖侧溃疡。该术式可以完全切除骨的感染部分，增加蹞趾的活动范围并降低足底压力。然而此类手术可能会导致外侧足趾转移性损伤，特别是当外侧足趾存在僵硬性爪形趾时。其他前足减压手术包括截骨术和跖骨头切除术，以降低跖骨头下的足底峰值压力。这些术式被用于免负重治疗失败的难治性足底溃疡，并且通常与跟腱延长术或腓肠肌腱膜松解术联合使用，以解决前足过度负重问题。

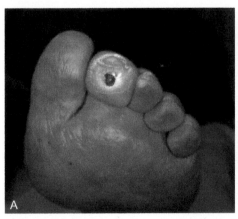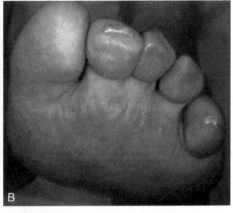

图 19-4　屈肌腱切断术

A. 可复性趾间关节挛缩——采用经皮屈肌腱切断术松解，以防止在鞋内摩擦；B. 溃疡在 6 周内痊愈

（六）Charcot 足畸形的手术重建

足部 CN 的重建手术是最具挑战性的外科手术之一。CN 足部畸形通常会威胁到肢体（有截肢风险），尤其是存在溃疡的情况下。存在溃疡的糖尿病患者的截肢风险增高 7 倍；Charcot 足合并溃疡的糖尿病患者的截肢风险增高 12 倍。CN 足部重建手术的目的是获得一个外形正常的、稳定的跖行足，可以穿常规或定制鞋完全负重。如保持重建足长期稳定，则需要完全矫正畸形和所有计划融合的骨骼坚强融合。畸形矫正前的血管评估及必要的血运重建对骨愈合至关重要。对畸形的骨骼和软组织进行详细的临床和放射学评估是取得手术成功的关键。

手术入路的选择取决于畸形的部位，通常选择在足和踝部畸形的凸起面进行。畸形矫正需要软组织松解和畸形顶点的楔形截骨。对所有需要融合的关节进行充分准备是至关重要的。根据外科医师的偏好，手术固定可以选择外固定（环形外固定架）或内固定。然而，许多糖尿病足患者难以忍受在整个治疗期间维持环形外固定架固定。最近随着 CN 手术专用设备的出现，内固定技术应用越来越多，并且当前的研究数据表明，内固定术具有很好的疗效。

我们需要特别关注此类患者内固定装置周围的感染。然而大多数文献表明感染率较低或处于可接受范围。CN 足部重建手术中普遍接受的内固定理念是 Sammarco 等于 2010 年提出的"超级结构"技术，该技术推荐应用"长节段内固定装置"进行固定，固定的范围从骨融合区延伸并超出损伤区域。需要延伸到未受 CN 累及的相邻关节。从那开始，这一技术被进一步阐述为"具有最佳骨对抗的耐用长节段坚强固定"，若固定不坚强则有更高的失败率。

存在活动性感染的 CN 畸形需要分两阶段进行手术重建。第一阶段包括使用前面描述的原则对溃疡和感染的骨骼进行彻底清创，去除所有的骨突，同时在畸形处进行截骨以临时恢复正常的足部外形。使用含抗生素的局部脱钙制剂填充骨缺损并持续释放抗生素。通过正确运用螺纹针或外固定架达到截骨部位的临时固定。根据细菌培养结果，静脉注射敏感抗生素治疗，直到临床和血清学证据表明感染被根除。创面负压疗法（negative pressure wound therapy，NPWT）可用于治疗软组织缺损。经过 6 ～ 10 周的治疗，通常可以根除感染，然后进行第二阶段的最终固定手术。

内固定装置失效（金属疲劳）是使用内固定方法进行 Charcot 足重建术后公认的并发症。体重指数高的患者和需要两阶段重建手术的患者，内固定失效的发生率较高。然而，内固定失效患者的手术翻修率并不高，其行走功能状态与没有发生内固定失效的患者相似。

（七）后足畸形的矫形原则

踝关节和距下关节的重建可在畸形顶点进行楔形截骨，并应用沿负重力线的长节段固定装置坚强固定实现。后足髓内融合钉（胫 - 距 - 跟髓内钉）是一种分散负载的装置，与门形钉、螺钉、标准钢板和角钢板相比，前者可提供更好的力学环境（图 19-5A ～图 19-5C）。与钢板或其他内固定装置相比，它具有更强的弯曲和扭转刚度，并且可以在术中提供加压和最佳的骨对位，从而得到更高的融合率。

如果后足有明显的骨质缺损，可以参考以下原则。

1. 锁定螺钉通常以髓内钉形式置入距骨和跟骨，但存在明显骨质丢失或骨质减少的情况下，可能无法实现最佳的坚强固定，并且锁定螺钉可能在其骨界面上承受更大的负荷。这可能会导致螺钉移位或断裂。带有羟基磷灰石涂层的锁定螺钉可减少螺钉移位发生。此外，骨质长入锁定螺钉可减小螺钉自发性松动的机率。

2. 如果后足有明显的骨质缺损，髓内钉可能无法提供足够坚强的固定，此时经常存在一些旋转不稳定。在这种情况下，从跟骨逆行向胫骨远端植入 1 枚螺钉固定（图 19-5D），或从胫骨远端到内侧柱应用钢板固定（图 19-5E）可显著增加结构的旋转稳定性。

（八）中足重建手术原则

中足是足踝部 CN 最常累及的区域。这通常会导致中足塌陷，形成摇椅足畸形，并迫使前足外展（图 19-6）。畸形的 3 种手术方式见表 19-6。

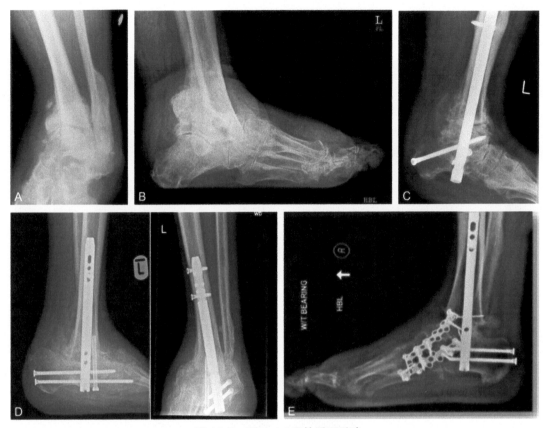

图 19-5　Charcot 足的后足重建

A. 踝关节正位 X 线片可见 Charcot 关节病改变和后足内翻畸形；B. 踝关节侧位 X 线片可见 Charcot 关节病改变，中足相对正常；C. 后足髓内钉螺钉纠正 Charcot 足的后足畸形；D. 该病例切除了距骨，额外植入跟骨 - 胫骨螺钉加强后足髓内钉的旋转稳定；E. 在本例中，通过内侧柱钢板延伸固定到胫骨远端，加强了后足髓内钉旋转稳定性

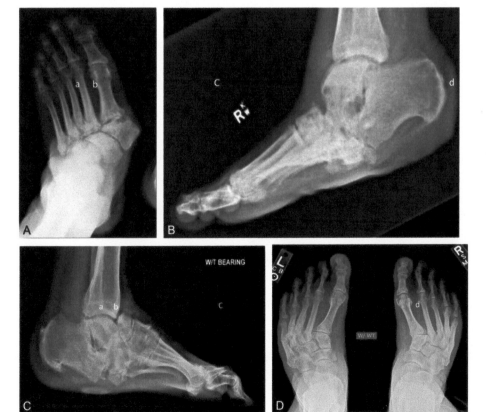

图 19-6　不同类型的中足 Charcot 畸形

足正位、侧位 X 线片显示摇椅足前足外展（A、B）；足侧位 X 线片显示背侧半脱位 / 脱位（C）；足正位 X 线片显示双足前足内收（D）

表 19-6　Charcot 足的中足畸形

1　摇椅足前足外展：摇椅状前足外展畸形最常见，内侧柱塌陷使其相对延长，并迫使前足外展。在足正位 X 线片上 Meary 角和距骨 - 第 1 跖骨角增大，畸形严重时伴有跟骨 Pitch 角减小和跟腱挛缩。根据中足 CN 病变的位置不同，摇椅足畸形可以仅累及内侧柱或累及内外两柱

2　背侧半脱位 / 脱位：中足关节破坏导致前足相对中足 / 后足发生背侧半脱位或脱位，这些节段重叠致使足部缩短

3　前足内收：前足内收畸形最少见，可能与外侧跖骨基底部骨折和（或）腓骨短肌 / 肌腱功能障碍有关

重建手术需要达到内侧柱的畸形矫正和稳定，通常使用内侧扩大入路显露内侧柱。牵开厚的软组织瓣，充分显露后，在透视引导下进行适当的内侧 / 跖侧基底部楔形截骨（图 19-7A，图 19-7B）。楔形的顶点指向骰骨，并保留外侧皮质的完整。切除的骨块应包括跖侧的骨突。

按照长节段坚强固定原理，使用 1 枚或 2 枚空心拉力螺钉和（或）锁定钢板进行截骨的加压固定（图 19-7C，图 19-7D）。或者应用内侧柱髓内固定棒通过距骨头逆行插入距骨，或通过距骨体后侧顺行插入第 1 跖骨干进行固定。如果需要，可以使用内侧或背内侧中和钢板增强固定棒旋转稳定性（图 19-7E）。

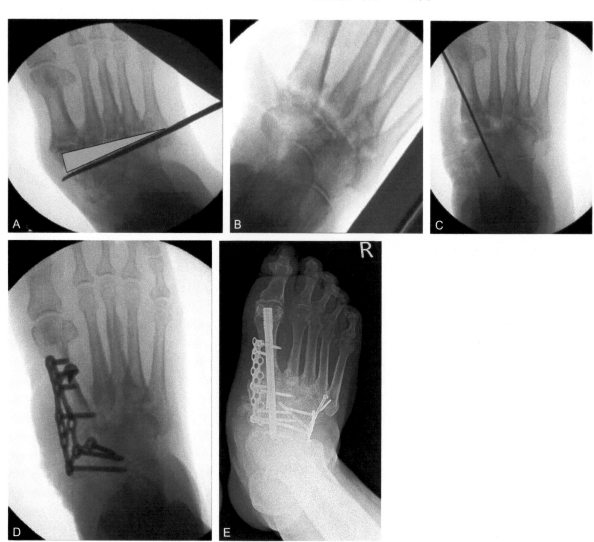

图 19-7　楔形截骨纠正中足畸形的原则

A. 楔形截骨（蓝色形状）的远端截骨面经过第 1～3 跖骨基底，近端截骨面通常从内侧经过楔骨 / 舟骨 / 距骨头部分，具体截骨位置取决于畸形的程度和位置。B. 截骨的顶点指向骰骨邻近外侧皮质，以便保留并使用铰链稳定截骨。在本例中，截骨顶点靠近骰骨的远端。C. 骰骨完整的外侧皮质作为一个强大的铰链，在矫正前足外展畸形时允许外侧皮质发生形变。畸形矫正后应用克氏针临时固定。D. 锁定钢板稳定截骨。E. 本例应用髓内钉棒和钢板矫正中足 Charcot 畸形

在某些复杂畸形中，如既往存在 Lisfranc 关节分离移位时，需要额外的钢板进行第 2、3 跗跖关节的桥接固定。当背侧半脱位畸形和摇椅足畸形明显累及外侧柱时，需要使用单独的外侧入路进行辅助外侧柱固定。该手术需要使用较细的固定棒逆行插入第 4 跖骨或从跟骨直接顺行固定。或者可以使用低切迹锁定钢板跨越第 4 跖骨基底到跟骨前部进行固定。

（九）糖尿病患者足踝部创伤的处理

糖尿病患者足踝部创伤的处理与其他糖尿病足部疾病处理相似，需要进行详细的足部评估及 MDfT 介入。如果患者没有明显的外伤史，则可能是有周围神经病变的急性 CN。血糖控制情况、神经病变程度和血管状态是风险分层和并发症进展的关键因素。此类患者可以分为两类，给予不同治疗方案。

1. 糖尿病控制良好（HbA1c < 6.5%），且无周围神经病变、血管病变或肾病（无糖尿病并发症），依从性良好的患者，有移位骨折采用标准切开复位内固定术治疗，无移位骨折可以通过标准的石膏固定来处理。推荐所有这些患者延长非负重功能锻炼的时间，因为此类患者骨折愈合缓慢。需要对患者进行长时间的临床和影像学监测，以确保骨折完全愈合，没有发生晚期骨折移位。

2. 糖尿病控制不佳（HbA1c > 6.5%）、依从性差或不依从，伴有明显的神经病变、血管病变或肾病（有糖尿病并发症），并且无外伤史或有较轻微外伤史者，骨折按照急性 CN 进行处理。建议此类患者应用 CN 重建手术治疗中的固定原则进行处理，强调使用长节段坚强固定技术（图 19-8）。

表 19-7 阐述了此类患者下肢和踝关节骨折治疗的手术风险。

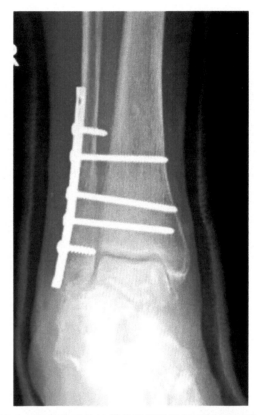

图 19-8　踝关节正位 X 线片显示采用长节段钢板坚强固定原理固定外踝骨折

（十）糖尿病足的截肢

伴有严重缺血和明显软组织缺损的严重糖尿病足感染患者可能无法承受保肢或肢体重建治疗。在这种情况下，截肢通常是唯一可行的选择。

截肢相关的危险因素包括溃疡病程超过 1 个月、PAD、较高的 Wagner 分级、伤口感染、蛋

表 19-7　**胫骨和足踝骨折的预后**

下肢损伤	与没有糖尿病患者比较预后及风险
胫骨骨折	与没有糖尿病的患者相比，糖尿病患者闭合性胫骨骨折延迟愈合的风险增加，可能需要更换髓内钉，并且手术部位感染风险增加
Pilon 骨折	在常规内固定术治疗的患者中，并发症的发生率增加了 10.7 倍 手术治疗后骨不愈合 / 延迟愈合的发生率增加了 3.95 倍
踝关节骨折	糖尿病是踝关节骨折并发症的已知危险因素 通过将糖尿病分为有或无并发症的类型，可以区分预后。有并发症的糖尿病：整体并发症风险高 3.8 倍；畸形愈合、骨不愈或 CN 的风险高 3.4 倍；需要翻修手术的风险高 5 倍

白尿和骨髓炎。15% 的足部溃疡患者最终需要进行截肢。所有患者都需要包括假肢矫形师在内的截肢团队多学科评估。截肢平面需要根据感染程度和血供情况综合判断。治疗通常分两阶段完成，此过程需要结合创面负压疗法处理伤口，以解决任何残留的感染。在第 5 ～ 7 天确定最终的截肢平面并闭合残端。

术后处理包括每天更换残端敷料，直至伤口完全愈合，然后再进行最初的假体装配。另一种选择是在手术室安装术后即刻假体（immediate postoperative prosthesis，IPOP），这是一种通常由玻璃纤维制成的刚性敷料。在保持膝关节伸直的同时，IPOP 保持了残端的形状并减轻水肿。最近的研究表明，它可以降低手术翻修率，并实现早期行走和功能康复，从而带来心理上的获益，并减少长期卧床引起的并发症。糖尿病足中常见截肢平面：①经跗骨、中足和 Chopart 关节；② Pirogoff 截肢或踝关节离断（Syme 截肢）；③膝下截肢；④经膝关节或膝上截肢。

与没有糖尿病的患者相比，糖尿病患者大肢体截肢后的临床结果很差，并有更高的发病率。此类患者并发症发生率可能很高，一项研究显示，在平均 44.9 个月的随访中，33% 的患者预后结果评为一般或差。大肢体截肢后的 5 年生存率低至

30% ～ 60%，只有肢体功能无法保留时才考虑截肢手术。

要点

- 糖尿病足是由 3 个主要病理改变引起的，即感染、缺血和神经病变，从而导致最常见的并发症，即神经病变和缺血性溃疡。
- 足踝外科医师在 MDfT 中扮演越来越重要的角色，为治疗糖尿病足提供了从简单的肌腱平衡手术到分两阶段的 CN 重建手术。
- 有糖尿病神经病变的患者无明显外伤史，足部出现无痛性红肿、发热，应考虑为急性 CN。足部立即免负重，MDfT 的介入是至关重要的。
- 糖尿病足溃疡具有感染扩散迅速的特征，组织坏死、广泛的红斑和全身性反应的出现，可能代表糖尿病足发作。用"时间就是组织"的概念描述糖尿病足溃疡导致截肢的风险。
- 对于复杂糖尿病患者的足踝部骨折，特别是无明显外伤史的患者，需要多学科联合治疗，且可能需要长节段坚强固定和更长时间的制动才能获得满意的结果。

（王贵忻 王 佳 译）
（刘 阳 邓先见 张明珠 赵嘉国 校）
（张建中 审）

第20章 截肢的手术原则

Arul Ramasamy，Aabid Sanaullah，Donatas Chlebinskas

一、引言

截肢最常见的原因是血管功能不全或糖尿病足并发症的后遗症，这些已经在第19章中给予了详细的讨论。其他原因包括创伤、先天性畸形、肿瘤和慢性感染。做出截肢的决定通常较困难，尤其是对创伤患者。虽然外科医师的本能是倾向保肢而不是截肢，但首要目标必须是提高患者的生活质量。

二、创伤患者的截肢

对于累及下肢的严重损伤，需要在肢体重建和截肢之间立即或尽早做出决定。最初的决定需要根据患者情况和损伤特征预测治疗结果。可能导致截肢的因素：①无法修复的血管损伤；②热缺血时间超过8h；③严重毁损伤，剩余活性组织少；④可能危及患者生命的严重肢体损伤。

鉴于现代保肢技术的进步，除非已与专科团队进行讨论，否则不应使用诸如"不可重建"等解剖学指征判断是否截肢。此外，除非与患者充分讨论过，否则不应以患者没有患肢会更好为由进行截肢。在实践中，很少在第一次手术就进行截肢术，因此如果有可能，通常应尝试保肢治疗。

在传统观念上，足底麻木被认为是截肢的指征。然而据报道，50%的平民创伤患者恢复了保护性感觉，90%的英国军队患者也发现了保护性感觉恢复。因此，足底感觉丧失不应视为截肢的指征。

已经有几种量表指导制订严重下肢创伤后的截肢决策。尽管它们作为回顾性研究工具可能会有所帮助，但这些量表相对较低的敏感度和特异度使其作为决策工具并不可靠。这在美国下肢评估项目的前瞻性研究中得到了很好的说明，该研究将5个常用的量表用于评价556例下肢损伤病例，发现这些量表敏感度较低，且互相矛盾，并不适用于临床工作。此外，它们不能预测短期或长期的功能结果。

在创伤患者中应由最高年资的外科医师做出截肢的决定，最好由2名外科医师共同做出决定，并在医疗记录中明确记录。英国军队制订了在战场进行截肢的指南，这些指南同样适用于平民的创伤，该指南见表20-1。

表 20-1 **截肢术指南**

术前指南
应记录检查结果和截肢指征
不应使用现有的保肢评分系统
如果可能，应由第2名外科医师确认截肢的决定
所有切口均应拍照，截肢前应进行X线检查
神经功能障碍不应作为保肢决策（需要考虑）的一部分

手术技术
截肢平面应尽可能低
不应进行斩断式截肢
在初次清创时不修整皮瓣
在最远端的软组织平面进行截骨
截肢不应在任何骨折平面进行，除非这是合适的皮肤／软组织平面
在初次手术中不闭合切口的任何部分
不应试图防止皮肤回缩

必须记住：在急性创伤救治中，早期治疗的目的是对失活的软组织和无法存活的骨组织进行充分清创。根据组织污染的程度和患者生理功能变化，调整治疗方案。可能需要对组织进行连续

多次的清创以去除所有不能存活的组织，并且仅在必要时才进行截肢。

三、一般考虑因素

足部截肢手术的主要目的之一是尽可能多地挽救功能正常的足。部分足截肢的优点是允许患者使用只需要稍作调整的相对正常的鞋。此外，与经胫骨截肢相比，足部截肢会拥有更好的功能、更大的活动度、更低的能耗、更灵敏的感觉，并减小对外形的影响。

然而，足部截肢必须遵循以下原则：保留的足必须通过稳定的软组织覆盖，实现良好愈合，并且必须恢复跖行足以维持功能。虽然更远端的截肢是可行的，但外科医师必须意识到，可能的愈合时间延长和软组织并发症会显著增加。在这些情况下，更近端的截肢有利于残端的良好愈合，允许早期行走，这可能符合患者的最佳利益。截肢决策需要根据具体情况进行制订，包括患者、假肢矫形师和多学科团队其他成员的意见。

四、截肢平面的确定

决定截肢平面的主要因素是需要有能存活的、健康的软组织覆盖截肢残端。未能对软组织和感染骨组织进行彻底清创将导致皮瓣坏死和持续感染。因此，在清创手术中，外科医师必须彻底清除感染及坏死的软组织和骨组织。虽然在后面的章节中建议应用皮瓣覆盖残端，但外科医师不必担心清创后的皮瓣形态不规则，只要评估残留的皮瓣组织健康即可，覆盖残端只需要确保有正常组织足以覆盖创面。

截肢手术曾经禁止使用止血带。然而，Biehl等研究证明糖尿病和血管病变患者截肢后的切口愈合率在使用止血带组和不使用止血带组结果相似。如果使用止血带，则应在肢体离断后松开止血带，在闭合切口前充分止血，并检查皮瓣的活力。另外，应辨别肢体是否存在血管旁路移植，因为在这类肢体使用止血带是不可取的。

术者在制备最终的皮瓣时，皮缘应有明显渗血，否则可能需要考虑截肢平面上移。存在外周血管疾病的情况时，术者与血管外科医师共同确定正确的截肢平面非常关键。有可能通过适当的血管干预可以下移截肢平面，保留更多的肢体。

局部和全身因素都会影响切口愈合，应尽可能在术前积极干预。局部因素包括局部血供，可以进行动脉多普勒超声评估。40mmHg 或更高的足趾血压有利于切口愈合。经皮氧分压监测被提倡用于预测切口的愈合情况。Pinzur 等指出，大于 30mmHg 的经皮氧分压与较高的切口愈合率相关。其他局部因素包括确保肢体在术后保持抬高以减少组织水肿，以及通过充分的手术清创和应用抗生素预防感染。

全身因素包括优化糖尿病患者的血糖控制和术前改善营养状况。以下指标可以促进切口愈合：①总淋巴细胞计数 > 1500/µl；②血清白蛋白 > 3.5g/dl；③总蛋白 > 6.2g/dl；④血红蛋白 > 11g/dl。

五、特殊的截肢平面

足部截肢的范围可以从足趾末端到膝下截肢（below knee amputation，BKA）（图 20-1）。每一种截肢都有其适应证、手术技巧和并发症，这里将对其进行讨论。

（一）踇趾截肢

踇趾截肢术可以在踇趾近节趾骨基底或通过跖趾关节水平进行。尽管从技术上讲，跖趾关节离断术更容易，但通过趾骨基底截肢可能更合适，因为它保留了踇短屈肌腱和足底跖腱膜的功能。这有助于保持第 1 跖列的部分负重功能，从而减少负荷向第 2 和第 3 跖骨头转移。

在踇趾周围做一个球拍手柄样切口，切除所有无活性的组织。重要的是保留至少 1cm 的近节趾骨。必须保留至少一个籽骨，因为籽骨-趾骨复合体是维持第 1 跖列负重功能的关键。

如果软组织或潜在的骨髓炎不允许保留近节趾骨，则通过跖趾关节（metatarsal phalangeal joint，MTPJ）的关节离断术是可以接受的。当考虑通过该平面进行截肢时，保留的软组织皮瓣应至少等于近节趾骨长度的 1/2。可保留跖骨头软骨，并探查籽骨复合体。跖趾关节离断术后籽骨通常会回缩，但有时它们不会回缩，而会在跖骨头下方形成跖侧压力。这可能会在有神经病变的患者中增加溃疡形成的风险。在籽骨增大或形成关节炎的情况下，则应考虑同时进行籽骨切除术。截肢愈合后，可以为患者佩戴定制成形的鞋垫，以帮助平衡前足负重的压力并减少在鞋内滑动。

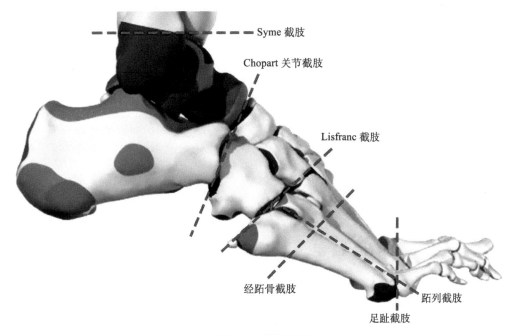

图 20-1 **截肢平面**

这种截肢术最常见的并发症是因血液灌注不足导致的残端皮瓣坏死。此时可能需要上移截肢平面。截肢的次要影响包括第 2 趾的内翻和过伸畸形，这可能导致远趾间关节或近趾间关节及跖骨头底部的溃疡。

（二）足趾截肢

外侧足趾截肢是最常见的足部截肢。可以在 MTPJ 平面或通过近节趾骨水平进行截肢。部分截肢的优点是残肢起到占位的作用，防止 2 个相邻足趾相向移位至截肢足趾产生的空隙。与拇趾截肢相似，可以选择球拍形、鱼嘴形切口或背侧和跖侧皮瓣切口（图 20-2）。

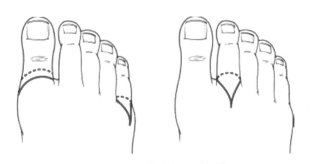

图 20-2 **拇趾和足趾截肢**

足趾截肢的切口并发症可由血肿引起，或因软组织不平衡导致切口张力异常而引起。晚期并发症包括相邻足趾移位至截趾后残留的间隙形成畸形。在进行部分截趾的情况下，有时由于 MTPJ 过伸挛缩，残端会向背侧抬高。此时可能需要行 MTPJ 离断术，或松解伸肌腱和 MTPJ 关节囊。

（三）跖列截肢

跖列截肢定义为包括足趾及部分或全部其相对应的跖骨的截肢。它适用于在健康患者中发生的创伤及在糖尿病患者中发生的感染和坏疽。它的优点是保持了足的整体长度，患者可以穿着自己的鞋活动。此外，通过保留足底的皮肤，提供了一个耐用的软组织覆盖。跖列截肢会使足变窄并导致足在鞋内滑动。它还增加了剩余跖骨上的压力。这两个问题都可以通过于鞋内放置合适的矫形器解决。跖列截肢可分为边缘跖列截肢（第 1 跖骨和第 5 跖骨）、中央跖列截肢（第 3 ～ 4 跖骨）和多跖列截肢。

1. *边缘跖列截肢* 第 1 跖列和第 5 跖列截肢术可以分别通过内侧或外侧切口进行，根据骨髓炎和软组织皮瓣的覆盖水平截除足趾和跖骨。尽可能保留第 1 跖骨和第 5 跖骨基底，以保持胫前肌腱和腓骨短肌腱附着点的完整性。在设计皮瓣时，最好使用由负重部位皮肤组成的较长足底皮瓣，以提供一个耐磨的足底。保留尽可能大的软组织瓣以实现切口的无张力闭合是非常重要的。皮瓣过度修剪会导致缝合处张力过高，进而使切口裂开或坏死。

2. *中央跖列截肢* 第 2 ～ 4 跖列的截肢术通

常不如边缘跖列截肢术常见。在趾蹼和跖骨间从足背向足底做切口,去除跖骨和足趾。应尽可能保留跖骨基底,以防止中足出现不稳定。需要注意的是,过度的皮肤清创会使切口难以闭合,应注意确保足够的软组织皮瓣。如果没有注意到这一点,则可能需要对跖骨近端进行截肢。一旦完成截肢,由于失去足趾而形成的空隙通常由相邻足趾移位至该空间进行填充。

3. 多跖列截肢 超过 2 个跖列的截肢是可行的,但至关重要的是,为患者提供定制的鞋垫,以防止重度狭窄的足在鞋内滑动。内侧基底部分截肢会导致行走时不平衡,并在外侧跖骨上产生额外的压力,进而导致溃疡形成。如果考虑行超过 3 个跖列的截肢,由于剩余的跖骨会承受过大的负荷,因此此时应进行经跖骨截肢(transmetatarsal amputation,TMA)。

(四)经跖骨截肢

经跖骨截肢(TMA)于 1949 年由 McKittrick 首次提出,是一种公认的挽救足部功能的手术,用于治疗前足严重坏疽、感染或组织缺损。与更近端的截肢相比,它的优势在于保留了胫前肌腱和腓骨短肌的附着部位。这可以保留主动背伸的功能,并抵消可能导致马蹄足畸形的小腿三头肌拉力。此外,它还允许患者在鞋中放置定制的全接触鞋垫行走。行 TMA 的前提条件包括在截肢水平近端没有感染,中足或后足没有明显畸形,有健康的皮瓣能覆盖残端及为其供血的足动脉弓。

在趾长屈肌腱和趾长伸肌腱的浅层分离全厚的足背和足底皮瓣,尽可能多地保留皮肤。在跖骨近端没有感染的部位,应用摆锯平行于地面进行截骨。截骨面的边缘应平滑。保留第 2 跖跗关节(tarsometatarsal joint,TMTJ)和 Lisfranc 韧带的完整性。因此,第 1 跖骨和第 2 跖骨应在同一水平上进行截骨。第 3 ~ 5 跖骨的截骨平面则从内向外呈阶梯式靠近跖骨基底。保留第 5 跖骨基底部,因为它是腓骨短肌腱的附着点。同样,胫前肌腱的止点位于第 1 跖骨基底也应给予保留。截肢完成后,修整皮瓣,使足底皮瓣比足背皮瓣稍长,以便于闭合残端(图 20-3)。如果踝关节背伸小于 5°,则需要同时进行跟腱手术。

该截肢术式的主要风险是残端出现复发性溃疡。这可能是由跖骨残端在足底形成突起或跖骨远端新骨形成引起的。可以通过手术切除进行治疗。同时,马蹄足畸形可能增加跖骨残端的压力,此时可能需要行跟腱延长或踝关节和距下关节的关节囊松解手术治疗。

Lisfranc 截肢在 TMT 关节处离断肢体,在技术上类似于 TMA 截肢术,但需要重新固定胫前肌腱和腓骨短肌腱以达到足部平衡。所有病例均应考虑是否行跟腱延长术。

(五)Chopart 关节截肢

Chopart 关节截肢是在距舟关节和跟骰关节水平的足部离断术。与更近端的截肢术相比,该术式具有以下一些优势:①不会导致肢体进一步短缩;②术后患者可以安装足踝矫形器,允许正常穿鞋;③保留了跟骨,进而保留了坚韧的足底皮肤承担负重功能。

与经跖骨截肢术一样,设计足够长的跖侧皮瓣以保证软组织覆盖残端。为了维持足部软组织平衡,将胫前肌腱转移至距骨颈,将踇长伸肌腱和腓骨短肌腱转移至跟骨前结节,以防止形成马蹄内翻足畸形。也可以将趾长伸肌缝合至距腱膜的远端,以防止足底结构向近端回缩。通过单独的后内侧切口进行跟腱切断术(切除 2 ~ 3cm 跟腱),以防止马蹄内翻足畸形形成。术后,踝关节应于轻度背伸位应用夹板固定 6 周。

虽然理论上 Chopart 关节截肢术提供了许多优势,但行 Chopart 关节截肢术的机会通常很少。主要的限制因素是需要足够的、健康的软组织覆盖。该组织残端皮瓣类似于 TMA 所需的组织皮瓣。当无充分的软组织皮瓣可用时,应考虑更高平面的截肢。因此,它是被用于避免糖尿病患者大肢体截除的最后方法。Faglia 等(2016 年)报道糖尿病患者中 Chopart 关节截肢术后并发症发生率相对较高,溃疡复发率为 31.9%,再截肢率为 27.7%。

(六)Syme 截肢

Syme 截肢是在踝关节水平的足部离断术,去除踝关节并将足跟垫固定到负重面。远端截肢提供的长杠杆力臂、坚韧的足跟垫皮肤具备负重的能力,并且可佩戴自悬吊式假肢。这种截肢能达到更好的功能结果,且比中足截肢更节约能耗。它适用于外伤、坏疽和感染。由于它不干扰远端胫骨生长板,它也被用于治疗儿童先天性畸形,如腓侧半肢畸形、股骨近端局灶性缺损和先天性

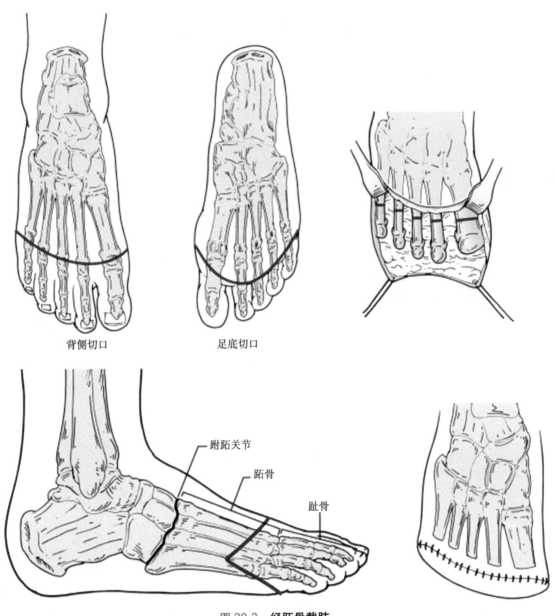

背侧切口　　　　　　　足底切口

蹠跗关节

跖骨

趾骨

图 20-3　**经跖骨截肢**

胫骨假关节。

　　手术切口在外踝下方 1.5cm，经过踝关节前方，至内踝下方 1.5cm 处，形成前方皮瓣。跖侧切口继续向下延伸至骨骼，然后穿过足底并垂直向上到达外踝切口。必须注意避免损伤内侧的神经血管束。该血管神经束位于踇长屈肌腱和趾长屈肌腱之间，如果受损，可出现足跟垫皮瓣坏死。然后切断前方肌腱使其缩回，结扎并切断胫前血管。一旦看到骨性结构，对跟骨和距骨进行仔细钝性和锐性解剖，使其与软组织皮瓣分离。在这个步骤，需要将跟腱小心地从跟骨上剥离，不能破坏周围皮肤，因为这个部位将成为足跟承重的

位置。

　　去除跟骨和距骨后，切除内踝和外踝的突出部分，使它们与胫骨远端平面齐平。然后将跖腱膜缝合到胫骨前部，以稳定软组织垫（图 20-4）。

　　Syme 截肢最常见的并发症是切口不愈合。在手术过程中应避免损伤软组织皮瓣的血供。手术剥离过程中对血管的任何损伤都可能导致皮瓣坏死。此外，为了防止缝合皮瓣时因肿胀而过度修整会使足跟皮瓣灌注减少。第 2 个并发症是未能牢固固定残端软组织。这可能导致足跟垫活动和移位，从而干扰直接负重。

　　Pinzur 等在一项对糖尿病患者行 Syme 截肢手

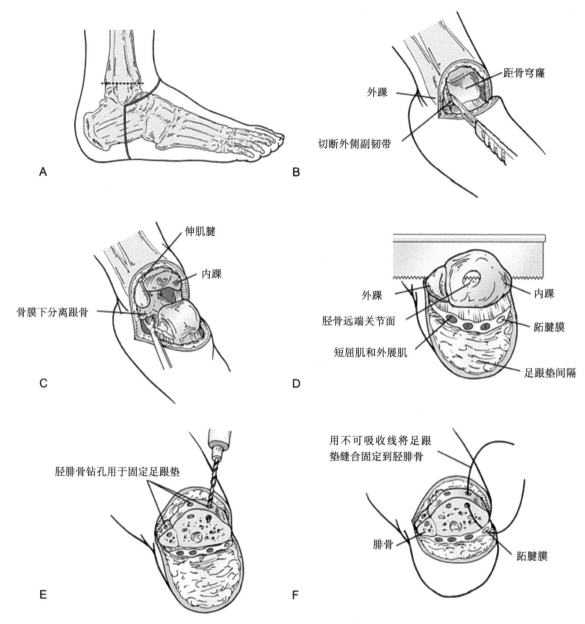

图 20-4　Syme 截肢

术的回顾性研究中证实手术成功率为 88%。他们强调在临床检查和切口愈合参数评估的基础上选择适当的患者是至关重要的，影响切口愈合的因素包括血管灌注（超声多普勒超声检查缺血指数为 0.5 或经皮氧分压为 20 ～ 30mmHg）、组织营养（血清白蛋白 2.5g/dl）和免疫能力。

（七）膝下截肢

当保足的截肢手术失败或由于感染平面高、血管功能障碍或软组织损伤而被认为不合适行保足截肢手术时，需要进行膝下截肢。传统认为，理想的膝下残端应位于膝关节水平下方 15cm。然而，随着假肢技术进步，假肢已经可以适用于较

小的截肢残端。虽然较长的膝下残端提供了更长的力臂产生动力，但过长的残端可能会妨碍安装更先进的微处理器控制的电动假肢。这凸显了在术前与假肢团队商讨截肢平面的重要性。

经典的 Romano-Burgess 截肢术应用长的后侧皮瓣包裹残端。该方法具有在胫骨负重部分的下方提供远端保护性衬垫的优点。然而，重要的是要适当修剪残端皮瓣，以防止在残端两侧出现大的软组织臃肿（狗耳朵），这会使安装临时假肢变得很困难。出于这个原因，一些外科医师更喜欢使用斜皮瓣技术，这样可以达到更一致的残端形态。

膝下截肢的争议之一是骨桥手术的使用。从

理论上讲，通过在胫骨和腓骨之间形成骨性连接，可以减少残端内的疼痛。这在更近端的经胫骨截肢中可能更重要，因为骨间膜相对缺失导致负重时腓骨外展出现疼痛。该手术由 Ertl 在 1949 年首次提出，其在胫腓骨间植入带骨膜骨块。后来，还采用了螺钉固定或 Suture-Button 弹性固定技术。尽管其在单一外科医师病例系列研究中显示出积极的结果，但一项针对美军伤员的随机对照试验表明该术式并发症发生率较高，而功能结果没有显著改善。

膝下截肢的并发症包括感染、切口问题和疼痛性神经瘤形成。从长远来看，幻肢痛可能会导致失能。重要的是要意识到，随着假肢技术成熟和患者运动量增加，冗余的软组织或骨性凸起可能导致溃疡或胼胝，将来可能需要进行残端修整术。

与非截肢者相比，膝下截肢患者在身体和心理健康方面的功能结果显著受损，这与截肢是由血管功能不全还是外伤所致无关。相对于其他的截肢平面，膝下截肢可导致基础能量消耗增加 25% ～ 40%，假肢的使用随着截肢后年龄和时间增加而减少。

要点

- 创伤中的截肢应该由 2 名外科医师决定，并且在可能的情况下应考虑保肢治疗，除非保肢对患者有害。
- 足底感觉缺失不是截肢的指征。
- 截肢成功的关键是完全切除感染的和无活性的组织，保留正常的软组织皮瓣，以利于愈合。
- 进行 TMA 时，必须注意保留第 1 跖骨和第 5 跖骨基底部，以保持胫前肌腱和腓骨短肌腱的附着。
- 膝下截肢中的 Ertl 骨桥手术与更好的结果无关，但可能有更高的并发症发生率。

（王贵忻　王　佳　译）

（刘　阳　邓先见　高　翔　赵嘉国　校）

（张建中　审）

第 21 章　下肢假肢和康复原则

Rajiv S Hanspal，John Sullivan

一、引言

截肢手术和假肢替代是最早的外科手术之一，可以追溯到公元前 5 世纪。历史学家 Herodotus 讲述了一个波斯囚犯的故事，他为了获得自由而砍下了自己的脚，并用一只木脚取而代之。截肢的常见原因是创伤，是一种拯救生命的措施。截肢和假肢的大部分发展一般都与战争有关，即使在今天也很明显。然而在西方，截肢的原因越来越多地倾向血管疾病。截肢成为一种必要的外科手术，用来切除已经毫无用处且危及生命的肢体。

然而，截肢应该被视为一种积极的重建过程，以"塑造"残肢（残端），从而获得最佳的生物力学功能和运动能力。随着假肢技术进步和当代西方社会对残疾的接受程度越来越高，截肢越来越被视为一种"治疗选择"，而不是一种"无可奈何"。在这种情况下，强烈建议截肢前咨询专业假肢康复团队。这将有助于目标规划、管理预期及制订有效的康复方案，以尽可能得到最好的预后。

二、适应证

从本质上讲，下肢截肢的适应证（方框 21-1）为切除无法存活的肢体（坏疽）、减轻疼痛（缺血性）、保全生命（恶性肿瘤、坏疽）或改善功能（先天性缺陷、神经疾病、外伤晚期并发症）。在英国，最常见的原因仍然是血管疾病（65%）。其他原因包括创伤（早期或晚期并发症）、感染（包括关节置换失败）、肿瘤、神经疾病或先天性肢体缺陷。最近，为了使用先进的假肢改善运动和功能，选择截肢术作为治疗方案的情况在增加。

方框 21-1　截肢适应证

- 移除不能存活的肢体：坏疽
- 缓解症状：缺血性肢体
- 保全生命：恶性肿瘤
- 改善功能：肢体畸形、神经疾病累及肢体、先天缺陷

三、康复阶段

（一）截肢前咨询

英国康复医学会标准列出了康复阶段的细节。如果截肢手术计划作为一种治疗选择并且是择期手术时，那么截肢前的咨询就非常有必要。它对所有治疗方案的建议和讨论均有优化作用。与专业的假肢康复治疗团队的沟通对截肢的预期目标、假肢选择和预后有指导性意义，以帮助制订临床决策。它提供了一个与外科医师探讨最佳截肢平面和保留理想的残肢长度的机会。也可以考虑为潜在的适用性装置和环境变化提供专业治疗建议，如患者重返工作岗位或休闲活动。最好在术前就制订康复治疗计划。疼痛管理也可能需要在术前解决。研究表明，从术前开始控制疼痛（硬膜外或患者自主镇痛），并在截肢后以同样的形式持续，可以减少幻肢痛和截肢相关疼痛的发生率。

（二）截肢

截肢的目的，特别是对于可能需要用假肢进行活动的人来说，是塑造一个新的末端活动器官。截肢手术应由具有技术经验的外科医师进行。截肢应该及时，并且在手术清单上有适当的优先权。截肢应使用公认的外科技术。除血管疾病外，所有病例均应使用止血带。细致处理软组织是确保良好愈合的关键。

残端应由健康的皮肤覆盖，但由于创伤和组

织损伤等特点，这经常难以实现（方框 21-2）。很少情况下，为了经胫骨水平而不是经股骨水平截肢，可以使用特殊技术（植皮或足底剔骨皮瓣技术）提供皮肤覆盖，从而确保足够的长度。应避免残肢负重区形成瘢痕和粘连到深层的骨骼上。

方框 21-2　截肢手术原则

- 皮肤：健康、有知觉和无张力修复
- 肌肉：减容以减小残肢尺寸并优化形状
- 神经：轻轻牵引后在近端用锋利的刀切断
- 血管：双重结扎
- 骨：长度足够、边缘圆滑，避免骨膜剥离

肌肉的切割长度应该比骨骼水平长几厘米。适当的肌肉成形和减容应能确保假肢接受腔匹配良好的残肢形状。对于肌瓣固定截肢术，需要足够的肌肉及其拮抗肌实现平衡，确保无张力修复。

应避免过度牵拉神经。在轻柔牵引后，使用锋利的刀将神经切断，然后使其回缩。这应该有助于最大限度避免神经瘤形成。最近，靶向肌肉神经再支配术（神经移植术）可考虑用于择期截肢手术，因为研究表明这种治疗方法对残肢痛和幻肢痛有疗效。

血管用双重结扎法结扎，此种方法主要应用于重要动脉。肌肉修复前应松开止血带。细致止血可以避免血肿形成，血肿是一种常见的并发症，应适当引流。

（三）截肢长度

截骨位置取决于计划截肢平面（方框 21-3）。经胫骨截肢的最佳平面可通过计算患者的身高比例获得（经胫骨截骨长度为每 1m 身高截 8cm）。对于经股骨截肢，一般认为截骨水平应位于膝关节近端 15cm，此时远端肌肉覆盖后会有效减少残端至膝关节水平的距离（12cm）。

方框 21-3　截肢平面的选择

- 能够愈合的最远端
- 尽可能保留膝关节
- 避免近端关节挛缩
- 确保足够的间距，为假肢关节预留足够的空间和距离
- 骨：具有足够的长度和光滑的边缘，避免骨膜剥离

细节

- 经股骨截肢：膝关节近端 15cm，以便为软组织覆盖和膝关节假肢单元留出空间
- 经胫骨截肢：根据患者身高计算对应的膝下截肢长度（每 1m 身高截 8cm）
- Syme 截肢：确保残端能较好承重。假肢效果优于 Boyd 截肢、Chopart 关节截肢或 Lisfranc 截肢

这个充足的空间可以适配绝大多数假肢的膝关节组件。避免过度骨膜剥离，从而避免残端出现继发性改变。截骨断端应平滑，避免出现尖刺或锐利的边缘。最终的残端应略呈锥形，其轮廓适合安装假肢接受腔。

截肢残端的特征对耐受和控制假肢具有显著影响（图 21-1）。残端是机械杠杆，短的残端减小了机械优势。残端长度与步态质量之间存在相关性。短的经股骨残端及伴随的内收肌缺失会放大 Trendelenburg 效应，这是经股骨截骨步态的常见特点。

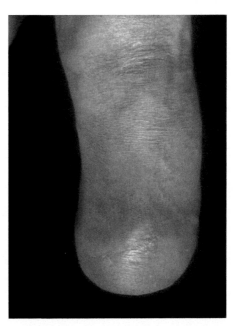

图 21-1　最终成形的圆锥形经胫骨截肢残端能够与假肢良好匹配

（四）其他注意事项

在考虑最佳截肢平面时，应保留关节，避免固定畸形。保留膝关节可提供比经股骨截肢更好的功能结果。理想情况下，实施截肢术的医院经胫骨与经股骨截肢的比例应为 5∶2。经关节截肢可能在功能上是有益的，但也会影响美观。如

果患者不太可能使用假肢活动，或有可能进行双侧截肢，则应考虑膝关节离断术，以减轻残肢重量带来的负担。笔者在30多年的职业生涯中从未见过因足和踝关节的病变而进行髋关节或盆腔截肢的情况。

（五）关节离断术

良好的残端承载性能对膝关节离断术至关重要。Gritti-Stokes截肢术或Syme截肢术可以实现这种截肢平面的设计效益。虽然这个截肢平面有功能上的优势，但假肢的外观可能会让一些人失望。假肢接受腔需要适配球根状截肢残端，这限制了假肢的膝关节和足部组件的选择。在足和踝关节水平，Syme截肢术比Boyd截肢术、Chopart关节截肢术或Lisfranc截肢术有更好的预后。Chopart关节截肢术和Boyd截肢术不能为假肢足提供足够的远端空间。Lisfranc截肢术和其他一些中足截肢术由于步态中的高应力容易在残端出现问题。除间隙填充物外，跖列截肢术不太可能需要假肢辅助。

（六）儿童截肢

在儿童群体中，与关节离断术（如Syme手术）相比，应避免通过骨干截肢。这是因为不断增长的胫骨上端保留在残肢中，随着儿童生长，它会顶破皮肤，经常需要每2～4年进行手术修整，直到骨骼成熟。Syme残肢在儿童并不与成人一样有相同的缺点，在功能上最终会作为"膝下"截肢进行假肢替换。

（七）术后处理

术后应确保疼痛得到良好控制。如果开始术前硬膜外镇痛或患者自控镇痛，理想情况下应持续3d。肢体抬高等物理治疗应同时进行。对于经胫骨截肢者，仍然普遍推荐使用硬石膏绷带敷料固定，以控制肿胀、疼痛和固定挛缩。然而，笔者提醒不经常使用Paris石膏的团队或在病房中不要使用硬石膏绷带敷料。这是因为如果有肿胀的症状或迹象，可能需要紧急移除石膏。尽管在各种指南中经常建议使用硬性敷料而不是软性敷料，但是Cochrane的一项系统评估并未发现硬性敷料比软性敷料有确定性益处。

尽管使用分级加压袜（如Juzo™）是英国最常使用的措施，但也有替代措施可供选择。在截肢后的几天内，愈合良好且得到外科医师批准时，首先使用加压袜。这有助于控制术后水肿和疼痛。

轮椅应该有残端抬高板。

（八）并发症

与截肢直接相关的早期并发症是切口愈合不良和疼痛。切口能否愈合仍然存疑，并且需要早期活动和使用假肢时，切口可能需要行翻修手术。两者也都可能是晚期并发症——正如"下肢截肢术后并发症或后遗症"所讨论的那样。

（九）早期假肢康复

假肢康复最好在该领域的专业团队的监督下进行，以达到最佳的整体效果和预后。使用早期助行器，如最大压力为40mmHg的气动截肢后助行器（PPAM Aid）或Femurette（一种具有特殊平衡的生物力学结构的训练设备），其是物理治疗中心早期康复的重要组成部分（图21-2）。早期助行器有助于早期站立、姿势控制、早期活动、残肢水肿控制及改善患者的精神状态。早期助行器还可以作为一种评估工具预测可实现的预后和目标（框21-4）。

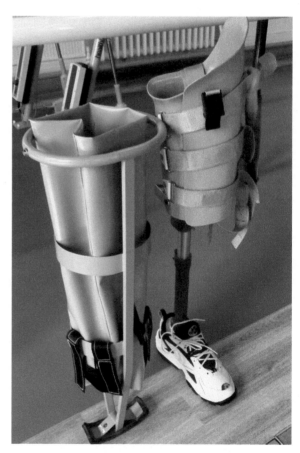

图21-2　早期助行器
气动截肢后助行器（PPAM Aid）和Femurette

- SIGAM 活动等级
- Harold Wood Stanmore 活动等级
- 运动能力指数
- 定时步行测试
- 接受腔舒适度评分
- Barthel 日常生活活动指数
- 医院焦虑抑郁量表
- 疼痛数字评分
- 欧洲五维度健康量表（EQoL-5D）

截肢者的一般医疗状况、身体健康状况和认知状况将影响假肢康复和活动能力。许多系统性疾病患者无法完成假肢康复治疗疗程。研究表明，认知能力与使用假肢可实现的活动水平之间存在正线性关系。感觉障碍，尤其是视力障碍，可能是需要克服的额外问题。心肺功能很重要，因为佩戴假肢走路会消耗更多的能量。肌肉骨骼损伤，包括运动无力和关节挛缩，特别是下肢的肌肉骨骼损伤会影响活动能力。上肢问题，如抓力减弱或缺乏灵巧性，使独立穿脱变得困难。心力衰竭或肾损伤等疾病，可能会因其相关的周围水肿和残肢体积波动而影响接受腔的适配性。在评估截肢者一般状况、设定期望和现实目标时，所有这些因素都需要考虑。目标应该是最大程度恢复自理能力和社会参与能力。

四、假肢原则

在全球范围内，获得假肢康复服务的渠道各不相同。拥有先进医疗系统的国家普遍能够提供技术先进的假肢。世界卫生组织和国际假肢矫形学会（ISPO）已经发布了供全球使用的国际标准，包括实施手册，强烈建议使用当地资源。

截肢手术后能否取得满意结果并不依赖于假肢的精尖水平。在偏远地区和社会经济欠发达地区，坚持合理的康复原则和高质量的技术同样可以取得卓越的成果。

实施恰当的截肢手术可以对假肢使用者的生活质量产生深远的影响。截肢标志着康复之旅和重新融入社会的开始。

（一）假肢接受腔

截肢残端和假肢之间的连接称为接受腔（方框 21-5）。接受腔是一个定制的部件，旨在容纳截肢残端，并在步态周期中促进力量舒适传递。截肢者感受到的接受腔舒适性水平随着时间推移而变化。在一天的过程中，残端体积可能会因活动水平、温度和液体滞留等因素而变化。截肢者通过使用额外的袜子适应体积的变化，或者通过调节活动保持在舒适的参数范围内调整他们的接受腔的适配性。

接受腔

- 容纳截肢残端
- 步态过程中残端接触面力的传递
- 关节离断的末端部承重
- 通常与衬垫结合设计，聚氨酯、硅胶、热塑性弹性体

悬吊装置

- 安装假肢并将不稳定性降至最低的方法
- 外侧腰带、外侧髋关节
- 髁上自悬吊以适配解剖形状
- 使用衬垫，锁定销、真空悬吊
- 皮肤吸附力
- 骨结合

膝关节

- 简单关节锁定膝部步态，坐姿自动解锁
- 膝关节自由步态的机械关节，摆动相和站立相控制
- 准确对线以促进安全高效的步态
- 单轴或多中心、几何、液压、气动控制
- 微处理器控制膝关节，高水平的安全和控制

假足模块

- 设计简单的稳定踝部缓冲鞋跟，材料形变
- 包含机械踝关节的多轴足模块
- 储能足，碳纤维或复合材料制成的足被用于高冲击的运动
- 带有微处理器踝部单元
- 动力踝关节装置
- 根据活动量 / 类型、目标和体重进行选择

附加装置

- 在步态周期吸收旋转力的扭转适配器
- 可吸收轴向冲击力的伸缩式减震器
- 美化装饰，泡沫覆层或高清晰度硅胶
- 现在更容易接受没有美观化覆层的假肢

接受腔有时需要调整，并随着残肢成熟或体重改变而定期更换。残端的形状可通过传统的

Paris石膏技术或越来越多地使用数字扫描而获得。石膏或数字模型需要修正才能产生"生物力学"接触面。

棉袜一直是残端和接受腔之间的传统接触界面。现在广泛使用的衬垫，在安装接受腔之前直接戴在残端上。热塑性塑料橡胶（TPE）、聚氨酯（PUR）和硅胶是用于制造衬垫的3种主要材料。各种不同材料具有不同的机械性能，可根据个人需求进行选择。衬垫具有容纳软组织、减少剪切力、缓冲、悬吊（图21-3）和保护脆弱组织等一系列功能。

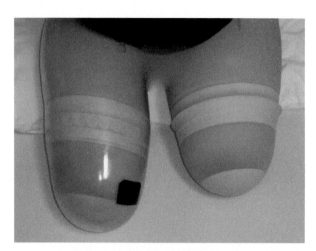

图 21-3　双侧经股骨截肢者的硅胶衬垫
环形密封环的设计方便假肢的真空悬吊

（二）假肢力线

假肢力线指的是地面反作用力矢量与解剖/假肢标志物（如接受腔、髋关节、膝关节和踝关节）之间的维度关系。力线不良会导致步态不适、失稳和低效。影响对线的截肢残端参数包括肌力不平衡、残肢长度和组织挛缩。

五、经胫骨假肢

（一）胫骨接受腔设计

对大多数截肢患者而言，接受腔的舒适性是优先考虑的问题。不舒适的接受腔可能会限制或妨碍活动。自20世纪60年代中期以来，髌腱支撑的接受腔设计开始流行。这种接受腔设计适配并将载荷施加到承压区域，即髌腱、胫骨旁区域和腘窝区。空间被引入压力敏感区域，特别是腓骨头、胫骨切端和胫骨嵴。这需要对假肢进行修正，即在阳模中增加材料以引入空间，并去除承压区的材料以承载增加的负荷。近来，该技术也被应用于数字化模型。

衬垫的出现使设计胫骨接受腔和通过残肢传导重力的方法更加容易。聚氨酯衬垫可以使重力在塑性良好的残端的整个表面上进行负载。聚氨酯的流动性使其重新分布，远离压力峰值高的区域，直到压力重新均匀分布。这个概念称为全表面负载。接受腔设计和接口材料的选择将根据残端的特点进行综合考虑。热塑性塑料橡胶衬垫可能更适合在骨性残端上提供缓冲。因为，热塑性塑料橡胶是一种惰性材料，可用于保护敏感的瘢痕组织。当需要稳定多余的软组织时，硅胶衬垫特别有效。

（二）经胫骨悬吊

将假肢牢固地连接到身体上的方法称为悬吊。有效的悬吊消除了步态中接受腔和残肢之间的移动。不适当的悬吊会导致接受腔移动，导致假肢失稳、磨损、本体感觉降低和跌倒风险增加。

髁上悬吊被设计为包绕股骨髁的弧度并提供自悬接受腔，通常不常使用小腿绑带。该绑带上端被环形固定在股骨髁近端，而下端连接到接受腔上。

一些衬垫在其设计中包含悬吊系统。例如，接受腔内的棘轮结构与远端锁定销相接合以提供机械性固定。衬垫周围使用环形密封环，可产生真空系统，空气通过位于密封件远侧的单向排气阀从接受腔排出，从而形成真空悬吊。

膝关节悬吊袖套经常被附着于接受腔的近端边缘，从膝关节延伸到大腿下部。该袖套可以与排气阀结合使用，以提供真空效果。

（三）假肢足部模块

最简单的足部假肢称为稳定踝部缓冲鞋跟（SACH）。步态周期中足的形变有助于减震和向前推进。储能足主要由碳纤维或复合材料制成。储能足不包含踝关节。能量在步态周期内随着材料形变不断存储，并在足趾离地时释放。这些设计在残奥会跑步项目中最为有效。

带踝关节的多轴足包括机械式、液压式、微动力单元组合式和动力跖屈装置。证据表明，有跖屈和背伸功能的踝关节假肢有助于足推进，使步态更稳定，并减少残端周围的压力。

足部组件的选择基于患者目标、体重和活动水平等因素。制造商提供指导以帮助选择适当的产品。可以将附加组件引入假肢系统，如扭转适配器和减震器,以减少旋转和冲击力的影响,特别适用于活动量大的截肢患者。

六、经股骨假肢

与经胫骨假肢相比,膝关节的缺失带来了额外的挑战。使用膝上假肢行走需要额外的能量消耗,此消耗超过非截肢者或经胫骨截肢者。除其他常规组件外,经股骨假肢还包含一个假肢膝关节单元(图 21-4)。步态周期中产生的力主要通过骨盆区域的接受腔传递,尤其是坐骨结节。

(一)经股骨接受腔、衬垫和悬吊

接受腔可设计为坐骨承重、坐骨容纳、全接触或吸力接受腔。衬垫也被广泛应用,衬垫的好处如前文所述。

经股骨假肢的可靠悬吊可能难以实现,特别是对于短的残端。悬吊不充分会导致接受腔在残端周围移动、不适、不牢靠和跌倒风险增加。最简单的悬吊方式是一条从假肢向腰部周围延伸的柔软弹力带。这可能也是效率最低的悬吊设计,尤其对于体型肥胖的截肢患者而言。

腰带及外部铰链式髋关节可以用于臀部肌肉无力的患者。腰带悬吊着假肢,髋关节的钟摆效应减少了行走需要的能量。

带有远端锁定销或橡胶密封环的衬垫与真空系统相结合,通常被应用于悬吊经股骨假肢。这些系统无须在腰部缠绕笨重且限制性的腰带。

衬垫通常可为塑形良好的残端提供有效的悬吊,因此减少了皮肤吸入式接受腔的使用。使用尼龙护套或绷带将残端拉入接受腔。一旦完全进入接受腔,单向排气阀保持负压,直接吸入假肢进行悬吊。

(二)膝关节假肢单元

膝关节假肢相当复杂;最简单的假肢在步态周期中保持锁定,并可以在坐下时自动解锁。截肢者通过使用包含控制摆动相和站立相机械组件的膝关节假肢,实现自由膝步态。

站立相控制有助于减少足的不稳定或错位的复原时间,其机制可以是简单的摩擦制动器或更复杂的液压设计。不同于单轴关节,多轴膝关节的几何形状影响其稳定性,当关节伸直时,地面反作用力矢量位于膝关节中心的前方,从而产生伸展力矩。

为引导更安全和简单的步态,现在已广泛使用微动力膝关节假肢,结合了液压、气动和磁流

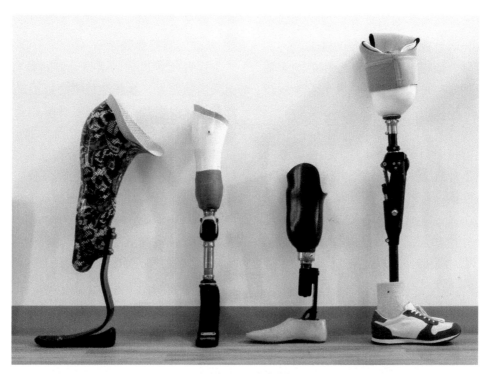

图 21-4　假肢展示

从左到右:适用于先天性畸形的碳纤维足、带有液压膝的儿童膝上假肢、带有锁定销系统的经胫骨假肢及带有腰带和机械式膝关节的膝上假肢

变流体等多种设计，以控制步态站立相和摆动相。传感器实时测量时空参数和角度参数及在步态过程中产生的压力。膝关节假肢会对不断变化的情况做出响应和实时调整，如行走加速或通过台阶和斜坡。

（三）足模块

假肢足和附加组件参考经胫骨假肢的注意事项。可以说，经股骨假肢应该被视为一个生物力学系统，各种组件协调工作以优化步态、保持安全和接受腔舒适度。假肢系统的最新发展利用仿生原理和微动力技术促进膝关节假肢和足部模块之间的通信和同步。例如，在步态周期中，当膝关节弯曲时踝关节背伸以帮助足离地。

七、关节离断术注意事项

（一）膝关节离断术

经踝关节或膝关节进行关节离断，能提供完全负重且耐用的有功能的截肢残端。这避免了通过更近端的结构传递重量的需求。

膝关节离断术的优点包括长杠杆臂提供对假肢的有效控制和改善本体感觉。髋关节周围的肌肉复合体完整使躯干在步态周期中外移最小。球状股骨髁可通过自悬式接受腔连接假肢。

残肢过长影响外观。因为没有足够的空间容纳膝关节假肢。这导致膝关节中心比例失调，在坐姿时尤其明显。低构建高度并结合稳定的多轴设计的膝关节单元，可以在一定程度上改善残肢尺寸带来的问题。

经股骨远端的截肢术，如 Gritti-Stokes 截肢，力图解决膝关节离断后截肢的缺点。如果截肢后末端承重性能不理想，则结果是长的股骨残端不具有远端承载性能，而这正式是经膝关节截肢术的优势。

对首要目标是功能而非美观的截肢者来说，膝关节截肢可以取得良好的效果。

（二）踝关节离断术

Syme 踝关节离断术可以获得有功能的支撑残肢。现在不常进行 Syme 截肢术，因为需要定制假肢才能获得良好的效果。缺点包括球跟状外形、踝外观欠佳及组件的选择有限。Syme 截肢术的一个优点是能够在没有假肢的情况下可以利用残端活动。对于发育期儿童而言，这仍然是一个很好

的术式，在预备假肢时，它与膝下截肢术相同。

（三）部分足部截肢术

用于解决部分足部截肢（如 Lisfranc 截肢）的假肢选择方案仍然有限。选择无非是矫形器或假肢。与更高平面的截肢相比，尽管部分足截肢失去的组织相对较少，但同样导致失能。硅胶的足部假肢或足趾填充物鞋垫是最常见的干预措施。

八、特殊假肢

（一）运动专用假肢

运动专用假肢的设计具有日常普通假肢所无法达到的功能。运动专用假肢通常被用于休闲和体育运动，包括游泳、跑步、骑自行车、滑雪和攀登。假足模块可以适应从日常步行到健身房的休闲活动等不同功能和强度的运动。例如，带有减震器的碳纤维足部模块可以被用于日常使用和更具冲击力的运动。通常只有参加俱乐部或竞技运动的个人才需要特定的假肢设计，如在田径赛道上使用的"刀锋假肢"，或者为竞技自行车定制的假肢。游泳或出于职业原因可能需要水上活动的假肢。也可以使用防水的标准足部模块进入水环境。潜水时可能需要一个带有可调节足踝和鳍状肢附件的特殊装置。需要注意的是，大多数游泳的截肢者游泳时不佩戴假肢。

（二）直接骨骼固定

这种技术也称为骨整合，是指将假肢附着于金属内植物上，金属内植物固定于残肢长骨内部，并通过软组织孔隙延伸出来（图 21-5）。延伸穿过软组织的部件称为基座，这是假肢的附着点。骨整合最初在瑞典开发，后来在牙科植入物领域发展起来。1990 年首次应用，将假肢连接到长骨上。最近，已经开发出大量骨骼假肢附着系统，并日渐完善。

这些技术需要 1～2 次外科手术和漫长的康复计划。康复方案因采用的系统而异。骨整合降低了对接受腔的要求，最常用于无法使用接受腔系统而发挥功能的经股骨截肢者。骨整合克服了一些传统接受腔相关的问题，如软组织刺激和不适。通过使用内六角扳手或旋转卡盘装置将假肢固定于基座上，从而实现假肢附着。根据报道，运动能力和生活质量有所改善。由于没有向近端延伸的接受腔，髋关节可以自由活动。可能会遇到的

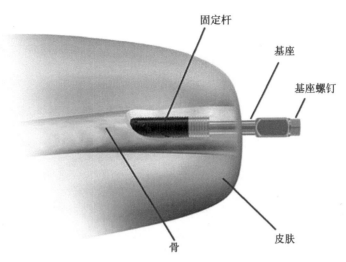

固定杆

基座

基座螺钉

骨

皮肤

图 21-5　**图示用于直接骨骼固定的组件**

外部假肢连接于基座上（Integrum，Molndal，Sweden）

问题包括浅表感染、深部感染和机械创伤，导致骨内植入物变形或松动。这可能需要拆除假肢系统并使用传统接受腔。骨整合和随后的康复应在技术经验丰富的多学科团队的指导下进行。

（三）靶向肌肉神经再支配（TMR）

最初其是芝加哥康复研究所开发的一种使用肌电信号控制肌电上肢假肢的直观方法。控制截肢手臂的残余神经被转移至胸部或上臂肌肉中。一旦这些肌肉重新获得神经再支配，它们就会发出适当的、直观的指令以控制手、腕或肘部等假肢部件。这项技术已被发现用于治疗截肢相关疼痛，包括神经瘤和幻肢痛，适用于下肢和上肢截肢患者。截肢后的周围神经末梢被转移至多余的靶肌肉中。有迹象表明，靶肌肉向周围神经提供反馈，可降低神经瘤敏感性和幻肢痛。

九、截肢者复查与康复

已确定的截肢者需要终生复查和随访。这是为了应对截肢残端的变化，需要调整假肢适配、机械修复或更换以满足对假肢不同功能需求。一般认为，根据使用情况，下肢假肢可能每 5 年更换 1 次。

十、下肢截肢术后并发症或后遗症

疼痛和步态偏差是下肢截肢患者最常见的问题（方框 21-6）。

方框 21-6　截肢后的问题

早期（尤其术后）

- 血肿
- 继发于缺血的延迟愈合
- 皮肤坏死
- 感染
- 疼痛，包括幻觉症状
- 关节挛缩

后期（康复期间）

- 疼痛：残端痛和幻肢痛
- 活动能力损失
- 假肢适配不满意
- 焦虑和抑郁

远期

- 疼痛：残端痛和幻肢痛
- 活动能力减弱
- 步态异常
- 行走能耗增加
- 背痛
- 其他肌肉关节疼痛，如髋关节和膝关节
- 焦虑和抑郁
- 人际关系问题
- 工作和生活不便

疼痛可能是残肢痛，也可能是幻肢痛。残肢痛通常是由于接受腔适配问题、步态异常，或特定的局部病理改变，如溃疡和神经瘤。由于截肢围手术期多学科处理的改进，幻肢痛的发生率普遍下降，但仍保持在 10% ～ 20%。长期的截肢前

病史易导致术后幻肢痛。目前使用的治疗方式范围很广，药物方面包括用于神经性疼痛的抗癫痫药物，物理治疗有按摩、针灸、使用磁铁结合的袜子或衬垫，认知行为治疗有分散注意力技术、放松技术、催眠疗法、眼动身心重建法、镜像疗法、虚拟现实，以及很少使用的手术干预包括脊神经刺激器植入物和靶向肌肉神经再支配。

纠正步态异常可能需要调整或重组假肢接受腔，以及步态重塑等物理治疗。使用假肢行走消耗更多的能量。通常认为单侧经胫骨截肢者需要额外 10% 的能量，单侧经股骨截肢者需要额外 60% 的能量，双侧经股骨截肢者需要额外 200% 的能量。

近端主要关节退行性改变的发生率增加。然而，这还不足以需要进行关节置换手术，关节置换手术率仍然很低。我们期望截肢患者精确判断他们的活动量，并用药物或物理疗法缓解症状。由于步态力学的改变，腰痛的发生率通常也会增加。

心理问题也需要被重视。这在与创伤相关的截肢和上肢截肢者中更为普遍。心理问题一般出现在截肢后 12～18 个月，当回到社区和社会生活或工作中，这类问题即开始显现。

不应忽视家庭和工作中的适当调整和环境改变。

研究表明，2/3 的 65 岁以下截肢者重返工作岗位。建议在工作中提供支持，以便成功重返工作岗位。

建议终生随访或在专业假肢康复机构复诊。

要点

- 下肢截肢应被视为一种积极的重建流程来"塑造"残肢（残端），从而促使截肢者佩戴假肢活动时具备最佳生物力学功能和运动。
- 理想的截肢残端应具有适宜的长度，由有感觉功能的健康皮肤覆盖并良好愈合，带有倒角的骨端呈平缓的锥形，近端无固定畸形。
- 良好的运动功能不一定需要最先进的技术，但无论多么简单，满足个体需求并配合悉心治疗的假肢都能确保康复成功。
- 常见的并发症包括接受腔适配问题、残肢痛和幻肢痛、步态障碍和能量需求增加、背痛、髋关节和膝关节疼痛、心理问题、工作和休息时的困难。
- 建议终生随访，以进行假肢维护和适当修复、更新或适应残端的变化。

（李耀民　译）

（徐桂军　刘　阳　邓先见　赵嘉国　校）

（张建中　审）

第22章 足踝部影像学

Sangoh Lee，Raj Bhatt

一、引言

足踝部疼痛是常见的症状，会对日常生活质量和活动产生较大影响。在特定的人群中，高达1/5的人存在足部疼痛，这种疼痛的发生率随着年龄增长而逐渐增加，并且女性和肥胖者高发。仅依靠临床检查通常很难得到明确的诊断，因此影像学检查已成为诊断工作中不可或缺的一部分。本章讨论足踝部相关病变的影像学表现。

二、影像学检查

1. X线检查/CT X线检查是评估足踝部病变的一线成像方式。它可以清楚地显示骨骼解剖结构，对骨关节炎、骨折和骨肿瘤的诊断很有价值。它还广泛用于假体的术后监测和骨折后骨愈合评估。CT可提供更多有关解剖和周围软组织结构的信息。CT可获得薄层（＜1mm）骨窗图像，可通过多平面或三维重建显示图像，更详细地显示感兴趣区域。

2. 超声（US） 是一种容易获得且相对廉价的成像方式，可用于评估软组织结构。它在肌腱、韧带、关节积液和滑膜炎的评估中具有较大潜力。超声可以在扫描时进行动态成像，以评估被检查结构的功能状态，这与其他成像方式相比是一个显著的优势。然而，这项技术依赖于检查者，正确的超声诊断总是取决于检查者的技能和经验。

3. MRI 提供肌腱、韧带、骨骼、关节和周围软组织结构的精细细节。足和踝部应该使用小视野的专用表面线圈分别成像。在大视野下对足和踝部一起成像会导致图像的空间分辨率较差，这将限制对微小结构的评估，可能会遗漏足踝部的细微病变，导致漏诊。

踝关节应在3个正交平面上成像，即冠状面、矢状面和水平面。冠状面图像应使内踝和外踝在同一平面上。矢状面图像应垂直于冠状面扫描，横断面图像范围为从下胫腓联合至跟骨后脂肪垫。

足部MRI应扫描斜轴位，即沿距骨长轴扫描，冠状面垂直于斜轴位成像，矢状面图像应包括内踝和外踝（图22-1）。在至少2个正交平面上获得T_1和T_2加权像的混合图像有助于评估足踝部的解剖。质子密度（PD）脂肪饱和序列有助于评估关节软骨。短时反转恢复序列（STIR）和T_2加权脂肪饱和序列可更好地显示液体信号，这见于大多数病理改变，如水肿、腱鞘炎和关节积液（图22-1）。

三、影像学表现

（一）发育性/先天性疾病

跗骨联合是指2块或2块以上的中足和后足骨骼部分或完全融合，是导致后足疼痛的常见原因（图22-2）。跗骨联合可以是骨性的、纤维性的或软骨性的融合。约90%的跗骨联合累及跟距关节或跟舟关节。初步检查一般使用X线片。

跟舟联合在侧位X线片上显示跟骨前突延长，类似食蚁兽的鼻子（图22-3）。在载距突水平的距跟关节中部的联合较常见。在侧位X线片上，距跟联合的形态与字母"C"相似，称为"C"形征（图22-4）。

CT可以显示各种跗骨联合的解剖细节，是制订外科手术计划的重要评估工具。MRI可显示跗骨联合是软骨性、纤维性还是骨性联合，并可以在未被发现但有症状的跗骨联合中识别骨髓水肿（BMO）。跗骨联合通常采用非手术治疗，应用非甾体抗炎药（NSAID）、类固醇激素注射和物理疗法。非手术治疗失败者可进行局部切除或关节融合。

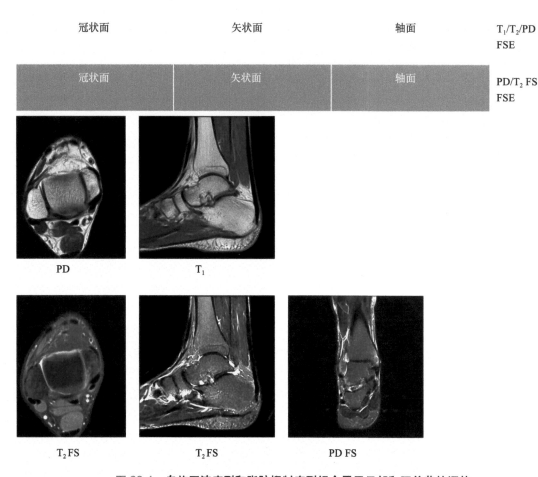

冠状面	矢状面	轴面	$T_1/T_2/PD$ FSE
冠状面	矢状面	轴面	PD/T_2 FS FSE
PD	T_1		
T_2 FS	T_2 FS	PD FS	

图 22-1　自旋回波序列和脂肪抑制序列组合用于足部和踝关节的评估

应对足和踝部分别进行成像，以便于有足够的空间分辨率显示细微病变。FSE. 快速自旋回波序列；FS. 脂肪抑制

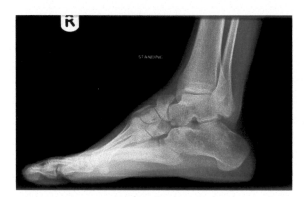

图 22-2　侧位 X 线片显示跟骰联合

（二）距骨骨软骨损伤

距骨骨软骨损伤（OLT）由距骨穹窿局部的创伤或反复微创伤造成。踝关节内翻和轴向负荷是损伤的主要机制。这会导致软骨剪切损伤，并累及软骨下骨，常与踝关节骨折和（或）韧带扭伤有关。症状最明显且需要手术治疗的损伤主要位于距骨外侧穹窿的中 1/3，其次是距骨内侧穹窿的中 1/3。这与另外一个观点即 OLT 主要发生于

距骨穹窿的前外侧和后内侧边缘相反。距骨内侧穹窿损伤的表面积更大，但内、外侧穹窿损伤的深度相似。Hepple 分期系统被用于 MRI 上 OLT 损伤程度的分级（表 22-1）。I 期和 II 期仅显示软骨损伤，通常累及距骨穹窿内侧缘，而外侧损伤几乎总是与创伤史有关。III 期和 IV 期显示有不同程度移位的分离骨片。外侧损伤更容易移位，因此通常更容易出现症状。V 期显示软骨下囊肿形成（图 22-5）。

表 22-1　基于 MRI 的距骨骨软骨损伤的 Hepple 分期

分期	MRI 表现
I	仅有关节软骨水肿
II A	软骨损伤伴下方骨折和周围骨髓水肿（急性）
II B	II A 期无周围骨髓水肿（慢性）
III	分离但未移位的骨片
IV	移位的骨片
V	软骨下囊肿形成

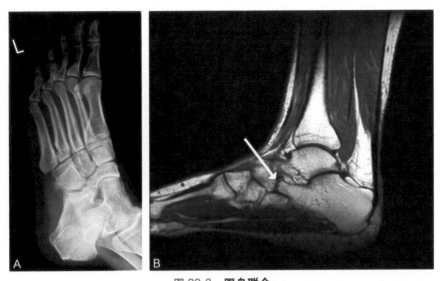

图 22-3　跟舟联合

左足内侧斜位 X 线片（A）显示跟舟联合；矢状位 MRI T_1 加权像（B）显示跟舟纤维性联合，跟骨前突延长

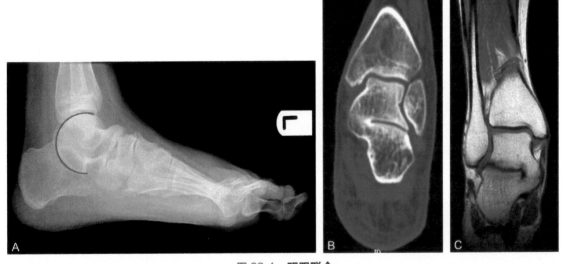

图 22-4　距跟联合

侧位 X 线片（A）显示距跟联合"C"形征；冠状位 CT 多平面重建（B）显示距跟骨性联合位于距跟中关节面；冠状位 MRI T_1 加权像（C）显示距跟骨性联合

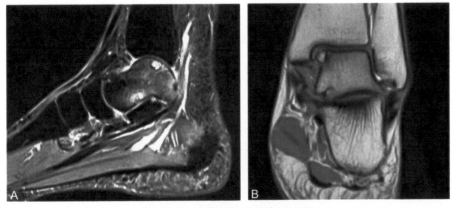

图 22-5　距骨骨软骨损伤（OLT）

矢状面 STIR MRI（A）显示距骨穹窿明显的软骨下囊肿并伴有常见的骨髓水肿，距下关节还有一个并存的软骨下囊肿；冠状位 MRI T_1 加权像（B）显示距骨穹窿内侧缘 OLT

负重位 X 线检查是一线成像方式。在 X 线片上发现 OLT 的敏感度较低。然而，它能够评估是否存在并发骨折和其他解剖变异。CT 有助于评估软骨下囊肿的大小和移位的骨片，但是它不能肯定地评估软骨损伤的程度和确定软骨下骨髓水肿。MRI 可以显示软骨下骨髓水肿和骨片周围的高信号液体裂隙，也可以识别分离但仍未移位的 III 期损伤。

（三）踝关节撞击

影像学检查有助于确定踝关节撞击的病因，踝关节撞击可以发生于踝关节周围。到目前为止，最常见的撞击类型有后方撞击、前方撞击和前外侧撞击。踝关节撞击的影像学检查表现通常是非特异性的。因此，影像学检查表现应该在适当的临床病史和检查的背景下进行解释。

后踝撞击是由于踝关节的反复跖屈导致踝关节后方骨和邻近软组织挤压和损伤。诱因包括距后三角骨、距骨后突（Stieda 突）、胫骨后部向下倾斜、距骨后突外侧结节骨折和 Haglund 畸形。由于后踝撞击、姆长屈肌腱鞘炎和距腓后韧带（PTFL）损伤，跖屈时加重了后踝的疼痛和压痛。MRI 可以显示踝关节囊后部增生和腱鞘炎。距骨后突外侧结节的骨髓水肿也是后踝撞击的特征之一（图 22-6）。

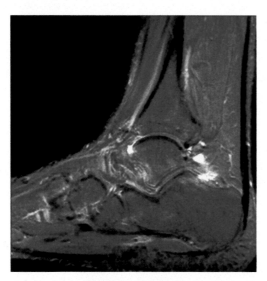

图 22-6　后踝撞击

矢状位 STIR MRI 显示踝关节和距下关节后窝内的滑膜炎。过长的距骨后突外侧结节周围的骨髓水肿与后踝撞击表现一致

前踝撞击是慢性反复损伤的结果。损伤导致骨赘沿胫骨远端穹窿前缘和距骨颈形成，导致踝关节背伸受限。MRI 显示踝关节前隐窝内有局限性滑膜炎和关节积液，通常伴有关节囊增厚/瘢痕，表现为踝关节滑膜增厚。

踝关节前外侧隐窝是内侧胫骨和外侧腓骨之间的锥形间隙。没有症状的个体可能存在少量的液体，当踝关节背伸受限时，这个隐窝的纤维化和局限性滑膜炎可以在踝关节内旋和外旋时引起症状。前外侧撞击的最常见原因是距腓前韧带损伤。腱鞘囊肿、骨赘、撕脱骨块和骨软骨损伤等也是前外踝撞击的原因。当存在相关临床病史及诱因时，MRI 是首选的成像方式，它在液体敏感的序列上显示局限性滑膜炎，表现为前外侧隐窝积液，当出现纤维化时，T_1 和 T_2 加权像上会表现为低信号，从而引起症状（图 22-7）。

（四）应力性骨折

应力性骨折是骨强度和施加在骨上的机械应力不匹配造成的骨折。施加在正常骨骼上的慢性重复机械应力导致疲劳骨折，而施加在病理性骨骼上的正常应力导致不完全骨折。应力性骨折隐匿发病，表现为慢性、持续加重性疼痛，很少或没有外伤史。

跟骨是最常受累的跗骨，其骨折通常是过度的体力活动所致。第 2 跖骨和第 3 跖骨为前足常见的应力性骨折部位。应力性骨折早期在 X 线片上很难发现，可能需要几天时间才能看到骨折愈合表现，为骨硬化和骨膜反应（图 22-8）。因为骨转换增加，骨扫描将显示放射性核素摄取增加。MRI 对鉴别 X 线片难以发现的隐匿性应力性骨折具有很高的敏感度。它在 T_1 和 T_2 加权像上显示低信号骨折线，伴有骨髓、骨膜和软组织水肿（图 22-9）。无骨折的孤立性骨髓水肿为早期应力反应的表现。应力性骨折通常采用非手术治疗，主要为休息和控制疼痛。

（五）跖腱膜炎

跖腱膜炎是足跟痛最常见的原因。典型的表现为跖侧足跟痛，在长时间休息后，被动背伸和负重后足跟疼痛加剧。疼痛的原因是多方面的，包括跖腱膜和周围软组织变性、微撕裂和轻度炎症。通常受影响的群体包括肥胖患者和过度跑步的运动员。血清阴性脊柱关节病，如强直性脊柱

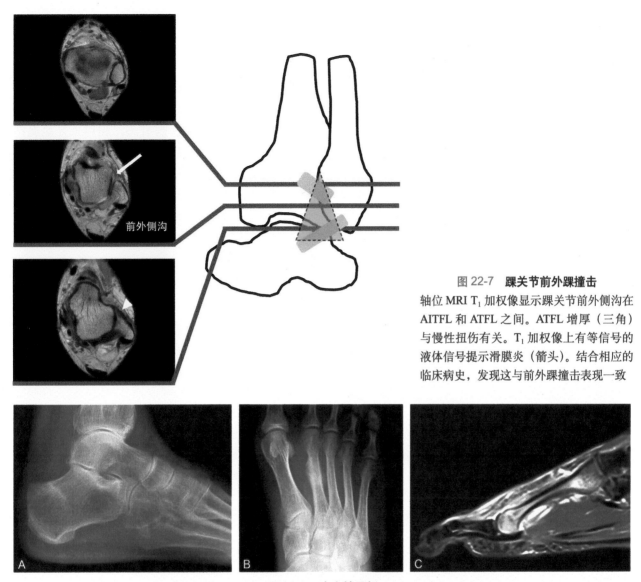

图 22-7　踝关节前外踝撞击

轴位 MRI T_1 加权像显示踝关节前外侧沟在 AITFL 和 ATFL 之间。ATFL 增厚（三角）与慢性扭伤有关。T_1 加权像上有等信号的液体信号提示滑膜炎（箭头）。结合相应的临床病史，发现这与前外踝撞击表现一致

图 22-8　应力性骨折

A. 侧位 X 线片显示跟骨后部上方有一条细硬化线，与骨愈合相一致；B. 前足 X 线片显示第 2 跖骨干骨痂形成，与应力性骨折一致；C. 矢状位 T_2 加权脂肪饱和 MRI 图像显示第 2 跖骨明显的骨髓水肿和邻近软组织水肿，与应力反应一致

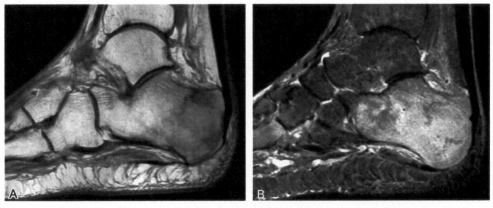

图 22-9　跟骨应力性骨折

MRI T_1 加权像（A）显示与跟骨应力性骨折一致的低信号线；MRI T_2 加权脂肪饱和序列图像（B）再次显示骨折。整个跟骨都存在骨髓水肿，周围软组织水肿深至跖腱膜和 Kager 脂肪垫

炎、Reiter 综合征和牛皮癣性关节炎相关的韧带 / 肌腱附着端病也是已知的跖腱膜炎的病因。侧位 X 线片可以很好地显示跟骨骨刺；然而，这是一种非特异性的发现，在无症状的人群中也可以出现。超声显示筋膜呈低回声，呈梭形增厚，厚度大于 3mm（图 22-10）。

MRI 上，跖腱膜在 T_1 加权像上为等信号，在液体敏感和 T_2 加权像上为高信号。筋膜周围软组织和脂肪垫内也呈高信号。血清阴性脊柱关节病相关的跖腱膜炎通常为双侧，并通常伴有跟骨后滑囊炎和跟腱炎（图 22-11）。

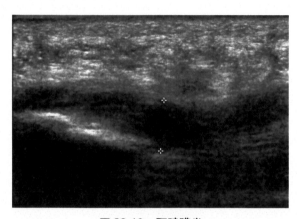

图 22-10　跖腱膜炎

跖腱膜的纵行超声图像。在两个标记点之间测量的跖腱膜明显增厚。跖腱膜厚度大于 3mm 时诊断为跖腱膜炎

（六）足底纤维瘤病

足底纤维瘤病是一种良性的局部侵袭性肿瘤，累及跖腱膜。纤维组织异常增生，取代足底腱膜，可慢慢侵入邻近皮肤和深部肌肉组织。尽管屈曲畸形不属于常见表现，但它与其他纤维增生性疾病如 Dupuytren 病和 Peyronie 病有关。超声上，足底纤维瘤病表现为沿跖腱膜呈低回声或混合回声的离散结节增厚。MRI 是评估足底纤维瘤病的首选检查方法。与超声一样，MRI 表现为跖腱膜结节状增厚，由于病变的本质为无细胞的纤维组织，在 T_1 和 T_2 加权像上为低或中等信号（图 22-12）。

（七）跟腱病

跟腱由腓肠肌内、外侧头和比目鱼肌腱性组织组成，止于跟骨后方。它周围是松散的结缔组织，称为跟腱旁组织，由脏层和壁层组成。跟骨止点近端 2 ～ 6cm 的跟腱血供相对较少，这一区域称为"分水岭"，与慢性跟腱修复直接相关，因此是大多数跟腱病变的好发部位。

正常跟腱 MRI 均为低信号，前方扁平或略凹，厚度约为 6mm。止点性跟腱炎发生于炎性关节病的跟骨附着处，表现为跟腱增厚，并伴有跟骨后滑囊炎（图 22-13）。

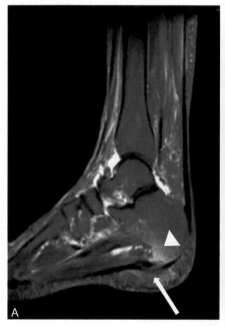
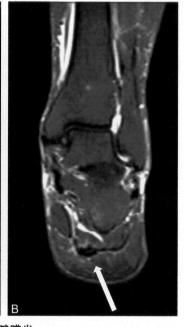

图 22-11　跖腱膜炎

矢状位（A）和冠状位（B）T_2 加权脂肪饱和 MRI 显示跖腱膜中间束明显增厚，其内高信号提示跖腱膜部分撕裂（箭头）。跟骨止点处的反应性骨髓水肿与止点炎（三角）一致

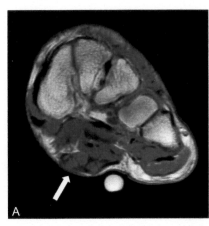
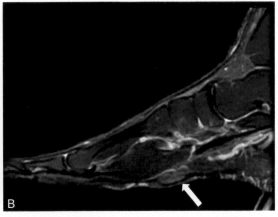

图 22-12　足底纤维瘤病

冠状位 T_1 加权像（A）和矢状位 T_2 加权像（B）脂肪饱和序列 MRI 显示 T_1 等信号、T_2 低信号、跖腱膜梭形增厚，与足底纤维瘤病一致

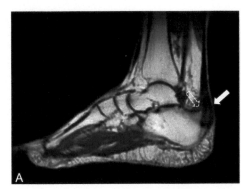
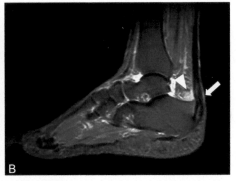

图 22-13　止点性跟腱炎

矢状位 MRI T_1 加权像（A）显示跟腱在跟骨附着处明显增厚（实心箭头），并可见 Haglund 畸形（空心箭头）和踝关节后窝滑膜炎。踝关节后窝滑膜炎与后踝撞击表现一致；同一患者的矢状位 T_2 加权脂肪饱和序列 MRI（B）显示跟腱实质内有与跟腱病相一致的高信号。跟骨后滑囊炎（三角）和跟腱后面侧的少量液体与跟腱周围炎（箭头）一致

跟腱病最好的评估方法是超声和 MRI。超声可以识别伴有新生血管的跟腱梭形扩张。新生血管主要沿跟腱腹侧表面走行，位于 Kager 脂肪垫交界处（图 22-14）。在 MRI 上，跟腱炎在 T_2 加权像上显示跟腱内部的高信号。细微的表现包括跟腱内小的或腹侧表面高信号，与跟腱微撕裂一致（图 22-15）。

（八）肌腱功能障碍

胫后肌腱（TPT）功能障碍是一系列的病理变化，包括腱鞘炎、肌腱病、部分实质内撕裂和完全性肌腱断裂。

正常 TPT 在所有序列中均表现为低信号。肌腱周围可以有少量的液体，但是深度应小于 2mm。肌腱远端 1 ～ 2cm 也可出现轻度扩张，伴有轻度高信号。腱鞘终止于 TPT 在舟骨粗隆附着处近端 1 ～ 2cm 处。曾有学者认为，在肌腱远端不应该有液体。然而，最近的一项研究发现，这里有少量液体是正常的，无论临床病史如何，65% 的 MRI 都能看到这一点。

成人获得性后足外翻畸形最常见的原因是 TPT 功能障碍。TPT 与弹簧韧带复合体一起维持足的纵弓。无论是 TPT 功能障碍还是弹簧韧带断裂都导致另一方负荷过大，最终会失效，导致后足外翻（也称为平足畸形）。被忽略的后足外翻可进展为伴有继发性距下关节和胫距关节骨性关节炎的固定畸形。

腱鞘炎是腱鞘的炎症，腱鞘是包围肌腱的滑膜。腱鞘炎表现为形态正常的肌腱周围液体过多（＞ 2mm）。超声显示腱鞘内低回声液体积聚，血管增多（图 22-16）。在 MRI 上，肌腱周围有环状积液，T_2 加权像显示高信号，T_1 加权像显示低至中等信号（图 22-17）。

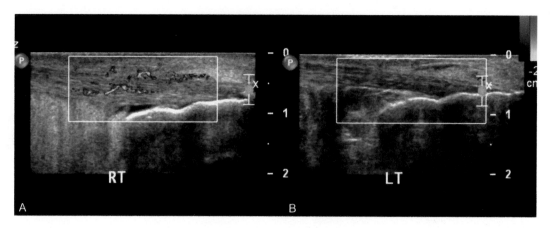

图 22-14　止点性跟腱炎

跟腱附着处的超声纵向图像（A）显示跟腱有轻微的扩张，伴有明显的内在新生血管。跟骨后囊内有少量积液；正常对侧跟腱的纵向超声图像（B）显示形态均匀且无血管形成

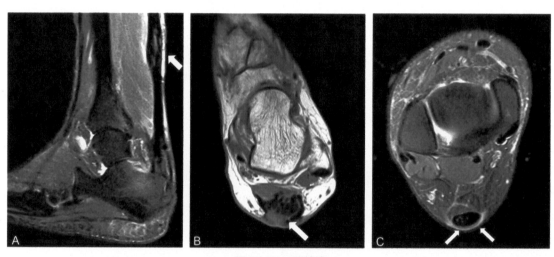

图 22-15　跟腱病

矢状位 STIR MRI（A）显示跟腱在远离跟骨止点的"分水岭"处明显增厚（箭头）。内在液体信号提示跟腱内撕裂；轴位 MRI T_1 加权像（B）显示跟腱显著扩张，其内中等信号向其腹侧和背侧表面延伸，提示重度部分撕裂（箭头）；轴位 T_2 脂肪饱和 MRI（C）显示沿跟腱背侧腱鞘表面半周出现水肿，与跟腱周围炎（箭头）一致

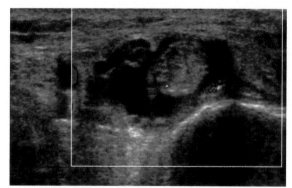

图 22-16　胫后肌腱（TPT）功能障碍

横向超声图像显示 TPT 周围有积液，深度超过 2mm。腱鞘内相应的多普勒信号与新生血管相一致，该表现与 TPT 腱鞘炎一致

肌腱病表现为肌腱增粗，可伴有或不伴有肌腱内高信号。部分撕裂表现为肌腱内线性高信号，完全性断裂表现为空腱鞘，肌腱实质完全断裂。在完全断裂之前，肌腱可能会被拉伸。在这种情况下，它与邻近的趾长屈肌腱相比会出现信号增高和直径减小（图 22-17）。

腓骨短肌腱（PBT）在穿过外踝后侧肌腱沟时常发生纵向撕裂。这表现为在完整的腓骨长肌腱（PLT）两侧可见的"C"形 PBT。腓骨短肌腱撕裂经常并发腱鞘炎、腓骨肌腱半脱位 / 脱位、骨赘和邻近腓骨反应性骨髓水肿（图 22-18）。

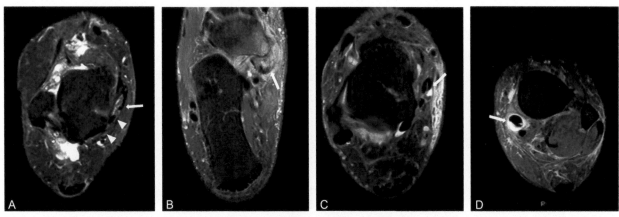

图 22-17　胫后肌腱（TPT）功能障碍

轴位 T₂ 加权脂肪饱和序列 MRI 显示，与邻近的趾长屈肌和跨长屈肌腱（三角）相比，TPT（箭头）明显信号增高（A）；TPT 明显增粗（B），在其附着舟骨粗隆处内部信号增高（箭头）。舟骨粗隆附着点有伴发的骨髓水肿，与肌腱止点炎相一致。TPT 远端 2cm 周围的水肿与肌腱周围炎一致；TPT 周围液体（C）与腱鞘炎一致。TPT 内可见线性液体信号，与纵向撕裂一致（箭头）；TPT 周围积液（D）与腱鞘炎一致（箭头）。肌腱增粗且液体信号延伸到肌腱实质，与部分撕裂一致

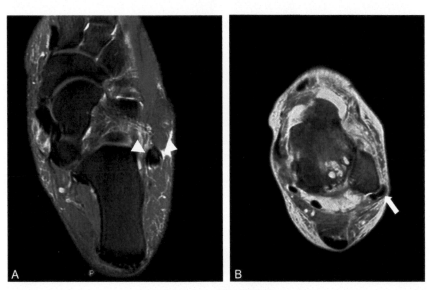

图 22-18　腓骨肌腱病

轴位 T₂ 加权脂肪饱和序列 MRI（A）显示踝关节下方的 PLT 周围有一个 "C" 形的 PBT（三角），这与 PBT 纵向撕裂一致；轴位 PD 加权脂肪饱和序列 MRI（B）显示 PBT 半脱位，且腓骨肌上支持带腓骨附着处骨膜剥离，这与 Oden 1 型损伤一致

为了真正了解后足畸形的程度，需要进行负重成像，以重现施加在足部的生理应力。因此，可以用负重 X 线片和 CT 评估后足畸形的程度，为术前计划提供依据。

（九）韧带损伤

支持踝关节的韧带有三组，即下胫腓联合韧带、内侧三角韧带和外侧副韧带。下胫腓联合韧带由下胫腓前韧带（AITFL）和下胫腓后韧带（PITFL）组成。三角韧带复合体由深层和浅层组成。深层由胫距前韧带（ATTL）和胫距后韧带（PTTL）组成，浅层为扇形、片状结构，根据韧带远端止点位置命名，由胫弹簧韧带、胫舟韧带、胫距韧带和胫跟韧带组成。外侧副韧带由距腓前韧带（ATFL）、跟腓韧带（CFL）和距腓后韧带（PTFL）组成。

韧带的表现取决于损伤的严重程度，损伤可大致分为间质撕裂、部分撕裂或完全撕裂。轻度扭伤或间质损伤只显示韧带轻度周围水肿，并伴有或不伴有韧带形态改变，韧带可增厚、边界不清，也可以有相关的软组织或骨髓水肿和局限性滑膜炎，如前外踝撞击所见。这通常伴有韧带信号特

征改变，由于水肿和出血，在 PD 和 T₂ 加权像上表现为高信号。这会导致 AITFL、三角韧带深层和 PTFL 正常条纹状结构消失（图 22-19）。部分撕裂包括韧带变薄和韧带部分中断。完全撕裂表现为韧带全层断裂，韧带通常会回缩，断端有一个充满液体的缺损。由于关节囊韧带破裂，关节积液可渗入关节囊外软组织。

ATFL 是最常见的韧带损伤部位，其原因是踝关节内翻伴或不伴跖屈（图 22-20）。作为外侧韧带复合体中最薄弱的韧带，ATFL 在高达 2/3 的病例中为孤立性损伤。在其余病例中，损伤可以向后延伸，影响 CFL，然后影响 PTFL（图 22-21）。与 ATFL 相关的撕脱损伤也被认为更多地发生于其腓骨端附着处。

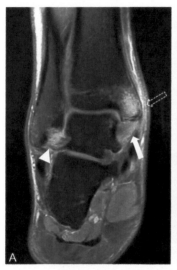 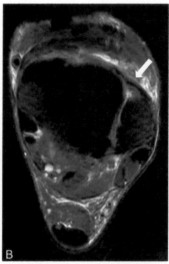 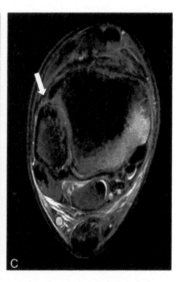

图 22-19　踝关节韧带损伤

冠状面 PD 加权脂肪饱和序列 MRI（A）显示三角韧带深层（实心箭头）和 PTFL（三角）高信号且正常条纹结构消失，与严重扭伤相一致，相应的内踝骨膜和骨髓水肿与三角韧带浅层的骨膜剥离损伤一致（空心箭头）；轴位 T₂ 加权脂肪饱和序列 MRI（B）显示 AITFL 增厚并伴有韧带周围水肿，与扭伤相一致（箭头）；轴位 T₂ 加权脂肪饱和序列 MRI（C）显示 AITFL 增厚、撕裂，并从腓骨附着处回缩，与全层撕裂一致（箭头）

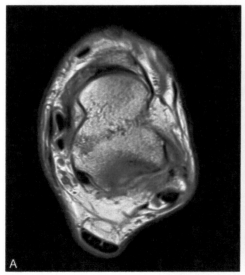 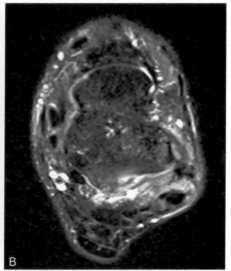

图 22-20　ATFL 重度扭伤

轴位 PD 加权 MRI（A）显示 ATFL 增厚，轻度松弛；同一患者的轴位 T₂ 加权脂肪饱和序列 MRI（B）也显示 ATFL 增厚并伴有韧带周围水肿

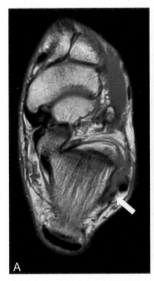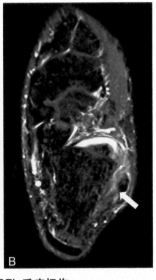

图 22-21　CFL 重度扭伤

轴位 PD 加权 MRI（A）显示 CFL 增厚（箭头）；同一患者的轴位 T_2 加权脂肪饱和序列 MRI（B）也显示 CFL 增厚，伴有内部信号增高和韧带周围水肿（箭头）。距下关节积液渗漏至腓骨腱鞘提示 CFL 撕裂

（十）肥大和副肌

肥大和副肌虽然是常见的解剖学变异，但通常在影像学评估时被忽略。虽然大多数都是偶然发现，而且通常没有症状，但有时副肌也会导致疼痛、筋膜室综合征和神经压迫性病变。横断面成像的出现使对这些附属肌肉的准确评估成为可能。

腓骨方肌腱位于腓骨肌支持带内。它通常起源于腓骨短肌，沿跟骨外侧缘有各种不同位置的止点，但最常止于跟骨腓骨肌滑车后方的隆起。它与踝关节外侧疼痛和（或）不稳定有关，腓骨肌支持带内额外肌腱的存在导致容量过大，会导致腓骨肌腱前方半脱位、退行性变和 PBT 的纵向撕裂。

副趾长屈肌腱（FDAL）可由小腿后部间室的任何结构发出。副趾长屈肌腱穿过屈肌支持带进入踝管，与胫后动脉和胫神经关系密切。因为它与神经血管关系密切，因此易导致踝管综合征和趾长屈肌腱鞘炎（图 22-22）。

副比目鱼肌出现在比目鱼肌的深处，下降至跟腱的前方。它表现为踝关节后内侧的软组织肿块，临床上类似于肉瘤（图 22-22）。它还可以引起明显的疼痛，被认为继发于筋膜内压力增加，导致血液供应不足和筋膜间室综合征。采用筋膜切开、肌腱松解、切除等方法可成功治疗。副比目鱼肌在 X 线片上表现为软组织密度，使跟腱前面的正常 Kager 脂肪垫显示不清。

（十一）跗骨窦综合征

跗骨窦是一个从后内向前外走行的空腔，位于距骨和跟骨的外侧，向内延续形成一条管腔。其内包含项韧带和距跟骨间韧带，这些韧带稳定跟骨与距骨。跗骨窦综合征通常是足踝扭伤的结果。患者在踝关节内翻性外伤后出现足外侧持续疼痛，主要原因是项韧带和距跟骨间韧带纤维化或撕裂、滑膜疝入或出血进入跗骨窦。虽然高达 70% 的病例是由创伤引起的，但它也可能由腱鞘囊肿、痛风、类风湿关节炎、血清阴性脊柱关节病和色素沉着绒毛结节性滑膜炎（PVNS）引起。

常规 X 线片在评估跗骨窦综合征时并不是一

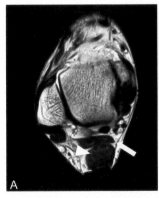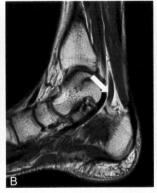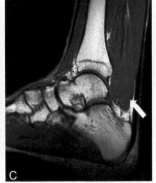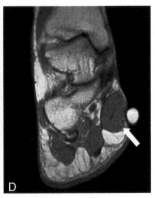

图 22-22　副肌

轴位 MRI T_2 加权像（A）显示 FHL 肌腱后方的肌肉结构与 FDAL 副肌一致（箭头），还有一块低位的副比目鱼肌（三角）；同一患者的矢状位 T_1 加权像（B）显示 FHL 肌腱后方的副趾长屈肌（箭头）；另一位患者的矢状位 MRI T_1 加权像（C）显示深达跟腱的低位副比目鱼肌（箭头）；冠状位 MRI T_1 加权像（D）显示有症状的踇展肌肥大（箭头）

种有价值的影像学检查方法。MRI 对韧带断裂的评估很有价值，特别是在 T_1 加权像的冠状面和矢状面。跗骨窦综合征的一个非常敏感且非特异性的特征是跗骨窦内正常脂肪的消失，这表现为 T_1 加权像上高信号消失。这代表包括纤维化、炎症和积液等病理改变（图 22-23）。

（十二）Baxter 神经病变

Baxter 神经病变是由跟骨下神经（Baxter 神经）卡压所致，跟骨下神经是足底外侧神经的第一分支。跟骨下神经支配小趾展肌、跖方肌外侧 1/3、趾短屈肌、足底长韧带及邻近血管。诱发因素包括常见于长跑运动员的跗展肌肥大、后足外翻畸形、跟骨骨刺、跖腱膜炎和血清阴性脊柱关节病。患者出现足底表面外侧 1/3 感觉改变，以及小趾展肌的活动无力。患者还可能出现慢性足跟痛，仅凭临床检查通常很难与跖腱膜炎相鉴别。Baxter 神经受压可发生于 3 个部位：毗邻肥大的跗展肌；跖方肌的内侧边缘，此处神经从垂直平面急剧转向水平面；而最常见的是神经毗邻跟骨内侧结节处。

MRI 是 Baxter 神经病变的首选检查方法。T_1 加权像显示小趾展肌萎缩和脂肪浸润。这通常伴随着神经源性水肿，在小趾展肌 T_2 加权像上表现为高信号，较少见的是趾短屈肌和足底方肌高信号（图 22-24）。

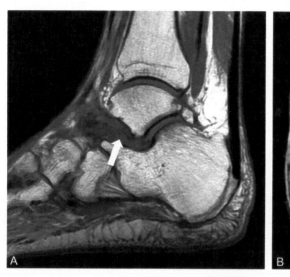

图 22-23　跗骨窦综合征

矢状位 MRI T_1 加权像（A）显示跗骨窦内脂肪消失，提示滑膜炎或纤维化（箭头）。这表现为跗骨窦内正常高信号的消失；同一患者的冠状位 T_2 加权脂肪饱和 MRI（B）显示距跟骨间韧带增厚（箭头），这与跗骨窦韧带的慢性扭伤相一致

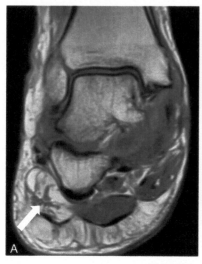
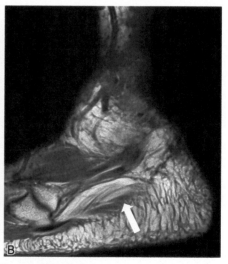

图 22-24　Baxter 神经病变

冠状位 MRI T_1 加权像（A）显示小趾展肌脂肪浸润。如图中高信号所示（箭头），与其他足内在肌明显不同；同一患者的矢状位 T_1 加权像（B）显示小趾展肌脂肪浸润（箭头）

（十三）踝管综合征

踝管综合征是由踝关节内侧屈肌支持带形成的踝管内胫神经卡压所致。踝管内包含胫后肌腱、趾长屈肌腱、踇长屈肌腱和神经血管束。虽然高达 50% 的病例是特发性的，但踝关节内任何结构出现病变都可能导致胫神经受压，导致足趾和足跟疼痛和感觉异常。病因包括静脉曲张、神经源性肿瘤、腱鞘囊肿、腱鞘炎、副肌或肌肉肥大、骨畸形和距后三角骨（图 22-25）。

（十四）Charcot 神经性骨关节病与骨髓炎

Charcot 神经性骨关节病（CNO）是一种周围神经病，导致患者骨骼、关节和周围软组织的进行性疾病，发生于 0.1% ～ 29% 的糖尿病患者。早期发现和治疗 CNO 是关键，因为延迟诊断可导致踝部畸形、足部溃疡、骨髓炎和截肢。

影像学检查是诊断 CNO 的关键。CNO 的关节破坏和骨髓炎所致关节破坏很难鉴别。Ahmadi 等发现 MRI 对骨髓炎和 CNO 的鉴别最为有效。皮肤溃疡的窦道、软组织 - 脂肪界面的信号异常、广泛的骨髓水肿、关节液弥漫性或厚缘强化及窦道附近骨侵蚀支持骨髓炎的诊断。中足关节半脱位或脱位、保留皮下脂肪、增强检查软组织无强化和关节内游离体的存在更符合 CNO（图 22-26）。因为骨髓炎发生毗邻皮肤溃疡处，通常见于前足（跖趾关节）和后足（后跟部）的承重面（图 22-27）。另外，CNO 主要是一种以关节为基础的疾病，主要影响中足（跗骨和跗跖关节）。

（十五）炎性关节病

炎性关节病是一种以肌肉骨骼受累为主要特征的多系统疾病。这是一种免疫介导的炎症反应，

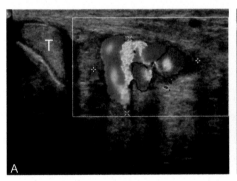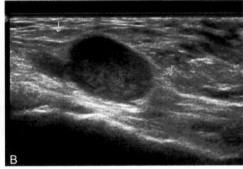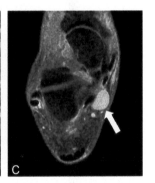

图 22-25　踝管综合征

在彩色多普勒超声图像上，踝管的横向超声图像（A）显示扩张的静脉曲张与胫后肌腱（T）相邻；踝管的横断面图像（B）显示一个界线清晰的卵圆形肿块，并沿胫神经走行。这与周围神经鞘瘤表现一致；轴位 PD 加权脂肪饱和 MRI（C）显示踝管内有大量清晰的液体信号结构，这与腱鞘囊肿是一致的

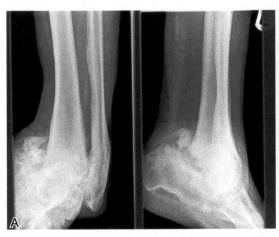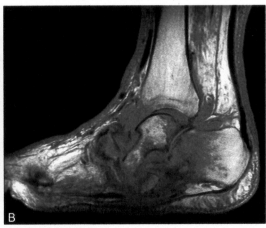

图 22-26　Charcot 神经性骨关节病

AP 和侧位 X 线片（A）显示踝关节和距下关节明显的结构混乱、破坏和骨碎片；矢状位 MRI T_1 加权像（B）显示以中足关节为中心的破坏和结构紊乱

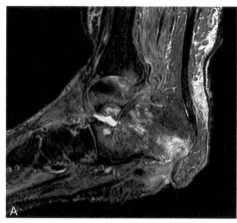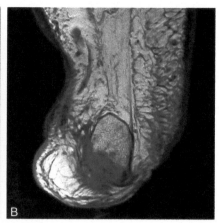

图 22-27　**跟骨骨髓炎**

矢状位 T$_2$ 加权脂肪饱和 MRI（A）显示清晰的窦道从皮肤表面延伸到跟骨负重表面，表现为明显的骨髓水肿；同一患者的冠状位 MRI T$_1$ 加权像（B）显示骨髓水肿区域内相应的低信号，与骨髓炎的骨髓浸润相一致

导致双侧炎性滑膜炎，通常影响周围关节。跖趾关节最先受累。距舟关节是跗骨关节中受累最多的关节。与其他关节一样，滑膜血管翳形成会造成关节边缘侵蚀，关节周围骨质疏松是失用和充血所致。这会导致对称性、畸形性关节炎，关节间隙均匀丢失，最终可能导致关节僵硬。

X 线片对结构损伤的敏感度较低，不能评估软组织炎症。超声对关节积液、滑膜炎、骨侵蚀的诊断有帮助，并可以在超声影像引导下行皮质类固醇注射以缓解症状。当超声诊断不明时，MRI 可用于诊断滑膜炎、腱鞘炎和骨髓水肿，并且对关节边缘骨侵蚀诊断更有优势（图 22-28）。

（十六）跖间神经瘤（Morton 神经瘤）

Morton 神经瘤是足底趾间神经的良性纤维化，据报道患病率高达 33%。Morton 神经瘤被认为是

慢性缺血和跖间横韧带压迫神经所致，会引起疼痛或感觉异常，通常从第 2 趾、第 3 趾间隙辐射到足趾。

超声是诊断 Morton 神经瘤的首选成像方式，它与 MRI 具有同样的敏感度。Morton 神经瘤表现为低回声，边界清晰，沿着对应的足底趾神经走行。超声探头沿有症状的跖骨间隙放置，按压跖骨头可诱发 Mulder 征（图 22-29）。当跖骨头受压时，Morton 神经瘤会随着特征性的咔嗒声移向超声探头，并可能会诱发症状。

以往的观点认为，当 MRI 上测量的横径大于 5mm 时，Morton 神经瘤就会出现症状。然而，Cohen 等研究发现，Morton 神经瘤切除后的大小与超声测量大小存在差异。这种差异是由于超声高估了病变，因为神经瘤与其周围的滑囊增厚和

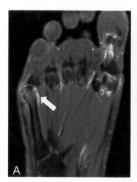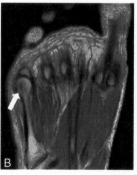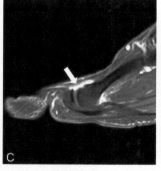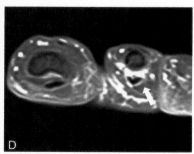

图 22-28　**炎性关节病**

轴位 T$_2$ 加权脂肪饱和 MRI（A）显示关节积液和骨髓水肿累及第 5 跖趾关节（箭头）；同一患者的轴位 MRI T$_1$ 加权像（B）显示第 5 跖骨头存在一个小的骨侵蚀（箭头）和骨髓水肿；矢状位对比增强 T$_1$ 加权脂肪饱和 MRI（C）显示第 2 跖趾关节积液（箭头），增强后与滑膜炎一致；冠状位对比度增强 T$_1$ 加权饱和脂肪 MRI（D）显示第 2 趾屈肌腱鞘积液强化，与腱鞘炎一致（箭头）

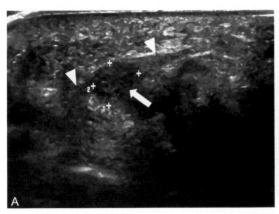
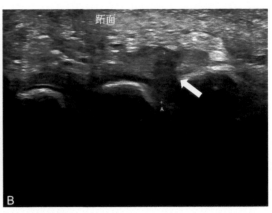

图 22-29　Morton 神经瘤

A. 第 3 跖骨间隙的纵向超声图像显示跖趾间神经（三角）边界清晰且低回声增厚（箭头）；B. 横向超声图像显示一个低回声病变向位于前足足底表面的超声探头突出

积液通常是共存的，并伴有神经纤维化和变性。因此，它通常称为 Morton 神经瘤 - 滑囊复合体。这突出了临床病史和查体在决定治疗时的重要性，而不是仅仅取决于神经瘤的大小。超声表现不典型时可考虑 MRI 检查。Morton 神经瘤在 T_1 加权像和 T_2 加权像均呈低信号，常伴有跖间滑囊炎（图 22-30）。治疗方案包括影像介导的皮质类固醇注射、射频消融和手术切除。

（十七）跖板损伤

跖板撕裂是由过伸和轴向负荷造成，最常发生于第 2 跖趾关节。哪种成像方式在跖板损伤的诊断准确率上更高还存在争议。Meta 分析显示超声的敏感度和特异度分别为 93% 和 33%，而 MRI 分别为 95% 和 54%。超声的优势是它的普及性、成本效益和可进行动态观察的能力。在超声上，跖板是一种相对低回声的、均匀的、条纹状的结构，包裹着跖趾关节的跖侧，趾屈肌腱在其下方穿过。它与侧副韧带密切相关，侧副韧带从跖骨头部两侧与跖板融合在一起。当跖板撕裂时，跖板均匀的回声纹理消失，代之以液 - 液间隙（图 22-31）。这一点可以在动态检查中得到证实，并会显示出关节半脱位。

MRI 上有直接和间接的跖板撕裂征象。直接征象包括跖板在其骨性附着部或侧副韧带附着部的形态不连续。关节积液或关节内造影剂可见通过缺损减压至周围软组织或屈肌腱鞘内。跖板撕裂的间接征象包括假性神经瘤征象，类似于 Morton 神经瘤的表现（图 22-32）。这是继发于跖板撕裂所致的关节囊周围纤维化，具有很强的敏感度（91%）和特异度（90.9%）。Morton 神经瘤通常位于跖骨间隙的中央，而关节囊周围的纤维化在其位置上呈偏心状。

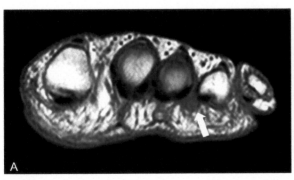
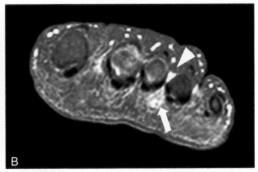

图 22-30　Morton 神经瘤

冠状位 MRI T_1 加权像显示（A）在第 3 跖骨间隙内低信号病变向前足跖侧隆起，与 Morton 神经瘤一致（箭头）；同一患者的冠状位 MRI T_2 加权脂肪饱和序列（B）显示第 3 跖骨间隙内跖侧缘高信号的 Morton 神经瘤（箭头）。在靠近中间的区域可见相关的跖间滑囊炎（三角）

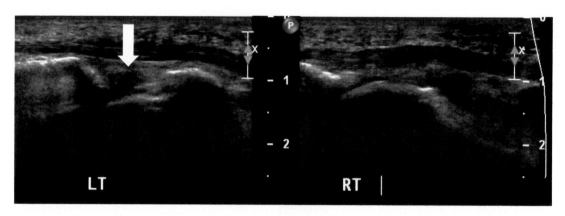

图 22-31　跖板撕裂

第 2 跖趾关节的纵向超声图像显示左足跖板内有一个低回声缺损区。注意观察右足跖板的正常外观

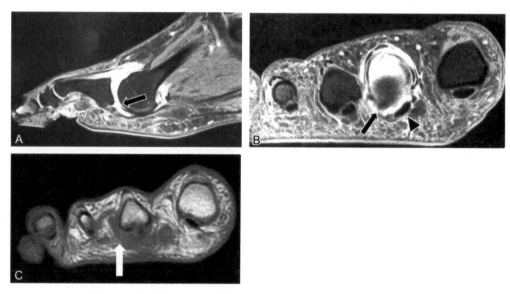

图 22-32　跖板撕裂

第 2 跖趾关节矢状位 T_1 加权脂肪饱和关节造影图像（A）显示跖板在趾骨附着处有一个缺损，造影剂沿趾屈肌腱鞘（箭头）外渗；同一患者的冠状位 T_1 加权脂肪饱和关节造影图像（B）显示跖板撕裂向外侧副韧带（箭头）延伸，导致趾屈肌腱内侧半脱位（三角）；冠状位 MRI T_1 加权像（C）显示外侧副韧带增厚，与假性神经瘤征一致（箭头）

要点

- 影像学诊断是足踝部疾病诊断和治疗中不可或缺的一部分。
- 影像学检查表现与临床体征和症状相结合是实现正确诊断的关键。
- 超声对出现局部症状的患者很有价值。它可以用来评估足踝部的表浅病变，同时还有一个额外的优点，就是能够对这些结构进行动态评估。

- MRI 是一种解决问题的工具，可以用来评估足踝部周围的非特异性和一般症状。它用于评估关节周围软组织结构、关节软骨的完整性和潜在的骨髓水肿。
- 影像学引导的足踝介入治疗涉及面很广，在非手术治疗失败，但还没有手术指征的情况下，这是治疗疾病的重要一步。

（孟祥虹　译）

（徐桂军　姚　强　赵嘉国　校）

（张建中　审）

主要参考文献